Franziska Stedry

Handwerkliche Techniken in der Ergotherapie

Theorie und Praxis

Franziska Stedry

Handwerkliche Techniken in der Ergotherapie

Theorie und Praxis

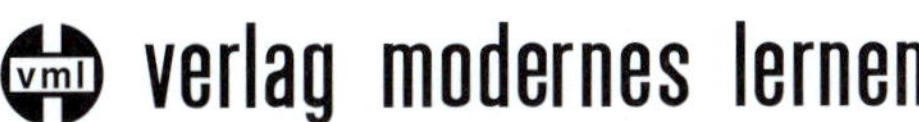

Unser Buchprogramm im Internet

www.verlag-modernes-lernen.de

Externe Links

Der Verlag weist ausdrücklich darauf hin, dass eventuell im Text enthaltene externe Links vom Verlag nur bis zum Zeitpunkt der Buchveröffentlichung eingesehen werden konnten. Auf spätere Veränderungen hat der Verlag keinerlei Einfluss. Eine Haftung des Verlages ist daher ausgeschlossen.

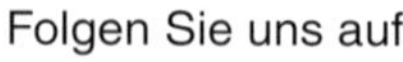

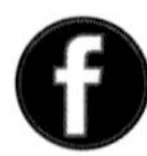
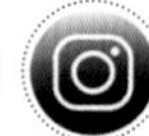

Gesamtherstellung in Deutschland: Löer Druck GmbH, Dortmund

Bestell-Nr. 1624 ISBN 978-3-8080-0922-2

Inhalt

Dieses Buch ist für alle Therapeut*innen und Klient*innen jeder geschlechtlichen Ausrichtung geschrieben. Alle dürfen sich angesprochen und wertgeschätzt fühlen. Ich bitte Sie ganz herzlich darum – aus Gründen der leichteren Lesbarkeit und auch des Schreibens –, Verständnis zu zeigen, dass ich im Text dieses Buches hauptsächlich die männliche Form verwendet habe. Teilweise wurde mit dem Binnen-I gearbeitet, jedoch zwecks leichteren Handlings hauptsächlich in der männlichen Form. Ich bitte Sie, die Formulierungen in keiner Weise sozio-politisch provokant zu sehen und bedanke mich für Ihr Verständnis.

Franziska Stedry

Prolog – Die aktuelle Situation in der Ergotherapie mit Bezug auf das Handwerk

Die Ergotherapie blickt in die Zukunft – auch in Bezug auf die Anwendung des Ergotherapeutischen Mediums (EM) Handwerk. Mit der zunehmenden Akademisierung therapeutischer, medizinischer und pflegerischer Berufe werden Strukturen aus der Wirtschaft in das Arbeiten des Mediziners und des Therapeuten übernommen. Das wissenschaftliche Arbeiten beschäftigt sich mit der Regulierung, Steuerung sowie Vereinheitlichung von Vorgehen und setzt somit Standards im medizinisch-therapeutischen Prozess. Dies erhöht die Qualität für Therapeuten, Klienten sowie das Gesundheitssystem und trägt dazu bei, eine bestmögliche Förderung und Situation in diesem Land zu schaffen – auch Handwerk kann innerhalb moderner therapeutischer Strukturen seinen Platz finden.

Regelkreisläufe zu Behandlungsplanung und -ablauf, Digitalisierung und neue technische Abläufe, Standardisierung durch Primär- und Sekundäranalyse, Checklisten und vorgeschriebene Qualitätsstandards sind erstmal anstrengender im Erlernen, wirken aber – auch bei Wahl, Einsatz und therapeutischer Umsetzung durch das Handwerk – ausschließlich positiv. Die individuelle Selbstverwirklichung und das primäre Fachwissen werden dadurch nicht gefährdet oder vergessen, sondern fließen mit der Sekundärstruktur in das Wissenschaftliche Arbeiten im Handwerk mit ein.

Niemand muss beim Anwenden des Handwerks in der Ergotherapie das Rad neu erfinden und kann Expertise (eigene, von Dritten) im Sinne eines erfolgreichen Qualitätsmanagements nutzen.

Die strukturellen Maßnahmen zur Qualitätssicherung ähneln sich mit zunehmender Professionalisierung aller Berufe hinsichtlich Diagnostik und therapeutischer Behandlung inklusive Zielsetzung unter Anwendung von Richtlinien und Regelkreisläufen. Auch die Wirksamkeit des Einsatzes von Handwerk in der Ergotherapie kann durch Checklisten, Performance-Quality-Rating-Scales (PQRS) und durch die Anwendung ergotherapeutischer Konzepte modern, effizient und vor allem beweis- und nachweisbar gemacht werden.

Aus der Praxis heraus scheint Handwerk weniger valide und reliabel gewählt und angewendet zu werden als andere ergotherapeutische Maßnahmen. Auch für Krankheiten gibt es vorgeschriebene Diagnosekriterien bzw. dringend durchzuführende, empfohlene Behandlungsmaßnahmen und ergänzende Verfahren. So wie es in der Notfallmedizin eine „Triage“ und festgeschriebene Regeln inklusive Merksätze gibt, sollte dies ebenfalls in der Therapie gelten. Regeln, Leitlinien, nach Notwenigkeit gestaffelte Empfehlungen, Checklisten und die Anwendung von Regelkreisläufen sollten flächenmäßig zum Einsatz gelangen.

Rückmeldungen aus Gesprächen mit Klienten lassen den Schluss zu, dass diesen das Fachwissen personengebunden erscheint und Behandlungen ähnlicher Erkrankungen bei homogenem Klientenbild sehr unterschiedlich ausfallen – dies geschehe weniger in Abhängigkeit von den individuellen Faktoren und Bedürfnissen der Klienten als vielmehr vom Fachwissen und der Kompetenz des Therapeuten. So werde Handwerk als Medium aus Kosten- und Kompetenzgründen nur selten angeboten.

In der aktuellen Zeitperiode sind also Themen wie wissenschaftliches Arbeiten, Qualitätssteigerung, Kosten, Gehälter und weitere Verdienstmöglichkeiten, die berufliche Situation von Therapeuten sowie deren soziale Wertschätzung (ggf. auch in Form einer negativ empfundenen Selbstwahrnehmung) relevant. Nicht selten werten sich Therapeuten beim Anwenden des Handwerks als wichtiges therapeutisches Medium selbst ab, ohne dass ein Dritter sich abschätzig geäußert hat. Die Gründe hierfür sind vielseitig. Der alte Begriff „Basteltante" ist den Meisten nicht mehr bekannt. Mit ihm hat auch die Reputation des ergotherapeutischen Mediums „Handwerk" gelitten. Will man versuchen, durch Verdrängen der Tätigkeit Handwerk den als abwertend empfundenen Begriff „Basteltante", der mit Ergotherapeuten in Verbindung gebracht wurde, verschwinden zu lassen?

Es sollte nicht vergessen werden, dass das EM Handwerk ein zentraler Baustein der Therapie und in der Geschichte und Entstehung der Ergotherapie neben dem Kernelement der Betätigung eine Grundsäule darstellt. Klientenzentrierung, als zweites Kernelement, kam erst viel später hinzu.

Gerade in der heutigen technologischen Welt, in der Tätigkeiten ohne Bildschirm deutlich weniger durchgeführt werden als früher und viele Handlungen ihre Ganzheitlichkeit verloren haben, ist Handwerk ein zentraler Schlüssel zu einer wirklich ganzheitlichen, klientenzentrierten, Betätigung herstellenden Ergotherapie. Im Übrigen sind die Unterschiede zwischen Physiotherapie und Ergotherapie eher gering, da Physiotherapeuten ebenfalls ganzheitlich auf Basis der ICF arbeiten und somit in allen medizinisch-therapeutischen Berufsgruppen die „Partizipation" im Zentrum der Ziele steht.

Das Handwerk muss sich durch die Integration von Standards, Checklisten, Verwendungszwecken und Behandlungsgrundsätzen reformieren. Dazu dient dieses Buch.

Es beinhaltet die technische Durchführung inkl. Arbeitsschritte, Materiallisten, Techniken und Technikanalysen, Behandlungsgrundsätze, Begründungen für die Wahl eines bestimmten Handwerks, praktische Abläufe von Behandlungsdurchführungen kompletter Werkstücke als auch die therapeutische, bio-psycho-soziale Wirkung auf den Klienten (warum dieses Handwerk?) inklusive einzelner Therapieeinheiten, Bedside-learning und POL (Problemorientertes Lernen), indem Fallbeispiele aber auch Behandlungsverläufe dargestellt werden. Die unterschiedlichen, auch bio-psycho-sozialen Wirkungen sind im Rahmen der vier Behandlungsmethoden der Arbeitstherapie angegeben.

Dieses Buch ist geschrieben worden für angehende Therapeuten, in deren beruflicher Bildung Handwerk ein Teil des Lernens und Teil der Ausbildungs- und Prüfungsverordnung (1999)[1] ist, und Therapeuten, die die Wissenschaft und somit das Handwerk zum Wohle von Therapeut, Klient und Gesundheitssystem in die Therapie einschließen wollen.

Gib Dingen eine Bedeutung und sie sind magisch.

Franziska Stedry

(Ergotherapeutin seit 2008, sie lebt in Berlin und arbeitet im dortigen Gesundheitsamt)

1 Prüfung im Bereich „Die therapeutische Anwendung der Techniken und Patientenanleitung"

Methodik und Didaktik des Buches

Das Buch richtet sich an alle TherapeutInnen, die Handwerk aktiv erfahren und klientenzentriert anwenden wollen.

Um Handwerk erfolgreich als therapeutisches Mittel nutzen zu können, ist dieses Buch so gestaltet, dass jedes Handwerk mit allen Aspekten, die der Therapeut für eine erfolgreiche Umsetzung des Handwerks wissen muss, einzeln vorgestellt wird. Zusätzlich werden die verschiedenen Handwerke bezüglich ihrer therapeutischen Vorteile einander gegenübergestellt und verglichen, sodass der Therapeut weiß, welches Handwerk sich für seinen Klienten potentiell gut eignet und welches eher weniger. Individuelle Wünsche, Volition und Bedürfnisse gilt es seitens des Therapeuten im Sinne klientenzentrierten Arbeitens zu berücksichtigen.

Zu jedem Handwerk sind zur Identifikation für Therapeut und Klient die Geschichte und der jeweilige Ursprung, das Handwerksmaterial, die Mittel zur Bearbeitung (z.B. Werkzeuge) und weitere Arbeitsmittel beschrieben. Der Therapeut hat die Möglichkeit, die verschiedenen Bearbeitungstechniken im Hinblick auf die Abläufe der Herstellung und verschiedene Bearbeitungstechniken kennenzulernen als auch ggf. aufzufrischen.
Kombiniert wird die theoretische Seite des Herstellens eines Handwerks und die Anwendung der jeweiligen Handwerkstechnik mit der therapeutischen Umsetzung zur Erreichung von Therapiezielen.

Jedes Handwerk muss einen triftigen Grund haben. Diese wichtigsten, allgemeinen bio-psycho-sozialen Gründe werden zu jedem Handwerk entsprechend aufgelistet, um zu analysieren, ob es die individuelle Zielsetzung des Klienten bedient. Die Wirkung des jeweiligen Handwerks wird thematisiert, auch mögliche Kontraindikationen werden dargestellt.

Zum Abschluss jeden Handwerkskapitels findet sich ein praxisorientierter Teil mit praktischen Beispielen inklusive der Begründung der jeweiligen Anwendung. Der praktische Bereich wird ergänzt durch Bilder und Skizzen sowie durch Darstellungen der allgemeineren Arbeitsschritte, die auch als Vorlage für schriftliche Anleitungen des Klienten oder Arbeitshilfen genutzt werden können.
Aspekte des Arbeitsschutzes und mögliche Problemquellen werden ebenfalls nach Handwerken sortiert vorgestellt.
Mit diesem Kolloquium kann der Therapeut ein Handwerk ganzheitlich erfahren, um seinen Klienten optimal im Sinne der zwei Kernelemente der Ergotherapie „Klientenzentrierung und Betätigung“ in seiner Reindividualisierung und Resozialisierung zu unterstützen.

Der Mensch wächst mit seinen Aufgaben.

Inhalt

- 16 Kapitel
- Vorbereitung der TherapeutInnen auf den Einsatz von Handwerk
- Auswahl des passenden Handwerks
- Handwerke im Überblick: der therapeutische Vergleich
- Extra: separate Handwerkskapitel mit allen technischen und therapeutischen Aspekten zu den relevantesten EMs
- Problemorientiertes Lernen (POL): unterschiedlich gestaltete Fallbeispiele mit Fragen und Antworten, Anwendung von Handwerken über mehrere Therapieeinheiten, Zielsetzung und therapeutisches Vorgehen sowie bebilderte Umsetzung
- die ergotherapeutische Reflexion als Zusatzkapitel
- „Was kann ich alles fördern?"

Zusammenfassung:

Zielsetzung des Buchs ist also:

- das Kennenlernen der Materialien
- das Kennenlernen der Verwendungsmöglichkeiten
- Differenzierung zum Einsatz des EMs bezüglich Methode und Behandlungsverfahren
- Erlernen von Techniken
- Handhabung der Werkzeuge
- Praktische Anwendung
- Begründung, Anleitung und aktiver, therapeutischer Einsatz von Handwerkstechniken
- Leichter Transfer der Informationen durch Bedside-Learning-Elemente
- Kennen der arbeitsmedizinischen Aspekte, des Arbeitsschutzes und möglicher Gefahrenquellen
- Indikationen und Kontraindikationen kennenlernen und ein Handwerk klientenzentriert in der Therapie nutzen können

Teil 1

Psychosoziale Tools des Therapeuten

1. Vorbereitung des Therapeuten auf die Verwendung von Handwerk

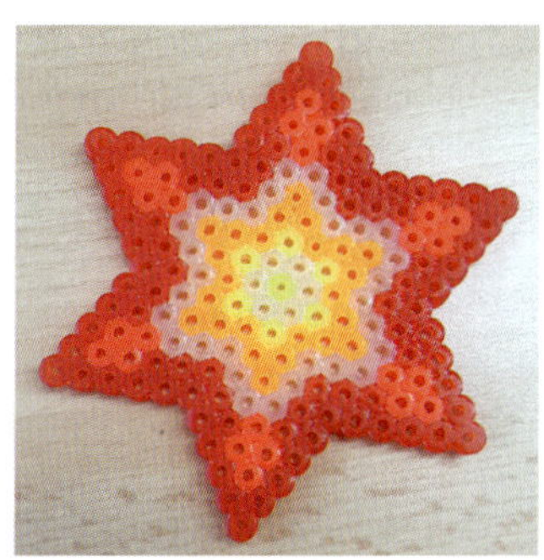

Stern aus Bügelperlen (Kleinsttechnik)

Auf Sie als TherapeutIn kommt eine hohe Anforderung zu. Sie müssen die Klienten optimal therapeutisch versorgen, deren Fähig- und Fertigkeiten einschätzen und mit den Klienten erarbeiten, sodass diese Kenntnisstand über sich selbst und ihre Situation erlangen, Krankheitsgeschehen verarbeiten und Compliance erhalten können. Gleichzeitig stellt das Medium Handwerk mit seinen unterschiedlichen Materialien und Techniken eine hohe Anforderung an den Therapeuten. Er ist Fachmann und muss den Klienten dabei begleiten, das Handwerk anzuwenden, ihm eine Anleitung in der sprechenden Form zukommen lassen sowie den Klienten beim Prozess fachlich, technisch, bio-psycho-sozial begleiten, um ihn zu stärken. Der Therapeut muss die entsprechenden Techniken so gut beherrschen, dass er diese dem Klienten in jedem Fall vermitteln kann, und auch bei Problemen in der Umsetzung Hilfestellung im Umgang mit dem Material liefern, sodass sich das Produkt auch fertigstellen lässt. Gegebenenfalls muss der Therapeut, wenn der Klient die Handlung selbst mit anderweitiger Hilfestellung nicht durchführen kann, kurz mit Hand anlegen. Er muss also nicht nur kompetent in Sachen Gesprächsführung inklusive Reflexion sein, sondern sich mit den verschiedenen ergotherapeutischen Behandlungsverfahren wie dem psychisch-funktionellen, sensomotorisch-perzeptiven, motorisch-funktionellen und adaptiven Behandlungsverfahren auskennen. So kann der Therapeut klientenzentriert Behandlungstechniken wie Taping, klassische Übungen, die Behandlung am Körper des Klienten durch „Griffe" und Techniken aus Therapiekonzepten wie der Spiegeltherapie, Behandlungselemente, z. B. aus dem Bobath-Konzept, Perfetti-Konzept oder Querfriktion, oder andere motorisch-funktionelle Techniken erfolgreich im Sinne des Klienten umsetzen. Zusätzlich muss der Ergotherapeut das Handwerk kompetent beherrschen, um einen ggf. unsicheren, ängstlichen Klienten oder auch mehrere Klienten optimal ermutigen und begleiten zu können.

Der Therapeut muss sich also in Sachen „Handwerk in der Ergotherapie" sicher sein, dass er dies alles möglich machen kann und sich gegebenenfalls einen angemessenen Umgang für Nichtkorrigierbares überlegen. Denn natürlich kann es mitunter vorkommen, dass sich ein Werkstück nicht „retten lässt". Hierfür muss der Therapeut sich auf Klient, Handwerk, Aufgabe und Umsetzung einstellen. Es ist wichtig, dass der Therapeut – bevor er eine Tätigkeit mit dem Klienten durchführt – gewisse Techniken und Handgriffe beherrscht bzw. weiß, dass der Klient selbst über das entsprechend relevante Fachwissen verfügt. Vielleicht muss der Therapeut sich vor der Therapie noch einmal hinsetzen und selbst die Technik üben, damit er z. B. bestimmte Flechttechniken im Peddigrohr oder den Makrameeknoten sicher umsetzen kann. Treten Probleme auf, ist der Therapeut gegebenenfalls gefordert, seinen eigenen angemessenen Umgang mit Frustration und Hindernissen unter Beweis zu stellen. Er darf nichts überspielen und muss vielleicht sogar zugeben, etwas nicht zu wissen oder gerade nicht mehr zu können. Dann unterstützt er den Klienten, gemeinsam eine Lösung zu finden, sich selbst zu erkundigen und greift dies in der Reflexion so auf, dass der Klient gestärkt daraus hervorgeht. Bei einem fertigen Produkt reflektiert der Therapeut mit dem Klienten ergebnis-, prozessorientiert und autopsychisch den Herstellungsvorgang und das Produkt. Auch dies muss der Therapeut beherrschen.

Handwerk ist aufgrund seines nicht vollständig planbaren Verlaufs – im Gegensatz zu „10 x Pinzettengriff" durch motorische Übungen trainieren – zeitlich nicht so exakt terminierbar. Auch ist es inhaltlich komplexer als die Vereinfachung von Handlungen in Form von isolierten Trainings von Fertigkeiten (das entsprechend der Situation des Klienten natürlich ebenfalls seine Berechtigung hat). Zum Abschluss muss aufgeräumt werden. Je nach Handwerk kann dies auch ein „relativ unbequemer" Aufwand für Therapeut und Klienten sein. All das sind Aspekte, die vom Handwerk abschrecken können. Gleichwohl kann es allen Beteiligten sehr gut tun, etwas physisch zu erschaffen, sich zu trauen und andere darin zu befähigen, etwas zu schaffen, das größer ist als die Summe der Bewegungsabläufe.

So können Klienten ganzheitlich durch Handwerk unterstützt werden und eine Erinnerung erhalten – ein Objekt, das ihnen etwas bedeutet, sie in schwierigen Zeiten stützt, ähnlich wie ein Talisman. Handwerk ist mehr als das veränderte Training eines Bizepses oder eine Adaption eines funktionellen Spiels. Handwerk ist erfahrbar, lebensnah und für viele eine fremde Welt der Emotionen, Erlebnisse und Bewegungen.

1.1 Planung des Handwerkseinsatzes im Clinical reasoning

Praxis-Tipp zur Therapieplanung:

Um Ihre Therapien im Allgemeinen und klientenzentriert zu planen und im Anschluss auch so durchzuführen, empfehlen sich die Regelkreisläufe des OPP aus dem Canadischen Modell (COPM) von H. Polatajko, das COPM im Allgemeinen, der Coping-Kreislauf von Lazerus, die Theorien der Compliance und der Arten des Copings, die Theorien der Selbstwirksamkeit von A. Antonowsky und das Wissen nicht nur über psychosoziale, psychologische und Handwerkstechniken, sondern auch über orthopädische, neuropsycho- und neurophysiologische sowie adaptive Konzepte, um die ergotherapeutischen Behandlungsverfahren optimal multimodal und effizient gestalten zu können.

Die praktische Planung zur tatsächlichen Durchführung und Umsetzung des Handwerks fußt auf folgendem Schema:

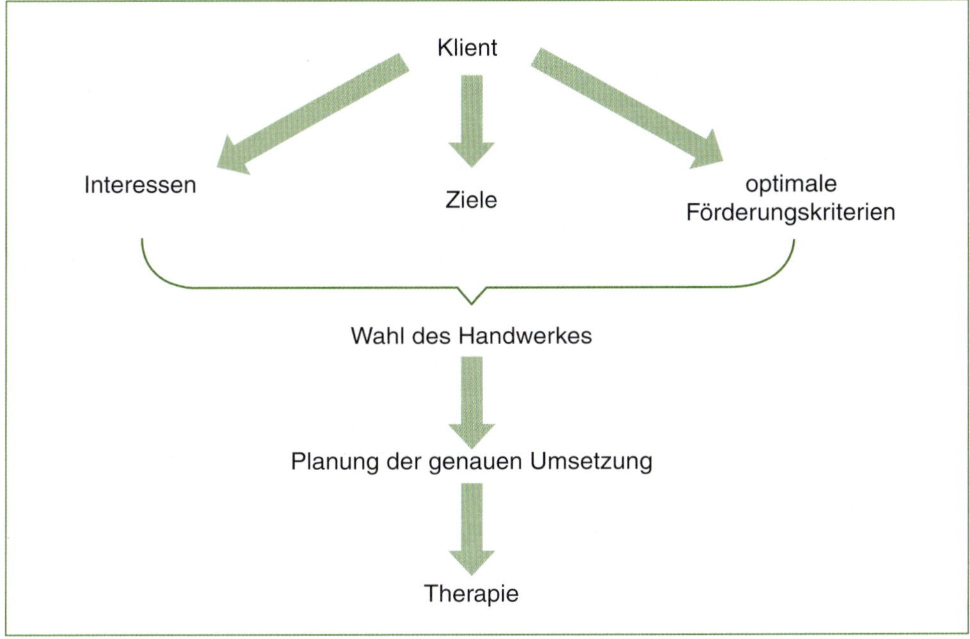

Von der praktischen Planung zur praktischen Durchführung

Bedside-Learning: Welche Überlegungen sind vor Auswahl und Umsetzung eines Handwerks zu treffen?

Im Sinne einer klientenzentrierten Therapieplanung sind standardisierte Planungsprozesse auch in der Therapie mit einem handwerklichen ergotherapeutischen Medium zu empfehlen. Eine gute Planung ist Voraussetzung für eine möglichst zielorientierte und effektive Umsetzung der Therapie.

Auf Handwerk adaptierte, standardisierte Punkte der Planungsphase sind:

- die Wahl der Form und der Gestaltung des Objekts (Welches Objekt wird es? Wie soll es umgesetzt werden?)
- die Überlegung der Auswahl und Gestaltung einer Skizze (Wie sieht die Skizze aus und warum?)
- die zentralen Herstellungsgrundsätze (Was muss man wissen, damit die Herstellung nicht misslingt?)
- die Wahl und Anzahl der benötigten Arbeitsplätze (Welche APs sind nötig? Welche besonderen Anforderungen müssen diese haben? Muss z.B. etwas lackiert werden, ist Frischluft nötig etc.)
- der speziell auf dieses Handwerk adaptierte Arbeitsschutz

1.2 Allgemeine Auswahlkriterien des Handwerks – warum welches Handwerk?

Dieses Kapitel soll einen allgemeinen Überblick über die verschiedenen Wirkungen von Handwerken bereitstellen. Die allgemeinen Formulierungen – u.a. als Grobziele – dienen dazu, sich einen Eindruck von den häufigsten Wirkungen, Eigenschaften und Effekten der ergotherapeutischen Handwerksmedien zu verschaffen.
Es soll Ihnen als TherapeutIn die Möglichkeit geben, Wissen über die Wirkung der Handmedien für deren Auswahl zu sammeln, damit Sie diese im Prozess der Therapieplanung erfolgreich nutzen können sowie der Klient mit seiner Volition und Habituation über das Handwerk seine Therapieziele erreichen kann.
Das folgende Schema zeigt die Rolle des Handwerks in der Therapie. Es dient als Vermittler bzw. Medium zwischen Klient und Therapeut, aber auch dem Klienten selbst als „Schlüssel" zum Erwerb seiner Therapieziele. Wichtig ist die individuelle, klientenzentrierte und zielgerichtete Auswahl des Handwerks für eine erfolgreiche ergotherapeutische Behandlung.

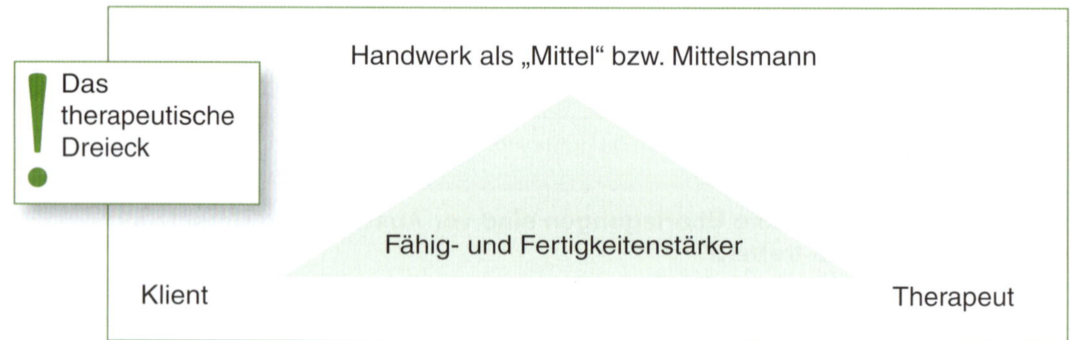

Ergotherapie als Therapie mit und durch ein „Mittel zum Zweck"

1.3 Was bringt das Handwerk genuin durch sich selbst bzw. seine Beschaffenheit und spezielle Herstellungsweise mit sich?

Mögliche Fragen zur Klärung von Eigenschaften für positive Therapie-Effekte:

- Widerstand und damit Kontakt zur Umgebung bzw. dadurch zur Realität?
- hohe Wahrscheinlichkeit der Rhythmisierung von Bewegungsabläufen und Denkprozessen durch Wiederholung?
- Möglichkeit der Unterbrechung durch Pausen zur verbesserten Selbsteinschätzung und -strukturierung sowie zur zeitlichen Adaption aufgrund der individuellen physischen Belastbarkeit?

- Verfügbarkeit bzw. Ermöglichung eines entsprechenden Umfangs des Bewegungsausmaßes (BWA) bei der Umsetzung der Therapie?
- Förderung von Extroversion durch Herstellungsprozesse, die von innen nach außen verlaufen?
- Förderung von Introversion und Zentralisierung von Denkprozessen durch das Hantieren von außen nach innen?
- Fehlerkorrigierbarkeit?
- Kontakt-/Nähe-Distanz-Möglichkeiten durch Interaktionen vor, während oder nach der Herstellung eines Werkstücks?
- Transfermöglichkeiten in den Alltag?
- jeweilige Anzahl und Komplexität der Arbeitsschritte bzw. der Bearbeitung (wenige bis viele Arbeitsschritte)?
- Struktur des Materials (weich bis fest) und der zur Herstellung benötigten Mittel?
- freie bis feste Abfolge der Herstellungsschritte?
- jeweiliger Umfang des Werkzeugeinsatzes (kein, wenig oder hoher Werkzeugeinsatz)?
- Durchführung anhand manuellen und/oder elektronischen Werkzeugeinsatzes?
- Freie Gestaltung der Herstellungsabläufe, nach genauen Maßen maßstabsgetreu oder mit stilisierter Skizze herstellbar?

1.4 Wie setze ich die Ziele SMART um?

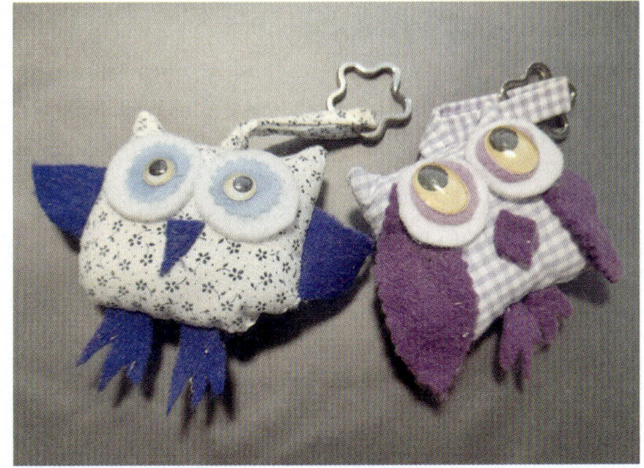

Nähen und kreativer Ausdruck zum Erreichen SMARTer Ziele

Auch vor Einsatz des Handwerks empfiehlt sich eine genaue Diagnostik der bio-psycho-sozialen Strukturen. Bei neurologischer und orthopädischer Zielsetzung empfiehlt sich zu Beginn und regelmäßig (z. B. 1 × pro Woche verkürzt) eine Testung und Dokumentation der Parameter (z. B. Fingerkuppenhohlhandabstand, Muskelkraft, Bewegungsausmaße, sozio-emotionale Fertigkeiten, Schmerzen oder ähnliche Einschränkungen und Barrieren). Diese sind i. d. R. subjektiv anhand der Aussagen der Klienten durch Skalen oder ähnliche Einteilungen in beispielsweise gering – mittel – hoch gut messbar. Die regelmäßige Kontrolle des Ist-Zustands bei zeitgleichem Abgleich mit dem Soll-Zustand darf nicht aus den Augen verloren werden.

1.5 Basistabelle zur Planung einer Therapieeinheit

Hinweis: Eine ausführliche Basistabelle am Beispiel einer Therapie mit dem Handwerk Speckstein findet sich auf S. 90ff.

Im Allgemeinen ist die Tabelle auf verschiedene Medien wie Handwerk oder verschiedene Behandlungsverfahren adaptierbar. Dies gilt für den Bereich Ergotherapie, Physiotherapie sowie ähnliche Heilmittel bzw. Tätigkeiten.
Die Tabelle kann selbstverständlich ergotherapeutisch in Bezug auf die therapeutischen Behandlungsverfahren im Bereich motorisch-funktioneller, psychisch-funktioneller, arbeitstherapeutischer und sensomotorisch-perzeptiver Verfahren verwendet werden.
Zum didaktischen Umgang mit der Basistabelle ist zu sagen, dass das therapeutische Vorgehen beim Ausfüllen stets zielorientiert sein sollte. Sie können Ihr Verhalten und die Zielsetzung sowie das zu erwartende Verhalten des Klienten in Stichpunkten dokumentieren, ebenso welche therapeutischen Mittel und Medien in der Therapie benötigt werden. Dies hat den Vorteil, dass Sie stets über den aktuellen Materialbestand Ihrer Institution orientiert sind. Die Tabelle „erinnert" Sie nicht nur daran, welche Materialien Sie benötigen, sondern auch, welche von diesen Sie entsprechend der Zielsetzung der Therapie vorbereiten müssen, damit diese effektiv gelingt.

Dokumentieren Sie kurz und knapp, was zu tun ist.

Beispielformulierungen: Der Therapeut …
- … macht (nicht)
- … sagt (nicht)
- … verwendet folgende nonverbale Kommunikation

Nr.	Handlungs- bzw. Arbeitsschritt/ Therapeutische Übung:	Zielsetzung des Klienten:	Therapeutisches Vorgehen und Bemerkungen (Bsp.: Warum zeigt der Therapeut dieses Verhalten?):	Material (Was stellt der Therapeut zu Therapiebeginn bereit?):

Tabelle 1: Basistabelle zur Therapieplanung

2. Die Reflexion

Eine erfolgreiche Reflexion dient dem Rekapitulieren der bio-psycho-sozialen Vorgänge in der Therapieeinheit. Sie hat je nach therapeutischer Zielsetzung unterschiedliche Schwerpunkte bezüglich der physischen, psychischen und interaktiven Anteile in der Reflexion.
Im Allgemeinen gelingt es dem Klienten, durch das Rekapitulieren des Erlebens Erkenntnisse bezüglich seines „Therapiestands“ und „Insights“ zu sich und seinem aktuellen Gefühlsleben zu erlangen. Er erfährt durch Reflexion mit dem Therapeuten in Einzel- oder Gruppentherapie eine Rückmeldung. Somit bietet Reflexion die Möglichkeit, auch psychische Sicherheit zu erlangen und Erlerntes zu festigen. Der Klient möchte hierbei nicht informiert werden: Er möchte erleben und das Erlebte durch Reflexion zielführend verarbeiten.

Nicht immer können sich Klienten differenziert zu ihren Handlungen, Zielen, Erlebnissen bzw. Gefühlen äußern. Einfühlendes Fragen, positive Wertschätzung des vorhandenen Werks, seiner Entstehungsgeschichte, seines Schöpfers und der damit verbundenen Gefühle eröffnen dem Klienten einen tieferen Zugang zu seinem Werk, egal ob es sich um motorisch-funktionelle, sensomotorisch-perzeptive oder psychisch-funktionelle Zielsetzungen handelt. Beachten Sie, dass ggf. aktuelle und tief im Unbewussten verschüttete Erlebnisse und Empfindungen zur Sprache kommen können. Als Therapeut greifen Sie die Aussagen durch aktives Zuhören nach C. R. Rogers auf. Reflektierte Empfindungen und bereits erreichte und reflektierte Teilziele fließen in die Gestaltung der nächsten Therapieeinheiten ein. So entsteht nicht nur ein physischer, sondern auch ein sozio-emotionaler Entwicklungsprozess, eine seelische Bewegung, die sich im Therapieprozess und dem Handwerksergebnis widerspiegelt. Im Anschauen der hergestellten Objekte kann der Klient diesen Entwicklungsprozess wieder-erleben und ausbauen.

Weiterhin kommt es recht häufig vor, dass Klienten wissen möchten, wie der Therapeut ihre Bilder und hergestellten Objekte bewertet, was er darin sieht und was sie bedeuten. Ich antworte darauf nicht mit einer Bewertung oder diagnostischen Einordnung, sondern stelle Fragen zum Erlebnis, zu den damit verbundenen Gefühlen. Manchmal beschreibe ich auch das, was ich sehe, ohne es zu bewerten. Eventuell nenne ich noch, was mir besonders auffällt, und warte die Resonanz des Klienten ab. Daraus ergibt sich meist von selbst das therapeutische Gespräch.
Die – für eine erfolgreiche Therapie wichtige – Grundfrage ist, ob der Therapeut den Klienten als Mensch wahrnehmen, akzeptieren und respektieren kann oder ob er ihn aufgrund eigener Probleme oder Verhaltensmuster auf seine Diagnose, Worte oder Handlungsmuster reduzieren muss.
Eine tiefe Achtung vor dem Anderen zu haben, bedeutet keinesfalls eine Billigung all seiner Einstellungen und Handlungen. Der Therapeut verzichtet nur darauf, dem Klienten seine Meinung oder Werthaltung aufzudrängen.

Die zentrale Aufgabe des Therapeuten in der Reflexion besteht darin, zu strukturieren, zu begrenzen und einen gesichteten Raum zu schaffen.

Der Therapeut nimmt die Rolle des Führenden ein – trotz Gleichberechtigung beider Parteien. Oft identifiziert der Klient sich mit dem Therapeuten oder lehnt ihn ab. Dies geschieht häufig im Rahmen von Übertragung und Gegenübertragung. Der Therapeut muss diese intrapsychischen, vom Klienten oft verbalisierten Prozesse erkennen, angemessen reflektieren und für den Klienten erfahrbar machen, sodass er selbst erkennen kann. Auf diese Weise kann sich der Klient erfolgreich mit eigenen Verhaltens- und Bewegungsmustern auseinandersetzen.

2.1 Welche therapeutischen Mittel der Gesprächsführung und Behandlungsgrundsätze gibt es in der Reflexion?

Sehr probate, therapeutische Gesprächsführungsmittel sind das aktive Zuhören nach C. R. Rogers, das Geleitete Entdecken des „Sokratischen Dialogs“ sowie die „Zirkuläre Fragetechnik“ nach V. Satir. Hierdurch entdeckt der Klient, geleitet durch die offenen Fragen des Therapeuten, sein Innenleben, Wünsche, Bedürfnisse und Gefühle. Bezüglich der Behandlungsgrundsätze sind gewisse, humanistische Grundhaltungen nötig. Mit ihnen als moralische Grundlage achtet der Therapeut aktiv auf die Introspektionsfähigkeit des Klienten mittels der Schüsselfragen: Findet Objektbezug statt? Identifiziert sich der Klient mit Objekten? Lehnt er das Bild oder Elemente des Handwerkstücks ab?

Grundlagen der Reflexion und Gesprächsführung:

- Aktives Zuhören nach C. R. Rogers
- Sokratischer Dialog
- Axiome der Kommunikation nach P. Watzlawick
- Die vier Botschaften einer Nachricht von F. Schulz v. Thun
- Die klassischen Wahrnehmungsfehler

Natürlich kann der Therapeut Rückschlüsse aus dem gestalteten Objekt und dem Verhalten ziehen. Grundsätzlich wichtig ist jedoch, dass der Therapeut nicht von sich auf Andere schließt, sondern neutral und offen den Klienten fragt. Vermeintlich „Unausgesprochenes“ kann der Therapeut (vorerst) auf sich beruhen lassen, wenn der Klient noch nicht so weit zu sein scheint. Der Klient ist Fachmann für sich selbst und sein eigenes Innenleben. Äußert er sich noch nicht, ist er vielleicht einfach noch nicht bereit.

Ein weiterer zentraler Grundsatz der Reflexion besteht darin, den Klienten nicht ohne Reflexion, Bearbeitung der entstandenen Gefühle, aus der Therapiesituation zu entlassen und ihn dadurch vielleicht mit seinen aufgekommenen negativen Gefühlen der Vergangenheit, Gegenwart und der eigenen Person allein zu lassen.

In der Reflexion deutet der Therapeut das Objekt – besonders ein Bild – auch auf Nachfrage des Klienten nicht. Denn häufig fragen Klienten aufgrund der un-

bewussten Abgabe von Eigenverantwortung an den Therapeuten nach dessen Einschätzung.
In der Reflexion und der gesamten Therapie sind das Erkennen und die Vermeidung klassischer Wahrnehmungsfehler von äußerster Bedeutung, da diese für Klient und Therapeut nicht zielführend sind.

2.2 Stolpersteine in der Reflexion

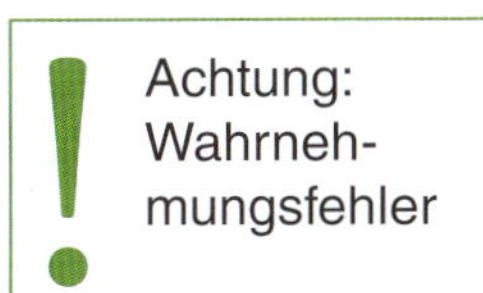

Dieses Kapitel beschäftigt sich mit den vermeidbaren Schwierigkeiten und Problemen in der Reflexion. Diese Probleme, die häufig auf Wahrnehmungsfehlern oder übermäßiger Verantwortungsabgabe des Klienten an den Therapeuten beruhen, können bei jeder Art von Reflexion entstehen – beim autopsychischen, prozessorientierten und selbst beim ergebnisorientierten Reflektieren auf Klienten- und Therapeutenseite. Von größter Bedeutung für die Therapie und somit auch die Reflexion ist daher, dass der Therapeut bestimmte Verhaltensweisen wie Wahrnehmungsfehler, die sich negativ auf die Interaktion zwischen Klient und Therapeut auswirken können, erkennt und damit angemessen umgeht. Dabei darf der Therapeut das Verhalten aufgrund eines Wahrnehmungsfehlers nicht als Boshaftigkeit oder „Trotz" des Klienten betrachten. Wahrnehmungsfehler sind dazu da, erkannt und wertschätzend aufgedeckt zu werden. Oft muss der Therapeut sich zügeln, „nicht gleich mit der Lösung herauszuplatzen", dem Klienten die „Wahrheit" über sich zu erzählen oder auch ihn dafür zu bestrafen. Wenn der Therapeut – ohne „den Klienten auf die Entdeckungsreise" mitzunehmen – erzählt, was „dahinterstecken" könnte, wird der Klient mit seinem Stammhirn reagieren und die Information wahrscheinlich nicht annehmen können. Er wird denken, der Therapeut sei ein „Besserwisser", der keine Ahnung habe. Vielleicht wird der Klient das Gesagte auch für „Blödsinn" und „Therapeuten-Gelaber" halten, also Reaktanz entwickeln. Reaktanz und Ablehnung können im schlimmsten Fall dazu führen, dass die Therapie und die Beziehung abgebrochen werden.

Für den Fall, dass Sie bestimmte Verhaltensmuster entdecken, reflektieren Sie diese im Schlüsselmoment oder im Rahmen der Reflexion am Ende mit hinführender Gesprächsführung, offener Fragestellung und sokratischen Dialog. Der Klient wird meist trotzdem frustriert von sich selbst sein oder „böse auf Sie", aber er hat nun die Möglichkeit zu lernen. Von diesem Zeitpunkt an können Sie gemeinsam weitermachen.

Häufige psychische Effekte und Wahrnehmungsfehler, die in der Therapie auftreten können, sind z. B. Übertragung und Gegenübertragung, Halo-Effekt sowie Reaktionen wie Dissonanz und Konsonanz.

2.3 Wie geht der Therapeut mit Abwehrmechanismen wie Aggression oder Rückzug um?

Es kann zu Konflikten in der Interaktion aufgrund von psychischen Abwehrmechanismen wie Reaktanz – als für den Klienten in diesem Moment angemessen erscheinenden Bewältigungsmechanismus – kommen. Betrachten Sie hier zur Vertiefung des Themas „das Coping nach Lazarus" mit Copingkreislauf, die kognitiv- und handlungsorientierten Copingstrategien sowie die Theorie der Selbstwirksamkeitserwartung von Antonovsky. Das therapeutische Wissen über die genaue Bedeutung und Wirkung von Awareness und Compliance ist ebenfalls essentiell für den Umgang mit dem Klienten in diesen Situationen. Das Handwerkszeug des Therapeuten – Reflexion, Gesprächsführung und Psychohygiene – sind selbst, wenn der Therapeut im Flow ist, nicht immer ausreichend, um mit den oft nicht so positiv wie erwarteten Reaktionen des Klienten umzugehen. Eine Interaktion ist eine „Inter"-Aktion und wirkt in beide Richtungen. Wichtig ist, sich nicht von der Stimmung des Klienten und seiner Wut mitreißen zu lassen, ihm keinen Vorwurf zu machen, sondern bewusst eine helfende Hand bereit zu halten. Auftretende Aggressionen müssen entschärft bzw. manchmal auch so belassen werden, um „das Eisen dann zu schmieden, wenn es abgekühlt ist". Teilweise ist Konfrontation ebenfalls ein wichtiges therapeutisches Mittel, denn in der Therapie „übt" der Klient dasjenige Verhalten, welches ihm im Leben weiterhelfen soll. Bricht der Klient die Therapie ab, reflektieren Sie dies mit sich und anderen Fachpersonen, z.B. einem Supervisor.

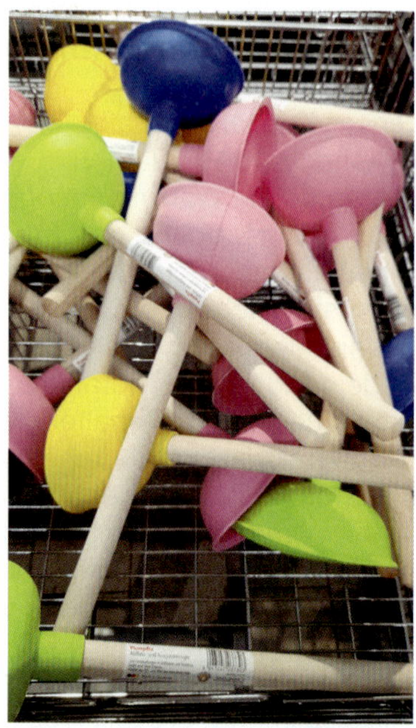

Lösungen finden durch emotions- und handlungsorientiertes Coping

Jede Situation ist eine Situation zum Lernen: Manchmal läuft es in einem Moment nicht so wie vermutet, auch wenn man die Lösung vermeintlich bereits zu kennen glaubte. Sie wissen nicht, wie die Situation beim Klienten nachwirkt. Vielleicht ist die Nachwirkung ja doch positiv: Er benötigt mitunter Zeit. Selbst wenn der Klient die Therapie nicht fortsetzt, wird er vielleicht in einem anderen Setting daran denken und das in der Therapie Erfahrene für sich nutzen können. Häufig treten Gefühle wie Scham auf, sodass der Klient die Therapie abbricht, obwohl er weiß, dass der Therapeut „nicht unrecht" hat. Auch sollte sich der Therapeut bewusst sein, dass er nicht alle Klienten retten kann. Loslassen und akzeptieren Sie dies. Leben Sie Frust im geschützten Rahmen aus. Aber vergessen Sie als Therapeut nie: Sie wissen nie, welchen positiven Einfluss die Therapie trotz Rückzug haben kann.

2.4 Welche Rahmenbedingungen sind für eine gelungene Reflexion nötig und wie kann der Therapeut sie praktisch umsetzen?

Um eine entspannte Atmosphäre zu schaffen, muss der Therapeut für Klarheit und Struktur in der Therapie sorgen. Dies geschieht maßgeblich durch die verbale und nonverbale Schaffung zeitlicher, örtlicher, situativer und personeller Orientierung. Es folgen Behandlungsgrundsätze für eine erfolgreiche Umsetzung der Reflexion:

Hinweis: „yellow and red flags"

Für die Reflexion unwichtig ist die klassische Ästhetik eines „schönen", dekorativen und niedlichen Bildes.
Der Therapeut deutet das Bild nicht. Der Klient deutet es mit Hilfe des Therapeuten selbstständig und kommt zu eigenen Ansichten.

- Zu Beginn des Handwerks kündigt der Therapeut an, dass es eine Reflexion geben wird, im Rahmen derer der Klient Fachmann für sich selbst ist und sich selbst entdeckt. Der Therapeut will nur verstehen und an den Gefühlen und Gedanken des Klienten teilhaben.
- Der Therapeut sagt, wann und wie oft es eine Reflexion geben wird und erklärt, was eine Reflexion ist.
- In der Reflexion fasst der Therapeut zusammen, was der Klient gesagt hat (in den Worten des Klienten oder in Syn- sowie Antonymen, um ggf. neue Sprachimpulse zu geben und dem Klienten zu zeigen, dass er ihn verstanden hat).
- Im Verlauf der Reflexion versichert sich der Therapeut rück, ob er das Gesagte verstanden hat. Er formuliert die Aussagen oft als Frage, damit der Klient keine Angst hat, die Aussage des Therapeuten zu korrigieren.
- Während der gesamten Reflexion werden ausschließlich wertschätzende, nicht deutende Formulierungen verwendet.
- Der Therapeut formuliert durch Klienten Gesagtes um.
- Eine Vorgehensweise der Reflexion besteht darin, dass der Therapeut berichtet, was ihm am Bild besonders auffällt und den Klienten dazu offen fragt.
- Der Therapeut beschreibt Gesehenes ohne Deutung oder Wertung.
- Zentral ist die Wertschätzung des angefertigten Objektes, des Herstellungsprozesses und des Klienten.

2.5 Die Reflexion – einzelne Methoden der Ergotherapie angepasst

Im folgenden Kapitel erfahren Sie die Bedeutung der ergebnis-, prozess- und autopsychisch orientierten Reflexion. Diese kann nach Fertigstellung des Objekts bzw. am Ende der jeweiligen Therapieeinheit stattfinden.

Die Art und Weise, wie Sie mit dem Klienten reflektieren, richtet sich nach der Zielsetzung des Klienten. Teilhabe, als übergeordnetes Therapieziel, kann durch die Therapie mittels unterschiedlicher Behandlungsverfahren erreicht werden. Entsprechend der nachfolgenden fünf Behandlungsverfahren gestaltet sich auch die Reflexion der jeweiligen Therapieeinheit unterschiedlich. Bei den einzelnen Methoden handelt es sich um die kompetenzzentrierte Methode (KZM), die ausdruckszentrierte Methode (AZM), die interaktionelle Methode (IZM) sowie die wahrnehmungszentrierte Methode (WZM). Sie lassen sich in jedem Behandlungsverfahren einsetzen. Entsprechend kann ergebnis-, prozess- und autopsychisch zur jeweiligen Methode reflektiert werden. Erfahrungsgemäß wird z.B. in der Arbeitstherapie im Rahmen des sensomotorisch-perzeptiven oder motorisch-funktionellen Behandlungsverfahrens häufiger der Schwerpunkt auf eine ergebnis- und/oder prozessorientierte Reflexion unter Anwendung der KZM gelegt. Dem gegenüber wird in den psychosozialen Behandlungsverfahren im Rahmen der AZM die Reflexion von prozessorientierten und autopsychischen Prozessen klassisch in den therapeutischen Fokus gerückt. Die Gewichtung des therapeutischen Schwerpunktes orientiert sich auch hier, stets ganzheitlich betrachtet, an den Zielsetzungen des Klienten.

2.5.1 Reflexion in der ausdruckszentrierten Methode (AZM)

In dieser Art der Reflexion geht es um Gefühle. Diese werden im Rahmen der Reflexion in der AZM besprochen, um sie für den Klienten transparent und nutzbar zu machen. Ein Ziel dieser Reflexionstechnik ist das Erhalten von „Insights“, sodass dieses Wissen für den Klienten bewusst und somit nutzbar ist. Um die Reflexion erfolgreich zu gestalten, können Sie dem Klienten Fragen stellen.

Frageaspekte und Beispielfragen, die Sie als Therapeut anbringen können:

- „Was haben Sie gemalt?“ Wie war die Umsetzung?
- „Was bedeutet Ihnen (das vom Klienten genannte Objekt)?
- „Wie haben Sie sich beim Formen gefühlt?“
- „Wie würden Sie das Objekt beschreiben?“
- „Was könnte die Figur erlebt haben?“
- „Wie könnte es mit der Figur weitergehen?“

- „Was gefällt Ihnen an der Skulptur und was nicht?“
- „Gibt es etwas an dem Objekt, das an Sie selbst erinnert?“
- „Was würden Sie verändern und was würden Sie so lassen?“
- „Welche Unterschiede bestehen hinsichtlich der Proportionen, der Verbundenheit und der Vollständigkeit der Bestandteile, der Oberfläche und der Haltung sowie des Gesamteindrucks, wenn Sie beide Objekte vergleichen?“
- Der Therapeut kann Fragen zu einzelnen Teilen des Objekts stellen, wie z. B. eines Bildes, der Lage sowie den Eigenschaften wie Alter, Geschlecht und Temperament des Objekts.
- „Was machen Sie mit dem übrig gebliebenen Material?“
- „Welche Gemeinsamkeiten und welche Unterschiede fallen Ihnen zwischen Ihrem ersten und Ihrem zweiten Werkstück auf?“

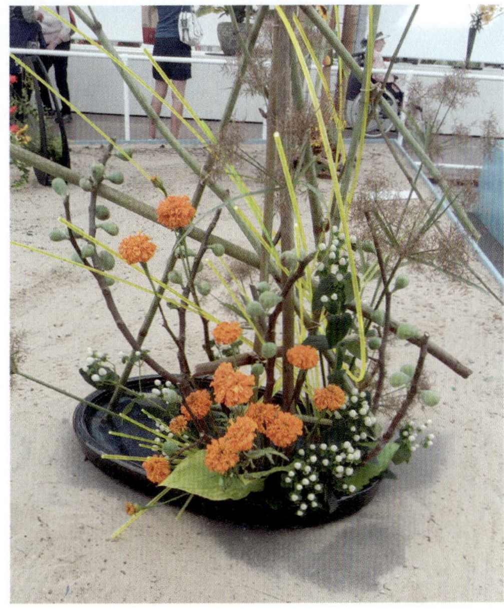

Fühlen Sie als TherapeutIn mit, was der Klient Ihnen gibt? – Und fragen Sie ihn dazu?

Bei entsprechender Indikation kann der Therapeut in der ausdruckszentrierten Reflexion auch nach einem bestimmten Verhalten des Klienten fragen. Darüber hinaus steht es im Ermessen des Therapeuten zu sagen, was ihm während des Herstellungsprozesses aufgefallen ist. So lässt sich mit dem Klienten ein Reflexionsgespräch aufbauen.

Mögliche Situationen, die ebenfalls angesprochen werden können, sind z. B. lange Pausen, schnelles Malen oder das Entfernen sowie Übermalen von Objekten. Der Klient setzt sich in der ausdruckszentrierten Reflexion mit sich und seiner psychischen Innenwelt, seinen Gefühlen und Wünschen auseinander. Dies geschieht, indem er sich dazu äußert und erklärt, was er gemalt oder dargestellt hat. Er kann sich zu seinem Objekt, oft auch seinem Bild, äußern und sein eigenes Werk deuten. Dabei hilft es, wenn der Klient erklärt, was ihm gefällt und warum. So kann er über die Reflexion in der AZM Zugang zu sich selbst finden und seine Therapieziele erreichen.

2.5.2 Reflexion in der wahrnehmungszentrierten Methode (WZM)

Bei Anwendung der Wahrnehmungszentrierten Methode steht die Perzeption des Klienten im Vordergrund, also das Spüren und Erfahren von Materialien sowie deren Wirkung auf den Körper. Zielsetzung ist unter Anderem körperorientiertes Arbeiten im Hinblick auf seine bio-psycho-sozialen Aspekte: Durch das Spüren der Gegenstände und dessen Unterschiede werden auch der eigene Körper bzw.

Körperareale gespürt. In der Regel geht es darum, Unterschiede genauer wahrzunehmen und zu differenzieren; aber auch Prozesse der Normalisierung im Sinne einer Desensibilisierung können Zielsetzung sein. So ist die WZM indiziert bei Funktionsstörungen und Störungen der Körperstrukturen, aber auch in Zusammenhang mit Thematiken, die im Rahmen psychosozialer Behandlungsverfahren behandelt werden. Ein klassisches Beispiel für eine Anwendung der WZM in psychosozialen Behandlungsverfahren ist – vom Handwerk abgesehen – z.B. das klassische Genusstraining. Bei sensomotorisch-perzeptiven Interventionen werden häufig Materialien zur Sinnesförderung wie u.a. geruchsfördernde Materialien, Fühlmemories oder ähnlich basale Medien im Rahmen von Alltagsaktivitäten wie „Kaffeekränzchen" eingesetzt. Insgesamt kann die WHZ in der ergotherapeutischen Behandlung ideal durch das EM Handwerk Anwendung finden, um dem Klienten sensiblen und sensorischen Input zu vermitteln.

2.5.3 Reflexion in der interaktionellen Methode (IZM)

Bei der interaktionellen Methode steht der Mensch im Umgang mit der Gruppe im Vordergrund. KZM, AZM und WZM unterstützen Prozesse der Re-Individualisierung, die IZM initiiert und bereitet Prozesse der Resozialisierung vor. Durch die IZM, die häufig in den Sozialformen der Parallel-, Partner-, Kleingruppen- und Gruppenarbeit bzw. Gruppentherapie stattfindet, hat der Klient ein sozio-emotionales Lernfeld für z.B. das gesellschaftliche Leben mit der Familie, Freunden oder bei der Arbeit in einem sogenannten „geschützten Rahmen", also einem Setting, das den Klienten dort abholt, wo er ist und ihn in seinen Kompetenzen weder über- noch unterfordert. Auch in der IZM ist die Reflexion ein bedeutender Bestandteil der Therapie, um psychosoziale Prozesse der Interaktion – sowohl der eigenen als auch der anderer Handlungsanteile sowie interaktiv-reaktiver Anteile zwischen den Menschen – bewusst und dadurch für den Klienten steuerbar zu machen. Die Interaktion und somit die Teilhabe an der Gesellschaft, die auch im Bundesteilhabegesetz festgeschrieben ist, stellt einen zentralen Aspekt menschlichen Lebens dar. Auch dies unterstreicht die Wichtigkeit der interaktiven Anteile in der Behandlung.

Zum Anregen von Gedankenprozessen und der Auseinandersetzung mit dem vorhandenen sozialen Setting kann der Therapeut anhand folgender Beispielfragen reflektieren:

- „Wie war das Arbeiten in der Gruppe?"
- „Was war besonders im Vergleich zur Einzelarbeit?"
- „Wie hat die Gruppe sich organisiert?"
- „Was hat Ihnen gut gefallen? Womit hatten Sie Schwierigkeiten?"
- „Wie ist die Gruppe mit Schwierigkeiten umgegangen?"
- „Welche Rolle hatten Sie im Team? Welchen Part des Projekts haben Sie umgesetzt?"

2.5.4 Reflexion in der kompetenzzentrierten Methode (KZM)

Innerhalb der kompetenzzentrierten Reflexion werden durch den Therapeuten ergebnis- und prozessorientiert schwerpunktmäßig „lebenspraktische“ Kompetenzen aus den Bereichen „Selbstversorgung“ und „Produktivität“ gestärkt. Diese Methode gelangt daher oft in der Arbeitstherapie zur Anwendung, wenn es zielorientiert darum geht, dass der Klient seinen beruflichen Alltag wieder bewältigen kann. Ein anderer klassischer Anwendungsbereich der KZM ist das ADL-Training. Nicht zu vergessen sind auch die psychosozialen Behandlungsverfahren, die gerade Klienten mit psychosozialen Zielen die Möglichkeit bieten, eigene Kompetenzen zu stärken, um sich psychisch selbstwirksam zu fühlen. So kann die Reflexion in der KZM durch die Bewusstmachung von instrumentellen und speziellen Fertigkeiten die Stärkung anderer Fertigkeiten aus dem sozio-emotionalen Bereich bahnen und damit Selbstwirksamkeit sowie Selbstbewusstsein des Klienten aufbauen.

Der Therapeut reflektiert mit dem Klienten zum Beispiel durch folgende Fragen:

- „Sind die Maße eingehalten worden?“
- „Wie konnten Sie mit dem Zeitmanagement umgehen? Konnten Sie die Pausenzeiten einhalten?“
- „Haben die Pausen ausgereicht?“
- „Wie gelang Ihnen der Werkzeugeinsatz?“
- „Wie sind Sie mit dem Produkt zufrieden?“
- „Was ist Ihnen aufgefallen?“

2.6 Grundlagen der Gesprächsführung

In diesem Abschnitt des Buchs werden drei der wichtigsten Möglichkeiten therapeutischer Gesprächsführung bzw. Gesprächstechniken vorgestellt: das aktive Zuhören nach C.R. Rogers, das zirkuläre Fragen nach V. Satir und der sokratische Dialog mit der hinführenden Fragestellung. Sie beruhen alle auf dem humanistischen Menschenbild und einer ganzheitlichen, bio-psycho-sozialen Sichtweise. So hat zum Beispiel Carl Rogers Mitte des zwanzigsten Jahrhunderts die Gesprächstherapie oder auch Gesprächspsychotherapie maßgeblich beeinflusst. Basierend auf dem humanistischen Menschenbild sind die Maßnahmen der Gesprächsführung so essentiell, dass sie auch in die Ergotherapie, Sozialwissenschaften und Therapien Einzug gehalten haben, um die handlungspraktischen Ziele des Klienten durch verbale und nonverbale Kommunikationsaspekte zu unterstützen. Es folgt ein kurzer Überblick über die jeweilige Technik, die Ihre Therapie verbessern und Sie in die Lage versetzten wird, Ihren Klienten dort abzuholen, wo er ist.

Aktives Zuhören nach C. R. Rogers:

Der Gesprächspsychotherapeut Carl Rogers hat 1957 mit seiner klientenzentrierten Gesprächsführung drei Grundaspekte für ein therapeutisch wirksames Gespräch formuliert. Er bezeichnete diese drei Grundhaltungen als „notwendig und hinreichend" für eine erfolgreiche Gesprächstherapie. In wissenschaftlich begleiteten Untersuchungen konnten sowohl Rogers als auch das Ehepaar Tausch in Deutschland nachweisen, dass die durch diese Form der Gesprächsführung angeregte Auseinandersetzung mit sich selbst bei Klienten die Persönlichkeitsentwicklung und die Minderung der seelischen Beeinträchtigungen in hohem Maße fördern kann.

> **!**
> **Die drei Grundpfeiler:**
> - Wertschätzung
> - Empathie bzw. Mitfühlen
> - Echtheit bzw. Kongruenz

Zirkuläres Fragen nach V. Satir:

Wichtige Anregungen zur Gesprächsführung kommen aus der systemischen Therapie unter anderem von Virginia Satir. Für die Ergotherapie ist vor allem die Anwendung des zirkulären und hypothetischen Fragens von Bedeutung. Sie ermöglicht einen freien Dialog über die Gestaltung von Objekten und Bildinhalten sowie ihrer Bedeutungen, ohne die kritischen „wunden" Punkte der Darstellung direkt ansprechen zu müssen. Systemisches Denken berücksichtigt die Tatsache, dass menschliche Beziehungen und menschliches Verhalten nicht auf eindeutig lineare Kausalzusammenhänge reduziert werden können. Neben den kausalen Wenn-dann-Bezügen erzeugt jede kommunikative Äußerung einen zirkulären, kreisenden Output. Diese neuen Äußerungen können zur potenziellen Anregung oder Verstörungen des gemeinsamen Kommunikationssystems beitragen. Zirkulär betrachten Therapeuten und Klienten vor allem die unterschiedlichen individuellen Erfahrungen und Erlebnisse, die sie austauschen, etwa so, als malten sie zusammen im Gespräch ein Bild. Ursache und Wirkung von Kommunikation wird aus systemischer Sicht zirkulär, das heißt sich gegenseitig bedingend und erweiternd aufgefasst.

Sokratischer Dialog und hinführende Fragestellung:

Das geleitete Entdecken gibt Ihnen als Therapeut eine neue Wahrheit und eine neue Lösung der Angelegenheit – die Wahrheit und den Lösungsansatz des Klienten – mit für Sie als Therapeut vielleicht neuen Gedankengängen, die ggf. genauso gut zum Ziel führen können wie Ihre Idee. Stellen Sie dafür offene Fragen an den Klienten. Fragt der Klient Sie etwa nach einer Lösung oder Ähnliches, geben Sie die Frage zurück. Oft traut sich der Klient nicht, seine Idee zu nennen, möchte Verantwortung abgeben (Beispiel: Es ist bei geöffnetem Fenster kalt und der Klient fragt, obwohl Sie nicht frierend erscheinen: „Soll ich das Fenster zu machen?" Dann sagen Sie nicht: „Nein, wie kommen Sie darauf?", sondern geben die Frage zurück: „Möchten Sie, dass das Fenster geschlossen wird?" Meist wird mit „ja" geantwortet – ein häufiges Kommunikationsmuster in der Welt). Nutzen Sie ihre Gesprächsführung, um dem Klienten hinführende Fragen und offene Antworten

zu geben, sodass dieser selbst Verantwortung übernimmt und eine Lösung vorschlägt. Dies mag Sie an das klassische „Brainstorming“ erinnern und tatsächlich ist die offene Grundhaltung ähnlich: „Nichts ist falsch, alles verdient Erwägung und das Effektivste wird am Ende gemacht.“
Ähnlich wie das CO-OP-Konzept ermächtigt dieses therapeutische Vorgehen den Klienten, sich selbst zu helfen. Besonders im CO-OP-Konzept wird das „fragen und nicht sagen“ vom Therapeuten als Möglichkeit genutzt, damit der Klient seine Lösung eigenständig findet. Sieht der Klient keine Möglichkeit, sich selbst zu helfen, können Sie durch hinführende Fragestellung, die ihn „automatisch“ durch Priming zur Lösung bringt, oder zur Not auch durch diskrete Suggestivfragen, die sonst aufgrund ihres manipulativen Charakters in der Therapie nicht erlaubt sind, zu einer eigenen Lösung führen. Oft hat der Klient am Anfang Angst, weil er selbst die Verantwortung für sich und sein Handeln übernehmen muss. Doch er wird entdecken: Seine Lösung ist für ihn die Richtige, die er sich nicht nur besser merken, sondern auch ohne Reaktanz annehmen kann. Mag der Anfang für den Klienten auch unangenehm – weil ungewohnt – sein und dadurch ggf. auch für Sie, scheuen Sie sich nicht, den sokratischen Dialog und die hinführende Fragestellung in der Therapie anzuwenden.

2.7 Kommunikation – ein kurzer Einblick

In diesem Abschnitt geht es darum, wie Sie mit Ihrem Klienten reden, mithin welche Botschaften Sie ihm schicken. Sprache und somit Kommunikation sind essentielle Tools der Therapie. Ohne eine erfolgreiche Kommunikation gelingen alle Maßnahmen weniger! Mit einer erfolgreichen Kommunikation sind aus therapeutischer Sicht präferierte Therapieangebote jeder Art von Nutzen. Bei der Interpretation einer Nachricht denken Sie – als Sender und Empfänger – an die „vier Seiten einer Nachricht“ von Friedemann Schulz von Thun:

Man unterscheidet ganz grob: verbale und nonverbale Kommunikation

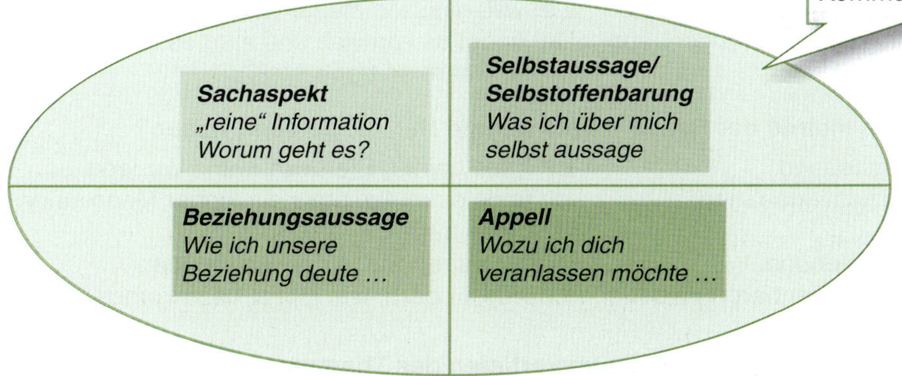

Die vier Seiten einer Nachricht nach dem Kommunikationsquadrat von Friedemann Schulz von Thun; auch „Vier-Seiten-Modell“ genannt

Die vier Seiten gelten in beide Richtungen:

und
- von Sender zu Empfänger
- von Empfänger zu Sender

„Kommunikation miteinander – nicht nur zueinander." – Es geht in beide Richtungen

Ebenso wie die vier Seiten – gern auch die vier Schnäbel – einer Nachricht existieren, gibt es auf der Empfängerseite die vier Ohren einer Nachricht. Der Empfänger kann eine Botschaft demnach ebenfalls vierseitig verstehen – je nach momentaner Gefühlslage, Volition und Habitation auch anders, als sie vom Sender gemeint war.

Alltagsbeispiel für das unterschiedliche Interpretieren einer Aussage:

Herr G.: „Mensch, Moritz, Sie haben ja einen tollen Pferdeschwanz."
Moritz: „Was soll das denn heißen? Ist doch meine Sache, wie ich meine Haare trage."
Herr G.: … (Schweigen)

Analyse des Beispiels:

Was sagen Sie zum Empfänger? Was hat Moritz gehört?

Sachebene: Er hat meinen Pferdeschwanz bemerkt.
Beziehungsebene: Der hält mich für einen kleinen Jungen, dem er alles sagen kann.
Appellebene: Der will, dass ich meine Haare ändere.
Selbstoffenbarungsebene: Der findet es komisch und mag es nicht, wenn ich meine Haare so trage.

Was meinte der Sender? Was könnte Herr G. gemeint haben?

Sachebene: Ich habe deinen Pferdeschwanz bemerkt.
Beziehungsebene: Ich finde es mutig, dass ein junger Mann seine Haare so trägt.
Appellebene: Moritz, sagen Sie mir etwas darüber.
Selbstoffenbarungsebene: Ich wüsste gern, wie Moritz dazu kommt.

Weitere Fragen für Sie zum Vertiefen des Themas:

- Ist das Beispiel ein gelungenes Beispiel einer Kommunikation?
- Welche Art der Kommunikation liegt hier im Beispiel vor?

Wie gelingt ein erfolgreicher Erstkontakt?

> Sie sehen einen Menschen, der Ihnen gleich vom ersten Moment an sympathisch ist. Ihre Beziehung entwickelt sich dann außerordentlich gut …

Was kann man unter dieser Aussage verstehen? Welche psychologischen Effekte können zugrunde liegen, wenn ein Erstkontakt so gelingt? Ist es Zufall oder können Sie als Therapeut Möglichkeiten schaffen, dass der Klient sich möglichst schnell wohlfühlt? Welche strukturellen und prozessualen Möglichkeiten haben Sie als Therapeut? Welche Kontextfaktoren können Sie bezüglich der örtlichen, räumlichen, situativen und psychosozialen Faktoren der Kommunikation und der entsprechenden Gesprächsführungstechniken für den Klienten bereitstellen, um die Therapie für ihn möglichst angenehm zu gestalten sowie schnell eine Beziehung zu ihm aufzubauen, von der aus Sie gemeinsam erfolgreich zusammenarbeiten können?

Wozu das ganze Gerede und Verhalten?

Die kommunikativen und strukturellen Möglichkeiten helfen dem Therapeuten und dem Klienten, eine Beziehung zueinander aufzubauen. Eine tragbare Beziehung ist das A und O einer Therapie, denn durch sie wird jede therapeutische Behandlung erfolgreicher. Das zentrale Element jeder Behandlung – egal, ob nach Bobath, Perfetti, in der AZM oder arbeitstherapeutisch – ist die Beziehung sowie das Gefühl, dass der Therapeut dem jeweiligen Klienten wirklich helfen will und an ihn glaubt.

Weiterführende Literatur:
Zur Vertiefung bieten sich die Werke von P. Watzlawick, M. Erickson, V. Satir, M. Seligman, P. Zimbardo und F. Schulz von Thun an.

3. Basis-Arbeitsschritte zur Durchführung verschiedener Handwerksmedien und Basiseigenschaften der verschiedenen Handwerke

Die folgende Tabelle liefert einen groben Überblick über die Basisarbeitsschritte, die i.d.R. zumindest teilweise nötig sind, um das entsprechende Handwerk durchzuführen. Sie vermittelt eine schnelle Übersicht für die Therapieplanung und lässt sich für die Reflexion oder auch als Anleitung für den Klienten adaptieren. Ebenfalls dient die Tabelle der Basisarbeitsschritte dem Therapeuten zur Revision.

Nr.	Weben	Holz	Peddigrohr mit Flechtboden oder Holzboden*2	Ton	Speckstein (abtragende Technik)	Seide
1	Erhalt der Arbeitsaufgabe	Erhalt der Arbeitsaufgabe	Erhalt der Arbeitsaufgabe	Erhalt der Arbeitsaufgabe	Erhalt der Arbeitsaufgabe	Erhalt der Arbeitsaufgabe
2	Anfertigung der Skizze nach: – Maßen – Farbwahl	Anfertigung der Skizze nach: – Maßen – Farbwahl	Anfertigung der Skizze nach: – Maßen – Farbwahl	Anfertigung der Skizze nach: – Maßen – Farbwahl	Anfertigung der Skizze nach: – Maßen – Farbwahl	Anfertigung der Skizze nach: – Maßen – Farbwahl
3	Berechnung der Kettlänge und -breite; Auswahl des Kammes; Entscheidung, wie viele Fäden pro cm; Ausbau des Warenbaums	Sichtung des Materials und Auswahl anhand der (besprochenen) Qualitätskriterien	Flechtboden: Berechnen und Zuschneiden der Bodenstaken (Länge + 15 cm; je nach); für einen geflochtenen Boden 8 Staken verwenden; (Kreuz aus 2 horizontalen und 2 vertikalen, entsprechend angeschlitzen Staken; Einweichen von Flechtfäden Nr. 1	Sperrholzplatte zur Bearbeitung auf den AP legen; Tuch und Platte anfeuchten	Sichtung und Auswahl des Steins anhand (besprochener) Kriterien	Rahmen zusammenbauen und abkleben mit Malerkrepp

4	Scheren der Kette an 3 Schraubzwingen mittels Stift; Farbwechsel mittels Weberknoten	Übertragung der vorgegebenen Maße auf die Sperrholzplatte mittels Reißzirkel	Flechtboden: Anschlitzen aller 8 Staken mittels Schneidunterlage und Cuttermesser	Ton abschneiden mittels Schneidschlinge	Wiegen des Steins und Gewicht notieren	Seidentuch anfeuchten und Feuchtigkeit abdrücken, NICHT wringen; Bügeln, um Falten zu beseitigen
5	Sichern der Kette mittels 5 Fäden; Abbinden von je 20 Fäden zum Eingliedern von Pausen; Aufnehmen des Fadenkreuzes	Markieren des Stakenabstands zum Rand mittels Bleistift (am Rand ansetzen) und Markieren des Bohrlochabstands mittels Bleistift und Reißzirkel	Flechtboden: Zusammenfügen der Staken zum Bodenkreuz entsprechender Art	Ton schlagen; Boden schneiden auf Rand der Scheibe	Skizze des Steins im unbearbeiteten Zustand mittels Papier und Stift	Ausspannen des Tuchs mittels Dreizackreißzwecken
6	Einsetzen der Kette an die Zähne des Warenbaums; Sichern mittels Klebeband; Einstellen des Nullfachs	Auswahl des Bohrers und Bohren der Löcher mittels Standbohrmaschine	Flechtboden: Mitte des Flechtfadens bestimmen und mittige Schlaufen um das Bodenkreuz legen	Formen der Wülste	Feuchtes Tuch als Unterlage unter den Stein legen und einen Eimer bereitstellen	Füllen von Bechern mit je Wasser und kleinen Mengen benötigter Farbe; Zellstofftücher bereitlegen
7	Einziehen der Kette durch den Kamm; Randfäden doppelt; rechts in Schlitz und links ins Loch	Schleifen des Objekts von grob nach fein; zuerst im Rahmen der *Grobbearbeitung* mittels Schleifpapier mit 100er-Körnung, anschließend Wässern und im Rahmen der *Feinbearbeitung* mit 180er- und 220er-Schleifpapier bearbeiten	Flechtboden: Flechten des Bodens in Flechtart Zäumen	Anritzen des Bodens zum Aufsetzen der Wülste mittels Messer	Grobbearbeitung mittels Raspel, Rundraspeln, Feilen	Wahl der Pinsel und der Guttafarbe

8	Aufschlagen der Kette mit ruckartiger Bewegung für gleich	Anrühren der Grundierung mittels Wasser und Dispersionsfarbe im Verhältnis 3:1	Staken/ Flechtfädenüberstand nach Erreichen des Durchmessers mittels Ahlen am Boden befestigen (Nr. 3)	Schlickern der angeritzten und aufzusetzenden Fläche	Ausarbeitung mittels U-Beitel 1 cm × 0,5 cm, Schlegel, Feilen und Schnitzwerkzeug	Auftragen des Motives mittels Phantomstift und Motiv/ Bildvorlage
9	Anbinden der Fäden an den Warenbaum, erst mit einem Knoten, dann mit einem Zweiten	Auftrag der *Grundierung*	Flechtfäden für die Wandung in Nr. 2 einweichen	Anbau und Schlickern der Wülste	Feinbearbeitung mittels Stahlwolle (Nr. 1), 180er- und 220er-Schleifpapier	Auftrag der Guttafarbe
10	Aufwickeln der Webfäden; je eine Farbe auf ein Schiffchen	Schleifen mit 120er-Schleifpapier	Wandungsstaken berechnen (25 cm Randabschlusslänge + Wandungshöhe und 5 cm Einschub); Doppelter Anzahl; je 1 Stake wird links und rechts neben eine Bodenstake mittels Ahle eingefügt	Aufsetzen der Wulst und Verstreichen der Innenseite mittels Holzwerkzeug	Oberflächenendbearbeitung mittels Stahlwolle (Nr. 1), Specksteinöl und Staubpinsel	Auftrag der Seidenmalfarbe
11	Wahl des Fachs	Übertrag des Motives mit Bleistift	Flechten der Wandung	Neue Wülste anfügen, indem man die untere Wulst an der Oberseite anritzt und die neue Wulst an der Unterseite anritzt; anschließend Flächen verstreichen und anpassen	Sammeln des Staubs im Eimer	Bügeln des Tuchs

12	Einlegen des Papierstreifens vor dem Fachwechsel	z.B. Pinsel Nr. 9 und Nr. 3 sowie Schulmalfarbe zum *Farbauftrag* verwenden	Einweichen der Randstaken, indem der Korb umgedreht in ein Waschbecken/eine Schüssel für 15 Min. gestellt wird.	Ebnen des Randes mittels Holzlöffel	Wiegen des bearbeiteten Steins und Notieren des Gewichts unterhalb des vorher gewogenen Gewichts	Waschen des Tuchs
13	Fachwechsel	Lackieren des Objekts nach Trockenzeit mit transparentem Sprühlack	Flechten des Randes	Tongefäß in Trocknungsschrank stellen	Abskizzieren des Steins	Bügeln des Tuchs
14	Anweben durch Einlegen des ersten Schussfadens und Verweben des Endes; anschließend erneuter Fachwechsel; Schuss	Trocknung des Objekts	*2 Für einen Holzboden einen Kreis aus Balsaholz im entsprechenden Durchmesser mit der Laubsäge aussägen. Löcher für die Staken mittels Bleistift im Abstand von 2 cm zueinander aufzeichnen und die Löcher mittels Bohrer im Durchmesser der geplanten Staken bohren	Reinigen der Materialien und Werkzeuge; in ordnungsgemäße Ablage zurückbringen		Reinigen der Werkzeuge; Aufräumen des APs
15	Weben, bis die Länge des Webstücks erreicht ist			Brennen des Tons => Schrühbrand		
16	Versäumen mittels Stopfnadel			Glasieren des Gegenstands		
17	Zuschneiden der Fransen			Brennen des Gegenstands		

Basis-Arbeitsschritte zur Durchführung verschiedener Handwerksmedien

Basiseigenschaften der verschiedenen Handwerke im Überblick

Allgemein wird Handwerk in fünf Kategorien eingeteilt:

- Oberflächenbearbeitende Techniken mit Abtrag oder Wegnahme von Material wie z.B. Holz, Linoldruck, Metall oder Speckstein
- Farbgestalterische Techniken mit Gestaltung des Materials in Form von Bildnerischem Gestalten, Pappe und Papier inklusive Collagen und Installationen
- Textiles Gestalten mittels Medien wie Seidenmalerei, Batik, Makramee oder Nähen
- Plastinierende Techniken wie z.B. mittels Ton oder Modelliermasse
- Kleinsttechniken wie z.B. Marmorieren, Scherenschnitt, Dekorieren mittels Klebepistole, Mosaik, Schütttechnik auf Keilrahmen, Enkaustik, Gips, Druck, Tiffany, Glasmalerei, Gieß-Technik oder Emaillearbeit

Eigenschaften des EMs	**Holz**	**Peddigrohr**	**Speckstein**	**Linoldruck**	**Ton**	**Bildnerisches Gestalten**	**Seidenmalerei**	**Gesondert: Kleinsttechniken jedes EMs**
Weiches, wenig Widerstand gebendes Material	--	-	+	-	+++	+	+++	+
Widerstand durch Härte des Materials	+++	+	teilweise	+	teilweise	-	-	teilweise
Rhythmisierung durch Wiederholung von Bewegungsabläufen	++	+++	++	+	++	+	+	+
Geringe bis mittlere Ausprägung des Bewegungsausmaßes	+	+	++	+	+	+	+	++
Mittlere bis hohe Ausprägung des Bewegungsausmaßes	+	+	teilweise	teilweise	++	+	++	+
von innen nach außen zu bearbeiten	+	+	++	+	+	++	++	+
von außen nach innen zu bearbeiten	+	--	-	+	teilweise	++	++	+
Kontakt-/Nähe-Distanzmöglichkeiten	+	+	+	+	+	++	+	+
Fehlerkorrigierbarkeit	teilweise	++	teilweise	--	+++	++	++	+
freie bis feste Abfolge der Herstellungsschritte	möglich	-	-	+	++	+++	+	-

Transfer in den Alltag	++	++	+	+	+	+	+	+
Struktur vorgebend durch festgelegte Reihenfolge der Arbeitsschritte	+++	+++	++	++	mög- lich	möglich	-	+
Wenig äußere Struktur durch relativ flexible Handhabung der Arbeitsschritte	-	-	+	+	++	+++	+++	+
Wenige Arbeitsschritte möglich	+	+	++	++	++	+++	+	+++
Viele Arbeitsschritte möglich/nötig	++	+	+	+	++	++	++	
Kein Werkzeugeinsatz bzw. Arbeitsmittel möglich/nötig	---	-	-	-	++	+++	möglich	+
Mittlerer Werkzeugeinsatz nötig	+++	++	+	-	+	+	+	-
Elektrischer Werkzeugeinsatz möglich	++	+	-	-	+	--	--	-
Ausdrucksfähigkeiten aktivierend	+	+	++	++	+++	+++	+++	++

Basiseigenschaften zur Durchführung verschiedener Handwerksmedien

Teil 2

Tools zur therapeutischen Durchführung des Mediums Handwerk

4. EM Peddigrohr

Rattan bzw. Peddig ist eine Lianenenpflanze aus den Wäldern Malaysias, Indonesiens und der Philippinen. Der Begriff „Rattan“ stammt vom malaysischen Namen der palmenartigen Gewächse „Rotang“ ab und wurde zu Rattan umgewandelt. Es handelt sich um ein reines Naturprodukt.
Für die Herstellung von Peddigrohr wird die Lianenpflanze zugeschnitten, aufgewickelt und getrocknet. Peddigrohr gibt es naturbelassen oder lackiert, meist gebleicht, in verschiedenen Farben gebeizt und kann zu Fäden und Staken verschiedenen runden Durchmessers oder zu flachem Flechtband verarbeitet werden. Als Material ist es getrocknet fest und spröde, angefeuchtet für die Verarbeitung weich und daher in fast jede Form bringbar.
Für den Verarbeitungsprozess, also dem Flechten, muss das Material zunächst angefeuchtet bzw. für ca. 10 Minuten in warmes Wasser gelegt werden. Dauerhaftes Liegen über 15 Minuten im lauwarmen Wasser ist zu vermeiden, da es zu Farbveränderungen kommen, das Material stockig werden und dann gräulich aussehen kann.

Die Herstellung und Verarbeitung von Peddigrohr hat sich seit Jahrhunderten nicht verändert. Das Material wird z.B. in der asiatischen und orientalischen Kultur zum Flechten von Tragen, Sitzflächen Körben, Matten und in der Möbelherstellung verwendet. Rattanmöbel kamen zur Kolonialzeit nach Europa und prägten Stilepochen wie den Art Déco. Mit dem Aufkommen der Arbeitstherapie war Peddigrohr eines der ersten Handwerksmedien, die u.a. in psychiatrischen Kliniken, in der Behandlung von Blinden sowie in der Arbeitstherapie eingesetzt wurden. Die Arbeit mit Peddigrohr stellte auch in Zeiten der Weltkriege eine Möglichkeit dar, wie sich Kriegsversehrte und Kranke finanziell versorgen konnten, da die Herstellung von Körben sämtlicher Art bis in die zwanziger Jahre des Zwanzigsten Jahrhunderts hauptsächlich Handarbeit war und nicht wie heute importierte „Billigware“ aus Großfabriken. Ein Korb war essentiell zum Sammeln von Holz zum Heizen sowie zum Transportieren von Gütern in Zeiten, in denen Menschen kein Auto hatten und sich häufig auch ein Pferd zum Transportieren von z.B. Kohle nicht leisten konnten. Viele Jahrzehnte wurde Peddigrohr aufgrund seiner Eigenschaften im Rahmen der Ergotherapie bzw. Arbeitstherapie zur Behandlung von Suchterkrankungen (z.B. Alkoholabhängigkeit) eingesetzt. Heute kommt das Handwerksmedium individuell in allen Behandlungsverfahren zum Einsatz. Mit Einzug des Boho- und Skandi-Einrichtungsstils erlebt Peddigrohr bzw. Rattan aktuell ein regelrechtes Comeback in der Inneneinrichtung. Peddigrohrprodukte können selbst in feuchten Umgebungen wie im Badezimmer stehen, vertragen auch unlackiert eine etwas höhere Luftfeuchtigkeit und können somit auch draußen Anwendung finden. Einsatzmöglichkeiten sind Brötchen- und Aufbewahrungskörbe mit oder ohne Deckel, Topfuntersetzer, Blumentöpfe, Deko- bzw. Isolationsmaterial um (Massageöl-)Flaschen oder Behälter, Stiftehalter, Tragekörbe sowie Dekoelemente wie Blumenfüllhörner oder Serviettenringe.

4.1 Therapierelevanz: Bio-psycho-soziale Effekte auf den Menschen

- Peddigrohr ist ein flexibles, biegsames Material, das trotzdem physischen Widerstand bietet. Kombiniert mit dem Holz des Bodens ist es ein psychisch stabilisierendes Medium, das physisch bei der Bearbeitung nicht so fordernd ist wie das Arbeiten mit Holz im Sinne einer Rohholzarbeit. Zusätzlich lässt sich Sperrholz des Bodens mit einer Laubsäge bei i.d.R. eher geringer bis mittlerer physischer Belastung zusägen. Auch dies vermittelt durch den Materialwiderstand Stabilität, Struktur und Kontakt zur Realität.
- Die Herstellung der Wandung und des Rands erfolgt manuell ohne Maschineneinsatz und wirkt durch das sich wiederholende „im Kreis herum" Flechten vor allem rhythmisierend.
- Früher wurde das Flechten von Körben in der Arbeitstherapie bzw. auch in Verbindung mit Suchttherapie als Mittel eingesetzt, da es Fertigkeiten anspricht, die Menschen mit Suchterkrankungen erlernen müssen und die Festigkeit des Materials psychischen „Halt" gibt. Heute wird die Therapie individueller und nicht nur nach einem allgemeinen Krankheitsbild geplant.
- Das Produkt ist ein praktischer, im Alltag nutzbarer Gegenstand, der den Klienten regelmäßig an seinen Herstellungserfolg erinnern kann.
- Stellt der Mensch ein Produkt her, ist er in der Regel stolz darauf, wenn er es regelmäßig nutzen kann (z.B. als Stiftebecher oder Brötchenkorb).
- Der Mensch ist meist erstaunt, wenn er selbst einen Korb herstellen „soll". Das Produkt Korb ist bekannt, aber meist hat man sich noch keine Gedanken über dessen Herstellung gemacht bzw. kennt es als altes und vergessenes Handwerk. Neue Erfahrungen und Erfolge steigern somit die Selbstwirksamkeitserfahrung und -erwartung.
- Das fortlaufende Flechten, rundherum im Kreis, rhythmisiert und harmonisiert die Psyche.
- Die wiederholten Flechtbewegungen wirken über das motorische Gedächtnis des Kleinhirns förderlich für das Abspeichern von Bewegungsabläufen. Dies ist besonders bei neurologischen Zielsetzungen zur Herstellung der Teilhabe zu beachten.
- Das Flechten fördert durch die gezielte Aktivierung und Benutzung der Hand- und Fingermuskulatur die Feinmotorik und kann somit als motorische Grundlage für die feinmotorisch und koordinativ komplexe Graphomotorik dienen.
- Die Hand-Hand- sowie Hand-Auge-Koordination werden in einem hohen Maße beansprucht. Motorischer und koordinativer Fortschritt ist daran ersichtlich, dass das Flechtwerk im Laufe der Herstellung – wenn sich ein sensomotorisch-perzeptiver Lernerfolg einstellt – immer gleichmäßiger wird.
- Flechtfehler müssen sofort korrigiert werden, wenn man nicht das Geflecht bis zum Fehler entfernen will. Allerdings lässt sich das Produkt auch trotz Flechtfehler ohne Einschränkung einsetzen. Der Klient hat somit sorgfältig auf Fehler zu achten und – falls ein solcher später bemerkt wird – zu entscheiden, ob er

diesen tolerieren kann oder das Geflecht entfernt und die Wand ab der Stelle erneut flechten will.

- Die Körperhaltung in Rücken und Schultergelenk ist eher statisch, wodurch die physische Belastbarkeit in Rumpfmuskulatur und Muskulatur der Schultergelenksmotorik gestärkt werden kann. Der Haltetonus in der oberen Extremität sowie im Rumpf steigert sich i.d.R. ebenfalls.
- Die Körperhaltung kann beim Flechten sitzend oder stehend sein; Sie lässt sich jederzeit anpassen und variieren. Dadurch kann der Therapeut dieses EM an die motorischen Bedürfnisse und Fertigkeiten des Klienten flexibel adaptieren und der Klient seine Körperhaltung selbstständig seiner Leistungsfähigkeit anpassen.
- Da die Menge der Staken i.d.R. visuell unübersichtlich wird, muss sich der Klient auf den nächsten Schritt bzw. die jeweils nächste zu umflechtende Stake konzentrieren und visuell diskriminieren. Zur Adaption kann auf die entsprechende Stake z.B. eine rote Wäscheklammer als visuelle Hilfe gesetzt werden.
- Diagnostisch lassen sich Rückschlüsse auf die psychische Situation des Klienten ziehen. Introvertierte oder depressive Menschen arbeiten häufig so, dass die Korbwand die Tendenz hat, nach oben hin schmaler zu werden und nach innen zu verlaufen. Extrovertierte Klienten müssen meist darauf achten, dass die Wandung sich nicht nach außen ausdehnt. Klienten mit manischem, antriebsgesteigertem Habitus arbeiten häufig sehr schnell mit ausladender Wandung als Ausdruck der Gedankenbeschleunigung und der Flucht vor sich selbst und den eigenen Gefühlen. Prinzipiell kann eine Peddigrohrarbeit eher beim Abklingen einer manischen oder aktiv psychotischen Positiv-Symptomatik angeboten werden.
- Die Flechttechniken sind kognitiv eher leicht erlernbar, angefangen mit der leichtesten Technik „Zäumen“ mit einem Flechtfaden über das „Fitzen“ mit zwei zum komplexeren, anspruchsvolleren „Kimmen“ mit drei Flechtfäden. Peddigrohrflechten bietet also kognitive und sensomotorische Steigerungsmöglichkeiten innerhalb des Handwerks.
- Das Flechten des Randes ist – bis auf die Technik „einfacher Bogen“ – kognitiv und motorisch komplexer als das Wandungsflechten und sollte vorher an einem Korb mit Staken aus Wäscheleine trainiert werden. Das Flechten der Wandung wird vom Klienten im Allgemeinen als „schwierig“ oder als Herausforderung empfunden. Da dies aber am Schluss des Herstellens stattfindet, überwinden auch Klienten mit „Angst vor Neuem“ oder „Versagensangst“ diese meist.
- Das Handwerk ist ohne Vorkenntnisse gut umsetzbar. Vorerfahrungen sind nicht notwendig.

4.2 Komplexität der Technik

Die Komplexität bezüglich der bio-psycho-sozialen Fähigkeiten, der technische und zeitliche Aufwand sowie der Materialaufwand richten sich nach Größe des Objekts, Technik des Randflechtens und dem Randabschluss – auch hier können einfache Ränder oder technisch aufwändige hergestellt werden. Zusätzlich können die Selbstständigkeit und Kompetenzen wie Zeitmanagement gefördert werden, indem entsprechende Tätigkeiten in der Besprechung der aufkommenden Handlungsabläufe dem Klienten übertragen werden. Der Therapeut darf Hilfestellung leisten und den Klienten somit in diesem Prozess stützend begleiten. Im optimalen Fall zieht sich der Therapeut bei diesen Aufgaben so weit zurück, dass er für „Außenstehende" eher wie ein „Beisitzer" zur moralischen „Unterstützung" wirkt, der „Unterhaltung" dient oder die Rolle einer Person einnimmt, die einfach irgendwo im Raum steht. Trotz des möglichen Anscheins ist der Therapeut dabei stets in Alert, also in wachsamer Aufmerksamkeit.

4.3 Spezielle Fachbegriffe

Fachbegriffe	Verwendung und Wirkung
Staken (Stärke bzw. Durchmesser Nr. 8)	Stäbe, die horizontal verlaufen und das Grundgerüst der Korbwandung oder des Flechtbodens bilden
Flechtfaden (z.B. Durchmesser Nr. 4)	Flechtfaden zum Flechten der Wandung des Gegenstands
Nummern der Peddigrohrbündel	Nummerierungen wie beispielsweise „Nr. 2" geben den Durchmesser, also die Dicke des Peddigrohrs an. Je kleiner, desto feiner, aber auch weniger belastbar ist das Flechtwerk. Optimal eignet sich für die meisten Arbeiten eine Stakendicke von Nr. 4 und eine Flechtfadendicke für „Feines" von Nr. 1 und „Normales" von Nr. 2
(Schuster-)Ahle	Dicke Nadel, die ursprünglich als Schusterahle zum Stechen von Löchern durch Leder genutzt wurde. Mit ihr vergrößert man z.B. im Flechtwerk den Abstand zwischen Flechtfaden und Stake zum Durchführen des obenförmigen einfachen Randabschlusses

4.4 Materialkunde

Für das Herstellen eines Korbes benötigen Sie einen Boden, eine Wandung aus Peddigrohr und einen Randabschluss, ebenfalls aus Peddigrohr. Selbst der Boden kann aus Peddigrohr hergestellt werden. Zur Vereinfachung des Herstellungsprozesses und zur Reduzierung des zeitlichen Aufwands empfiehlt sich ein Holzboden aus z.B. Sperrholz oder Basarholz.

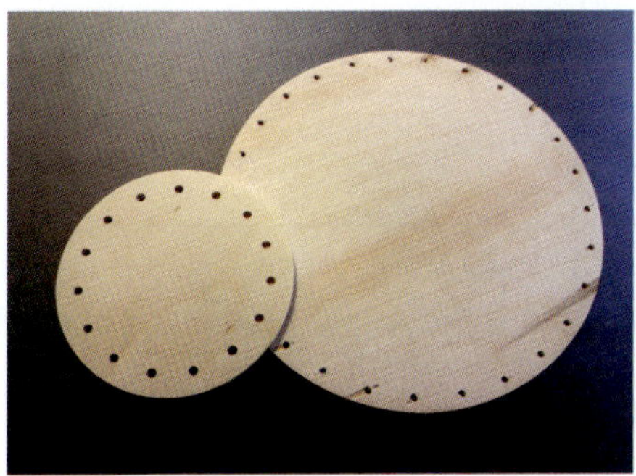

Fertiger Holzboden mit gebohrten Löchern

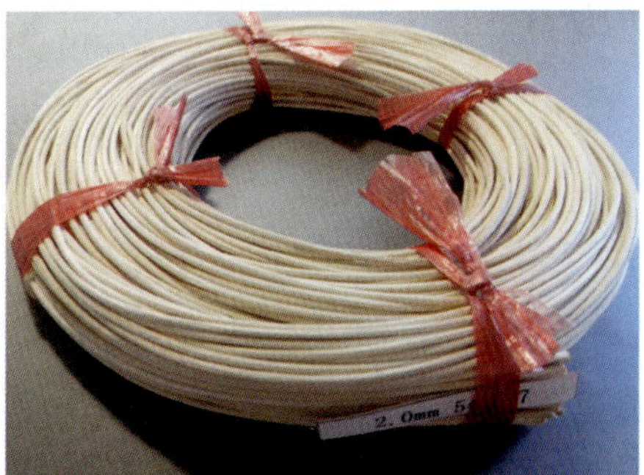

Peddigrohr im Bund, Stärke 2, also 2 mm Durchmesser

4.5 Werkzeugkunde

Werkzeug	Verwendung
Handbohrer/ Bohrmaschine	Zum Herstellen der Bodenlöcher bei Holzböden
Ahle	Zum Vergrößern der Hohlräume zum erleichterten Einfügen von z.B. Randstaken beim Flechten der Randung
Seitenschei-der	Zange zum Schneiden des Peddigrohrs auf die passende Länge

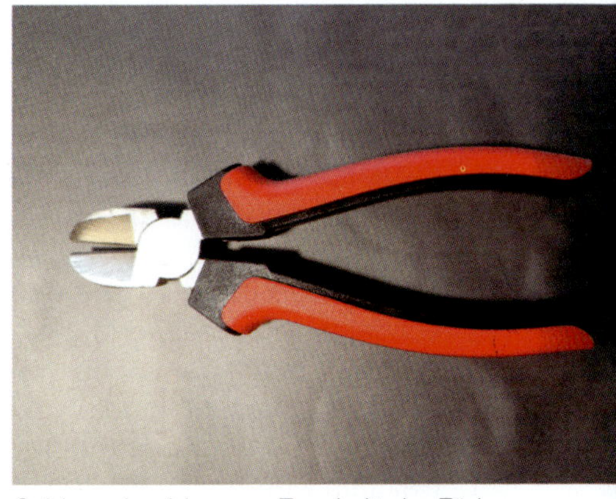

Seidenschneider zum Zuschnitt der Fäden

4.6 Anleitung zur Anwendung des Peddigrohrs als Medium

Überblick über die Arbeitsschritte:

1. Herstellung des Bodens
2. Flechten des Füßchens
3. Flechten der Korbwandung
4. Flechten des Korbrandes
5. Oberflächenkorrektur
6. Oberflächenbearbeitung

Schritt 1: Die Länge der Staken festlegen und mit Seitenschneider zuschneiden

Die Staken sind die senkrechten Peddigrohre, die umflochten werden und damit das Grundgerüst des Korbes bilden. Im ersten Schritt wird ermittelt, wie lang diese Staken sein müssen.

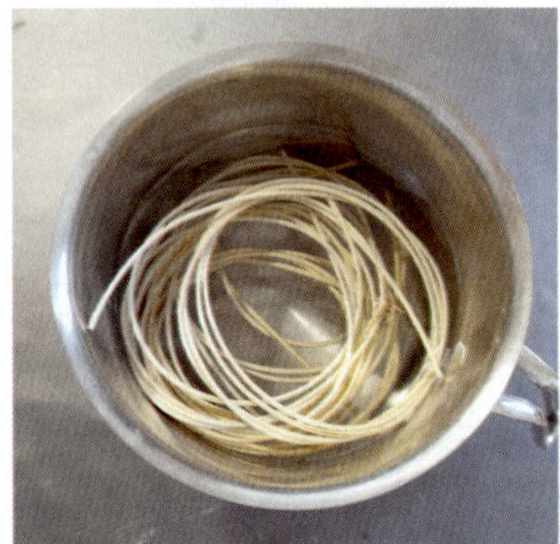

Wässern der Flechtfäden

Dabei gilt folgende Faustregel:
5 cm für den Boden + gewünschte Höhe des Korbes + 20 cm für den Rand

Soll der Korb beispielsweise 20 cm hoch werden, müssen die Staken also etwa 45 cm lang sein. Denn zusätzlich zu den 20 cm für die Seitenwände werden 5 cm für den Korbboden und 20 cm für den Korbrand benötigt.

Ist das Maß ermittelt, werden die etwas stärkeren Peddigrohre mit dem Seitenschneider entsprechend zugeschnitten. Wie viele Staken benötigt werden, hängt von der Anzahl der Löcher im Korbboden ab. Die zugeschnittenen Staken werden dann für etwa fünf Minuten in ein Gefäß mit warmem Wasser gestellt. Dabei reicht es aus, wenn nur das untere Drittel der Staken im Wasser steht. Durch das Einweichen werden die Staken weicher und geschmeidiger, was wichtig ist, damit sie verflochten werden können.

Schritt 2a: Das „einfache“ Füßchen des Korbes flechten

Das Füßchen sorgt für die Standfläche des Korbes. Es ist die Verankerung des Stakengerüsts, durch welches die Staken am Boden befestigt werden. Dazu sind die Staken durch die Löcher des Bodens zu führen. Die Länge der Staken auf der Unterseite beträgt 5 cm. Diese werden nun ca. 5 Minuten in warmes Wasser gestellt, um sie biegsam zu machen. Sodann wird das Füßchen geflochten, indem eine Stake vor die nächstliegende und hinter die folgende Stake gelegt wird. Merke: „zu flechtende Stake vor eine Stake und dann hinter eine Stake legen“. Dies geschieht reihum, bis der Boden fertig ist.

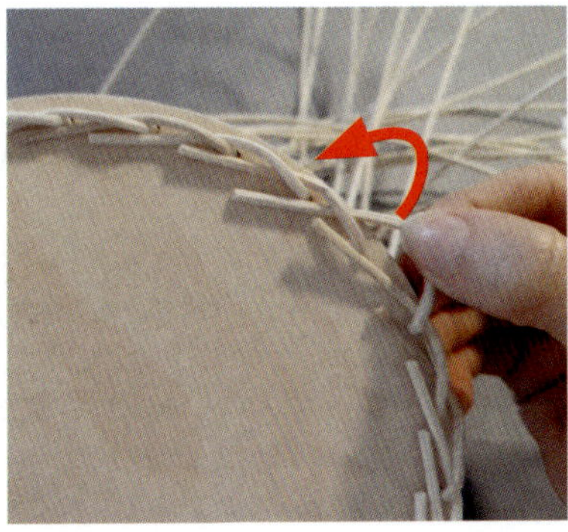

Flechten des Füßchens

Schritt 2b: Flechten eines Bodens mittels Bodenkreuz aus je 4 horizontalen und 4 vertikalen Staken

Schneiden Sie die 8 Staken dem Durchmesser entsprechend auf die passende Länge. Schlitzen Sie die vertikalen Staken in der Mitte entlang der Faserrichtung an, sodass ein Tunnel für die 4 Durchführstaken entsteht. Führen Sie die 4 Staken nun durch die 4 angeschlitzten Staken. Nun können Sie um dieses Bodenkreuz anfänglich mit sehr dünnem Flechtfaden (Nr. 1) um das Stakenkreuz herumflechten. Im Verlauf nehmen Sie Flechtfäden mit höherem Durchmesser, um den Boden rund zu gestalten. Zu empfehlen ist die einfachste, flachste Technik „Zäunen“. Die Enden der Staken beim Abschluss des Randes werden in die Austrittsstelle der nebenstgelegenen Stake eingefügt und vorher ggf. gekürzt.

Schritt 3: Aufwickeln der Flechtfäden in Lasso-Technik

Sie können vor dem Flechtvorgang bereits eine entsprechende Menge Flechtfäden aufwickeln, um sie platzsparend einweichen zu lassen. Dabei nehmen Sie je einen Faden an der Schlaufe und wickeln die beiden Fadenteile entsprechend oft um

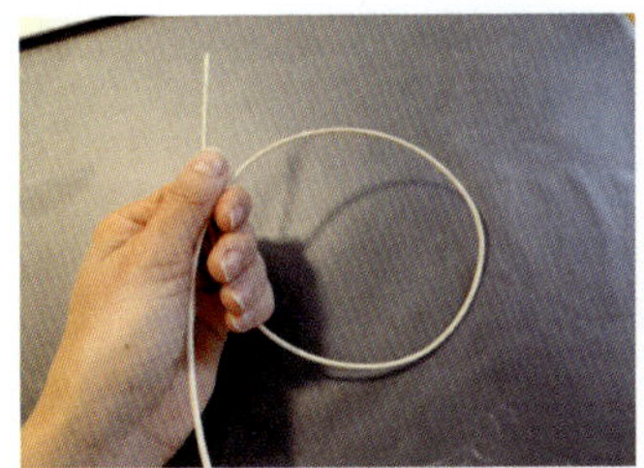

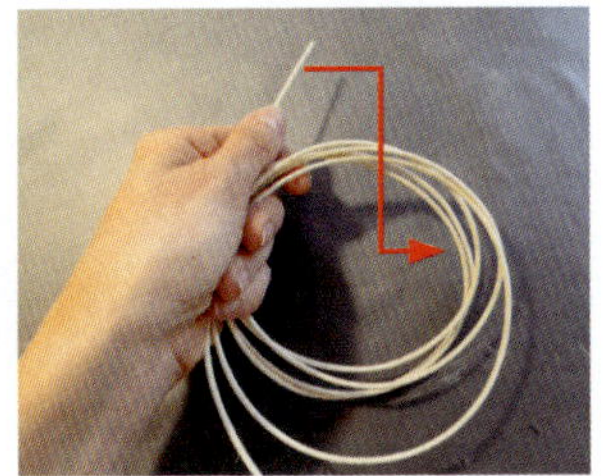

Aufwickeln der Flechtfäden

Ihre Hand, bis Sie das Ende unterschlagen und das Bündel damit fixieren können. Die entsprechende Menge Flechtfäden legen Sie nach Bedarf und rechtzeitig vor Benutzung ins Wasser.

Schritt 4: Flechten der Wandung des Korbes

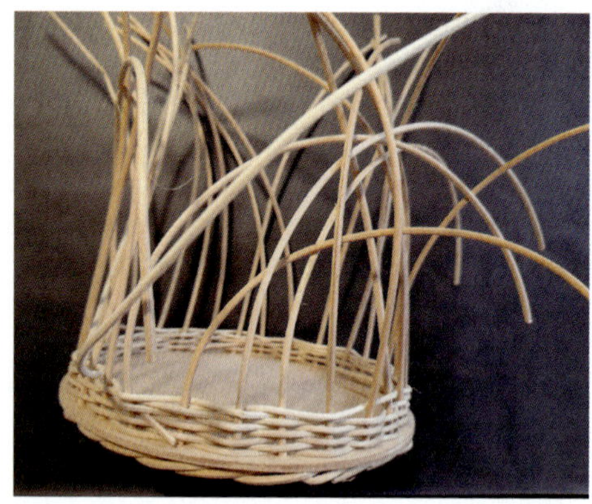

Korb im Herstellungsprozess

Wenn die Staken auf der Unterseite der Bodenplatte miteinander zum Füßchen verflochten sind und das Ganze umgedreht wird, stehen die Staken als senkrechtes Gerüst auf der Bodenplatte. Dieses Gerüst wird jetzt mit den dünneren Peddigrohrfäden umflochten. Die Flechtfäden werden aufgewickelt (siehe Schritt 3: Aufwickeln der Flechtfäden in Lasso-Technik) und müssen vor dem Flechten maximal 10 Minuten einweichen. Verbleiben Fäden länger als 10 Minuten im Wasser, werden sie meist gräulich. Nehmen Sie die Fäden daher rechtzeitig aus dem Wasser. Das Flechtwerk der Wandung kann auf verschiedene Arten hergestellt werden. Je nach Variante (wie die Fäden und vor allem wie viele Fäden parallel verwendet werden) entsteht eine andere Optik. Je mehr Fäden, desto „opulenter" wirkt der Korb. Die Flechtrichtung von links nach rechts ist in Europa bei dominierender Rechtshändigkeit am häufigsten und wird in den Anleitungen durchgeführt. Es kann aber auch entsprechend in anderer Richtung geflochten werden.

Art der Flechttechnik	Verwendung
a) Zäunen 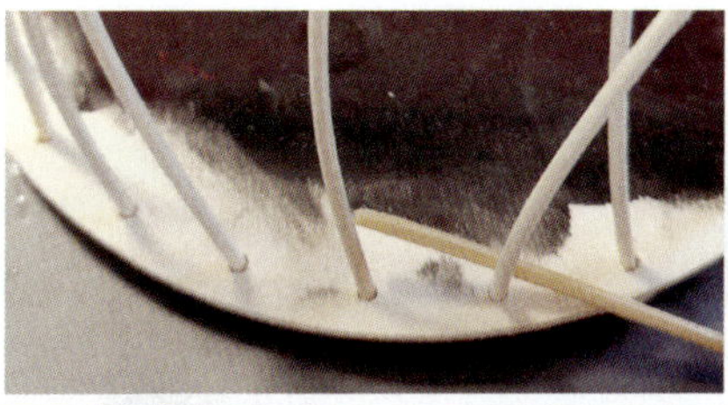	– „Starter-Technik“ – Sie benötigen einen Flechtfaden Legen Sie einen Flechtfaden in einen der Stakenzwischenräume. Führen Sie den Faden fortlaufend vor eine Stake und hinter die nächste. Setzen Sie den Prozess fort, bis die Wandung entsprechend hoch ist.
b) Fitzen 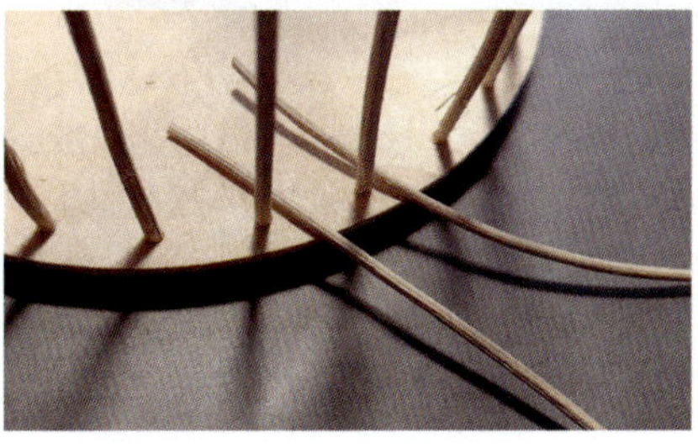	– Variation des Flechtmusters – Verwendung zur Steigerung der Anforderung – Sie benötigen zwei Flechtfäden Legen Sie von innen nach außen zwei Flechtfäden in je einen benachbarten Stakenzwischenraum. Beginnen Sie mit dem linken Faden, führen Sie ihn vor eine Stake und hinter die nächste und schließlich wieder nach vorne. Jetzt wird der nun links liegende zweite Faden nach diesem beschriebenen Verfahren verwendet. Dies geschieht fortlaufend, bis die Wandung die gewünschten Maße erreicht hat.
c) Kimmen 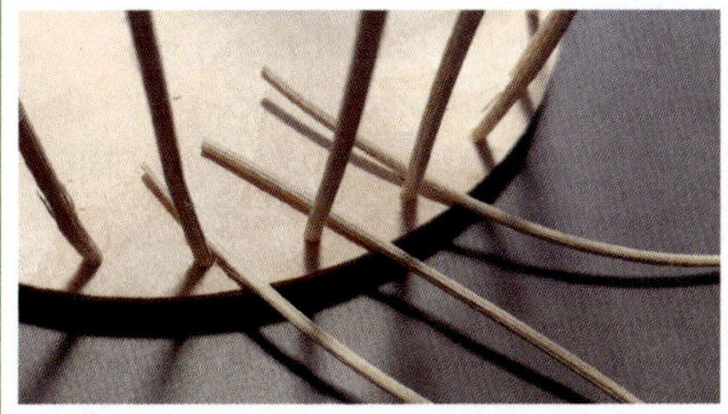	– zur Variation des Flechtmusters – Verwendung zur Steigerung der Anforderung – Sie benötigen drei Flechtfäden Legen Sie von innen nach außen drei Flechtfäden in drei Stakenzwischenräume. Beginnen Sie mit dem linken Faden, führen Sie ihn vor zwei Staken und hinter der nächsten vorbei und wieder nach vorne. Der erste linke Faden wird also über die beiden rechtsliegenden gelegt. Jetzt folgt der nun am weitesten links liegende Faden im selben Rhythmus. Dies wird so lange wiederholt, bis das gewünschte Ergebnis erreicht bzw. die Wandung hoch genug ist.

Schritt 4b: Ansetzen von neuen Flechtfäden (kreuzen)

Da der Flechtfaden endlich ist, setzen Sie neue Fäden an. Das Kreuzen erfolgt auf der Innenseite. Führen Sie den neuen Faden im nächsten Zwischenraum nach außen. Nach Abschluss der Arbeit werden die Enden, wie hier zu sehen, abgeschnitten bzw. versäubert.

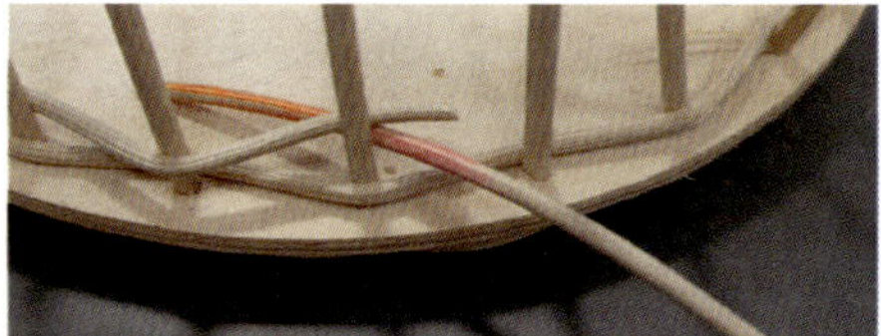

Einlegen eines neuen Flechtfadens

Schritt 5: Randflechten

Hier werden die Basisrandabschlüsse in unterschiedlichen Schwierigkeitsgraden vorgestellt. Es existieren weitaus mehr Randabschlüsse und der eigenen Flechtphantasie sind wenig Grenzen gesetzt.

Schritt 5a: Einfacher Randabschluss

Die hierfür erforderliche Stakenlänge beträgt ca. 20 cm. Biegen Sie die Staken nacheinander nach rechts hinter eins und legen Sie sie nach vorn ab. Am Ende der Runde wird die letzte unter der ersten Stake durchgebogen. Nun werden die außenliegenden Staken wie folgt nach innen gesteckt: Stake 1 wird über Stake 2, aber unter Stake 3 nach innen gesteckt und festgezogen. Zum Schluss werden die Enden innen versäubert. Zwei Staken werden je von hinten um eine weitere, rechts befindliche Stake herumgelegt. So entstehen Stakenbündel, bestehend aus zwei Staken. Wenn zwei Stakenbündel entstanden sind, wird immer die linke nach dem obrigen Prinzip vor die nächste hinter die übernächste wieder nach vorn gelegt. Nach dem Schema wird der komplette Rand geflochten.

Schritt 5b: Einfacher Bogenrand

Bei diesem leichten Randabschluss biegen Sie die weiche Stake so, dass Sie sie links in die Austrittstelle der Nachbarstake einstecken und somit fixieren können. Verfahren Sie so reihum. Die Wirkung ist trotz des einfachen Verfahrens ansprechend und wirkt aufwendiger. Auch Objekte wie Brötchenkörbe wirken angenehm und leicht verspielt durch diesen – weniger traditionell anmutenden – Randabschluss.

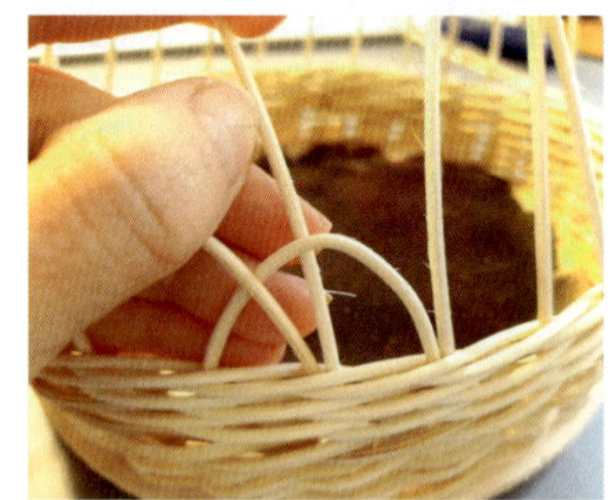

Beginn des einfachen Bogenrandes

Schritt 5c: Doppelt übersprungener Bogenrand – Variante des einfachen Bogenrandes (Schritt 5b)

Bei diesem Randabschluss gehen Sie wie beim einfachen Bogenrand so vor, dass das weiche Stakenende des Randes gebogen wird und neben die Austrittstelle der übernächsten Nachbarstake platziert wird. Es können also eine oder auch mehrere Staken übersprungen werden.
Der Effekt ist künstlerischer als beim einfachen Bogenrand und wirkt für „Außenstehende“ doch schwierig und sehr fingerfertig. Klienten müssen also nicht unbedingt einen komplizierteren Randabschluss wie einen Zopfrand herstellen, um ein tolles Ergebnis zu erzielen.

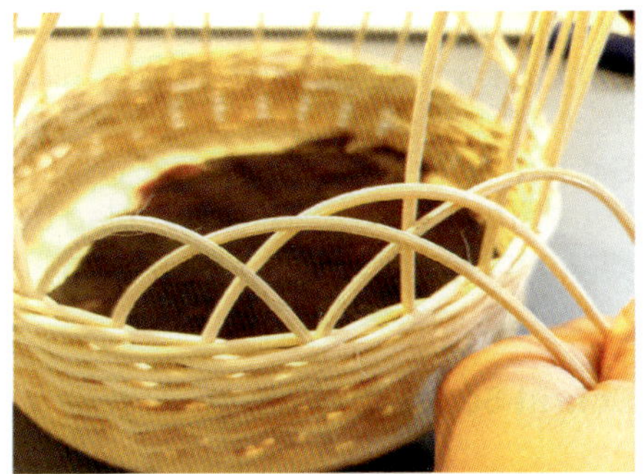

Einfacher Bogenrand doppelt übersprungen

Schritt 5d: Einfacher Zopfrand

Legen Sie im ersten Schritt alle Staken hinter die Nachbarstake und dann wieder nach außen um sie herum. Im zweiten Schritt legen Sie die nach außen stehenden Staken wieder vor die Nachbarstake bzw. den bestehenden Bogen und hinter dieser wieder nach innen.

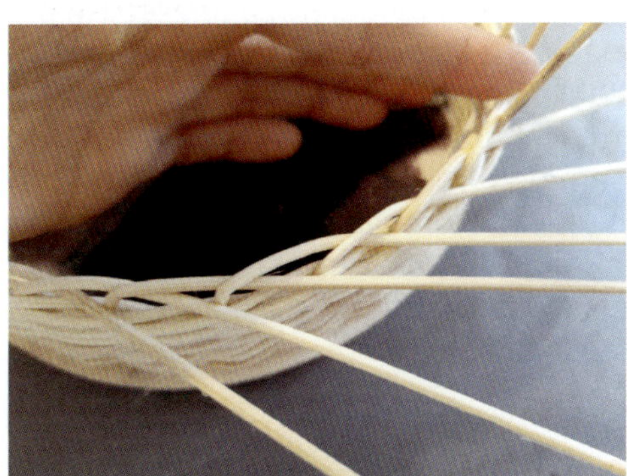

Einfache Variante des Herstellens

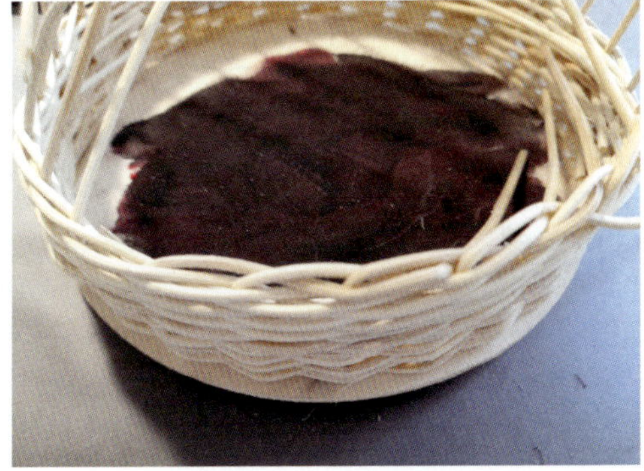

Die Außenstaken werden nun nach innen gelegt.

Schritt 5e: Zweier- und Dreier- Zuschlag

Legen Sie die erste Stake hinten um Stake 2 nach vorn, sodann Stake 2 hinten um Stake 3 nach vorn und Stake 3 hinten um Stake 4 nach vorn. Die erste Stake wird nun vorn über zwei Staken, hinten um eine Stake (wäre dann Stake 5) wieder nach vorne gelegt. Die senkrecht stehende Stake 4 legt man dazu. Wiederholen Sie mit Stake 2 bzw. 3 den Vorgang. Nun haben Sie drei Stakenpaare, die vorne herausragen. Der Zweierzuschlag beginnt quasi genauso, nur dass Sie anstatt drei Stakenpaare nur zwei verwenden.

Schritt 5e: Korbhenkel herstellen

Fügen Sie Wäscheklammern auf der Höhe ein, wo der Henkel entstehen soll. Gestalten Sie die Höhe und Form des Henkels durch die Anordnung der Wäscheklammern. Sie können auch einen Korbhenkel als zusätzlich anzubringendes Teil anfertigen, den Sie nach Herstellung des Korbes an ihm adaptieren. An den geplanten Verbindungsstellen fügen Sie vorher je eine Wäscheklammer ein, damit genug Platz beim Zusammenfügen vorhanden ist.

Schritt 6: Abschlussarbeiten an Wandung und Rand

Entfernen Sie überflüssig lange Flechtfaden-Enden im Inneren der Wandung für eine optimale Nutzung und eine optimale Optik. Dafür muss der Korb vollständig getrocknet sein, um nun die Reste mit ca. 1 cm Restlänge vorzukürzen. Reicht dies noch nicht aus, kürzen Sie weiter, sodass der Flechtfaden die entsprechende Randstake noch um ca. 3–5 mm bedeckt. Dies ist wichtig, damit der Faden nicht zu kurz wird und aus dem Geflecht rutscht. In der Arbeitstherapie müssen Stakenreste – meist der Randstaken – gesammelt werden. Denn die genaue Berechnung der Wandstaken dient dem Training von Sorgfalt und Genauigkeit. Bei korrekter Messung darf max. ein Rest in der Länge von 2–5 cm verbleiben, je nach Kriterienvorgabe und Erwartungshorizont. Beim Rand verfahren Sie entsprechend und kürzen überlange Fäden mit dem Seitenschneider.

Schritt 7: Oberflächenkorrektur des Korbes durch Abflammen

Das Abflammen mit einem kleinen Bunsenbrenner oder Feuerzeug und kurzer Verweildauer der Flamme auf der abzuflammenden Stelle beseitigt aufgespleißte Fadenanteile, die abstehen und ggf. die Optik stören. Dies ist optional und hauptsächlich bei Peddigrohrfäden nötig, an denen sich einzelne Fasern abgelöst haben.

Schritt 8a: Oberflächenverbearbeitung durch Lackieren des Korbes mittels speziellem Korblack

Das Lackieren des Korbes kann mittels Pinsel und Korblack erfolgen. Dieser ist lebensmittelecht und setzt dem Flechtwerk nicht zu. Der Korb ist dann vorsichtig abwaschbar, was beim Kontakt mit Lebensmitteln zu bedenken ist.

Schritt 8b: Farbliches Gestalten oder Lackieren mittels Transparentlack

Auch einen Peddigrohrkorb können Sie im Nachhinein farblich gestalten. Achten Sie jedoch auf lebensmittelechte Farbe und Lacke, da Gegenstände aus Peddigrohr häufig Kontakt zu Lebensmitteln oder Hautkontakt haben sowie im Innenraum verwendet werden.
Das Gestalten mit entsprechenden Holz-Lacken setzt die Hohlräume des Geflechts zu, was durchaus erwünscht und reizvoll sein kann. Der Korb lässt sich mit einer Oberflächenversiegelung leichter reinigen.

4.7 Material-Liste inklusive Werkzeuge, Hilfsmittel und Zubehör

Material	Anzahl
Sprühflasche zum Anfeuchten	1
Wäscheklammer zum Bündeln der einzelnen Flechtfäden zur Arbeitserleichterung; Wäscheklammern zum Markieren der Staken	nach Bedarf (n. B.)
Korbboden in Form eines Holzbodens oder eines geflochtenen Bodens	1
Peddigrohrstaken (Stärke bzw. Durchmesser z. B. Nr. 8)	n.B.
Flechtfäden (Nr. 4)	n. B.
Ahle	1
Waschbecken mit warmem, max. lauwarmem Wasser	1
Handcrème zum Arbeitsschutz	1
Flechtfäden (Nr. 4)	1
Gewichte/Steine zum Beschweren des eingeweichten Flechtmaterials	n. B.
Seitenschneider	1
Tüte für Stakenreste	1
Stift	1
Briefumschlag für nach Fertigstellung gekürzte Peddigrohrreste (in der Arbeitstherapie)	1
Papier für z. B. Skizze, Notizen oder als Merkzettel	n. B.

4.8 Planung: Überlegungen vor Beginn der Arbeit mit Peddigrohr

Im Sinne einer klientenzentrierten Therapieplanung sind einige standardisierte Planungsprozesse auch im EM Peddigrohr förderlich. Zu den standardisierten Punkten gehören: die Wahl der Form und Gestaltung des Objekts, Überlegungen bzgl. Auswahl und Gestaltung einer Skizze, die zentralen Herstellungsgrundsätze, die Wahl und Anzahl der benötigten Arbeitsplätze und der speziell auf dieses Handwerk adaptierte Arbeitsschutz.

Planungspunkt: Form und Gestaltung

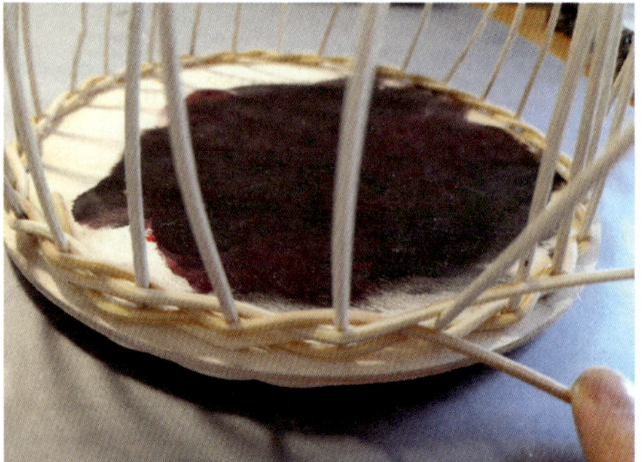

Flechten in der Technik Fitzen mit zwei Flechtfäden

Bedenken Sie den quantitativen zeitlichen Aufwand, der dem Klienten optimal dient. Die Herstellung des Bodens kann aus Peddigrohr oder einer (Sperr-) Holzplatte erfolgen. Beim Holzboden müssen noch Löcher gebohrt werden. Dies kann geschehen, indem Sie dem Klienten den nötigen Abstand von 1 bis 2 cm vorgeben und ihm das Aufzeichnen der Bohrlöcher und das Bohren selbst überlassen. Diese Herstellungsprozesse können vom Klienten also komplett selbst durchgeführt werden, um die Anforderungen zu steigern und den zeitlichen Aufwand zur Förderung des Klienten und zum Erreichen seiner bzw. der Therapieziele zu erhöhen. Erleichtert wird die Durchführung, indem Sie dem Klienten Teilschritte wie z.B. das Aussägen des Bodens abnehmen und ihm einen „fertigen Boden“ inklusive Bohrlöcher bereitstellen.

Planen Sie, welche Möglichkeiten der Gestaltung Sie dem Klienten überlassen wollen. Möglichkeiten, einen Korb individuell zu gestalten, sind beispielsweise farbiges Peddigrohr, verschiedene Garn- oder Wollsorten, Farbwahl und die mögliche Wahl der Dekorationselemente wie Perlen, Anhänger aus Makramee, Federn oder Perlen, die bei Bedarf eingearbeitet werden können.

Planungspunkt: Skizze

In der Arbeitstherapie empfiehlt sich, eine schematische Skizze mit Festlegung aller Materialdetails anzufertigen. Details wie Maße, gestalterische Elemente wie Korbhenkel, Flechttechnik der Wandung sowie Art des Randabschlusses sind genau in der Skizze anzugeben und eine entsprechende Legende beizufügen. Für den Klienten eignet sich ein Foto des entsprechenden Objekts zur Veranschaulichung.

Planungspunkt: Handwerkliche Grundsätze beim Arbeiten mit Peddigrohr

Handwerklich gibt es bezüglich des ergotherapeutischen Mediums Peddigrohr nur wenige, spezifische Grundsätze, die zwingend eingehalten werden müssen, um die Umsetzung des Handwerks und einen erfolgreichen Output zu garantieren. Diese lauten:

- Lassen Sie die Flechtfäden nicht in kochend heißem, sondern in lauwarmem Wasser von max. 30°C für max. 20 Minuten einweichen.
- Legen Sie die Flechtfäden nach Bedarf ins Wasser, nicht alle auf einmal, auch wenn viele für das Flechten einer Wandung benötigt werden. Zu lang eingeweichte Fäden werden gräulich.
- Je größer der Durchmesser des Peddigrohrs, desto größer ist die motorisch-funktionelle Belastung für den Klienten und desto stabiler und belastbarer wird der Korb sein.

Planungspunkt: Arbeitsplätze (AP)

- Waschbecken und/oder Wasserschüssel zum Einweichen der Fäden
- Tischarbeitsplatz oder Werkbank zur Korbherstellung

Planungspunkt: Spezifische Maßnahmen des Arbeitsschutzes

Cremen Sie regelmäßig, vor allem vor und nach der Herstellung, die Hände ein. Das Arbeiten mit feuchten Fäden kann die Haut austrocknen und spröde machen, ähnlich wie das Arbeiten in Großküchen o.ä. Verwenden Sie daher eine Lotion bzw. Emulsion für den „Nassbereich". Dies ist gerade für Klienten mit entsprechender Haut oder Hauterkrankungen wie Neurodermitis wichtig. Alternativ können zusätzlich entsprechende medizinische Einweghandschuhe getragen werden.

4.9 Praxis: Arbeitsschritte und Ablauf des Flechtens mit Peddigrohr anhand von Beispielen

ErgotherapeutInnen begleiten den Klienten durch ihre therapeutische Tätigkeit darin, handlungsfähig zu werden, um in dessen individuellen Alltag partizipieren können. Zur adäquaten Unterstützung des Klienten in seiner Zielverwirklichung sind therapeutische Fertigkeiten in Theorie und Praxis essentiell. Wird Handwerk als ergotherapeutisches Mittel zur Zielerreichung eingesetzt, sind zusätzlich theoretische und praktische Kenntnisse zu dem entsprechenden Handwerk nötig. Kann der Therapeut therapeutische Aspekte mit denen der handwerklichen Tätigkeit verknüpfen und mit dem Klienten handlungs- und zielorientiert umsetzen, gelingt etwas, das heute häufig unterschätzt wird: Handwerk bedeutet dem Menschen seit Jahrtausenden etwas, das zum Überleben dient und den Alltag erleichtert, erfüllt aber auch noch metaphysische und psychische Zwecke, die über das reine Bewältigen einer Aufgabe hinausgehen: Selbstverwirklichung, Selbstwirksamkeit und kreativer Ausdruck der eigenen Persönlichkeit sind nur einige Aspekte, die z.B. das gelingende Anziehen eines Pullovers im Rahmen eines ADL-Trainings so nicht leisten kann.

4.9.1 Serviettenringe

In der einfachsten Form ist die Anforderung im Rahmen einer Kleinsttechnik eher leicht und damit „für Einsteiger“ und ein schnelles Erfolgserlebnis geeignet.
Diese Anleitung ist im ersten Teil arbeitstherapeutisch ausgerichtet. Im zweiten Teil kommen ausdruckszentrierte, die individuellen Anteile des Klienten stärkende Elemente hinzu. Es kann so einfach sein. Passen Sie Ihre Anleitung den Bedürfnissen, der Volition und den smarten Zielen der Therapie an und holen Sie den Klienten dort ab, wo er ist.

Anleitung:
Stellen Sie sechs Serviettenringe mit einem Durchmesser von 5 cm her. Die Technik ist dieselbe wie beim Wickeln des „Lassos“ aus den Flechtfäden für die Wandung eines Korbes. Folgen Sie mit dem Flechtfaden der ersten Wicklung, bis der Flechtfaden drei Umrundungen gemacht hat und nach innen enden kann. Die benötigte Länge des jeweiligen Flechtfadens beträgt 40 cm.
Eine eventuelle Oberflächengestaltung durch Lack o.ä. können Sie bei entsprechendem Wunsch selbst wählen. Auch Objekte zur Dekoration können Sie nach Trocknung frei mittels z.B. Heißklebepistole oder entsprechendem Kleber eintragen.

Arbeitsschritte:

1. Arbeitsplatz einrichten
2. Zuschneiden der sechs Flechtfäden mittels Seitenschneider
3. Einweichen des 1. Fadens in lauwarmem Wasser für 5 Minuten
4. Wickeln des Flechtfadens in der „Lasso"-Technik
5. Legen Sie ggf. bei schneller Herstellung schon nach und nach weitere Fäden ins Wasser
6. Trocknen des Serviettenrings
7. Überstand bei feuchtem Ring mit etwas Zusatzlänge kürzen oder nach Trocknung entsprechend kürzen
8. Herstellung der fünf weiteren Ringe
9. Trocknung
10. Eventueller Gestaltungsprozess des Serviettenrings in Folgeeinheit oder im Anschluss bei entsprechendem Zeitrahmen mittels gestalterischer Methoden wie Bemalen oder Bekleben
11. Aufräumen des APs

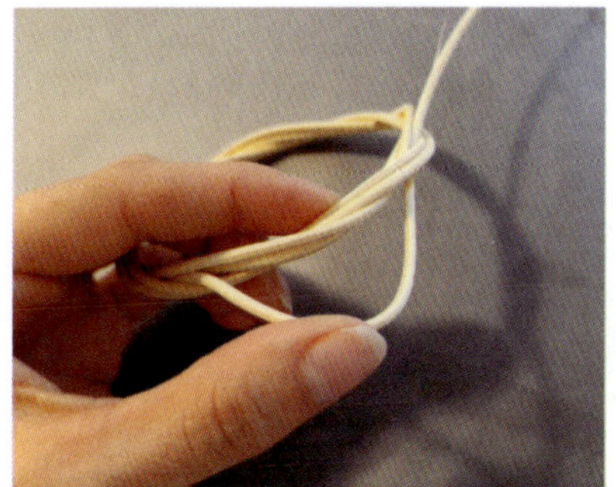

Flechten Sie den Ring in der Lasso-Technik

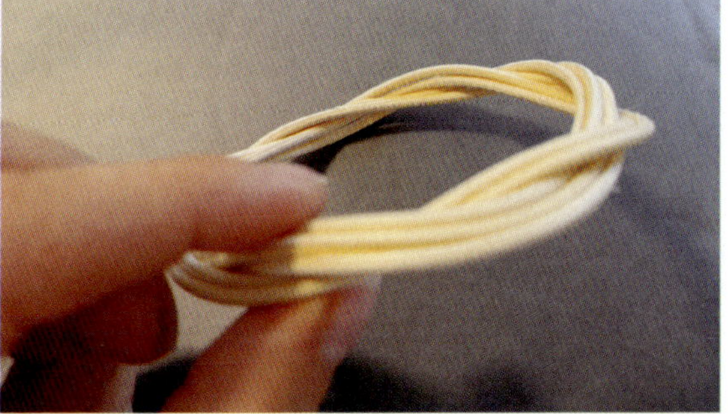

Folgen Sie dem Verlauf der Flechtfäden, bis der Ring fertig ist.

4.9.2 Brötchenkorb

Das Herstellen eines Brötchenkorbs ist eine klassische reindividualisierende, in der Arbeit mit Peddigrohr kompetenzzentrierte, rhythmisierende Betätigung, deren Anforderungslevel mittel bis eher hoch ist. Als Steigerung bzw. Variante des Brötchenkorbs kann ein größerer, höherer „Wäsche"-Korb oder eine „Früchteampel" aus drei Körben, die in der Größe im Vergleich zum untersten jeweils kleiner werden und

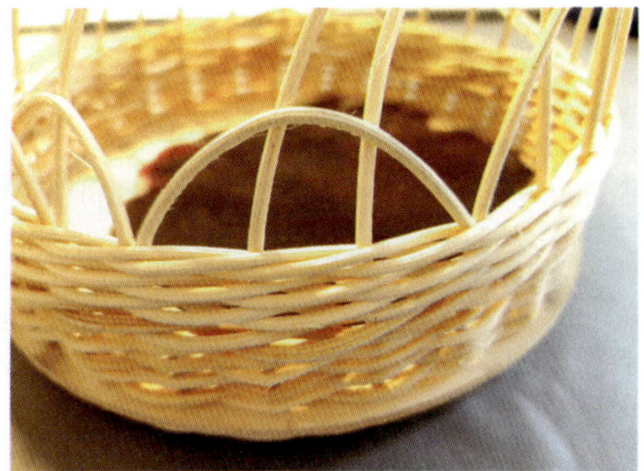

Flechten der Wandung in zwei verschiedenen Techniken – unterer Abschnitt in der Technik Fitzen, oberer Abschnitt mittels Kimmen

durch ein Band oder eine Aneinanderreihung von „Servietten“-Ringen miteinander verbunden sind, hergestellt werden – ähnlich einer Blumenampel aus Makramee. Der Korb ist die Basis der Arbeit mit Peddigrohr. Hiervon ausgehend sind etliche Variationen wie bereits genannt möglich.

Die folgende Einheit ist für Klienten geeignet, die bereits mit der Arbeit mit Peddigrohr vertraut sind und die einzelnen Herstellungsschritte aus einer beiliegenden, dem Klienten mit dem Arbeitsauftrag gereichten Flechtanleitung entnehmen können. Die Anforderungen an Selbstständigkeit und Arbeitsfähigkeiten des Klienten sind also eher hoch, können aber einfach durch mehr Vorgaben zur Unterstützung adaptiert werden.

Anleitung:

Stellen Sie einen Brötchenkorb mit einem Bodendurchmesser von 20 cm her. Die Höhe beträgt 10 cm. Verwenden Sie ein „einfaches“ Füßchen. Die Technik des Wandflechtens ist Zäunen, den Randabschluss bildet ein Zopfrand. Der Boden ist bereits in einer vorherigen Therapieeinheit fertiggestellt worden.
Der Zeitrahmen beträgt drei Therapieeinheiten à 60 Minuten. Wählen Sie Ihre Pausen selbstständig. Bei Fragen wenden Sie sich gern an Ihren Therapeuten.

Arbeitsschritte:

1. Arbeitsplatz einrichten
2. Flechten des Füßchens
3. Herstellung der Wandung
4. Herstellung des Randes
5. Aufräumen des Arbeitsplatzes

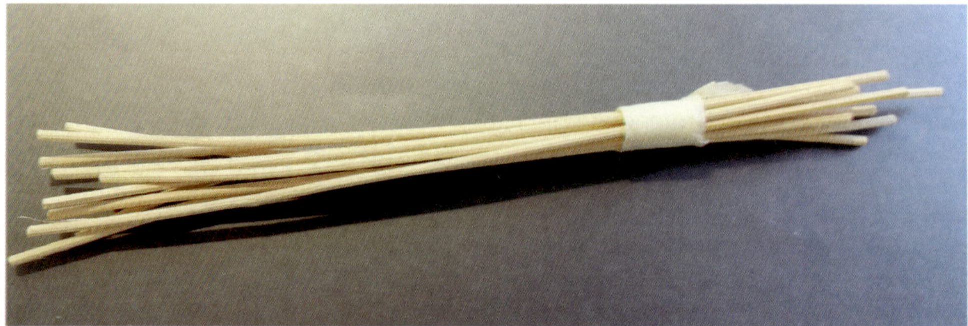

Wie organisiert geht der Klient bei der Herstellung vor? Welche Ziele hat er sich gesetzt?

4.9.3 Früchteampel aus drei Körben

Diese Anleitung ist in der Formulierung weniger strukturgebend, da sie weniger Informationen bereitstellt als die des Brötchenkorbes aus dem Praxisbeispiel 4.9.2. Fertigkeiten wie das eigene Zeitmanagement, die Selbstversorgung inklusive einem ressourcenadäquaten Umgang mit sich selbst, Selbstregulation, Frustrationstoleranz und weitere Arbeits- und Handlungsfertigkeiten werden in einem mittleren bis eher hohen Maß wegen der „frei" formulierten Anleitung mit einem Minimum an Informationen und der Menge an herzustellenden Teilobjekten trainiert.

Anleitung:
Stellen Sie mit Staken mit einer Gesamtlänge von 90 cm drei Körbe mit den Durchmessern 20, 15 und 10 cm her. Die Höhe beträgt 10 cm. Der Abstand der Körbe zueinander beträgt 20 cm. Verwenden Sie ein einfaches Füßchen. Die Technik des Wandflechtens ist Fitzen und der Randabschluss ist ein einfacher Randabschluss. Die Holzböden sind bereits in einer vorherigen Therapieeinheit fertiggestellt.
Verbinden Sie die Körbe wahlweise mit Peddigrohrringen oder einem Band auf der gewünschten Höhe.
Der Zeitrahmen beträgt vier Therapieeinheiten à 60 Minuten. Pausen können Sie selbstständig wählen. Bei Bedarf erinnert Sie Ihr Therapeut an diese ☺.

Arbeitsschritte:

1. Arbeitsplatz einrichten
2. Flechten der drei Körbe
3. Verbinden der Körbe
4. Aufräumen des Arbeitsplatzes

4.9.4 Blumenhörnchen

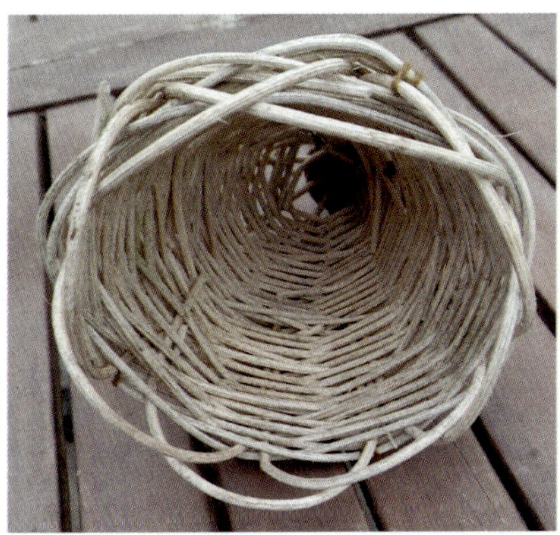
Blumenhörnchen

Die Anforderung ist ähnlich derjenigen anderer Flechtarbeiten mit Wandung, jedoch ist das Herstellen der Sitze des Hörnchens feinmotorisch anspruchsvoll und kann ggf. auch vom Therapeuten durchgeführt werden. Reflektieren Sie stets die Übernahme eventueller Arbeitsschritte, damit sich der Klient nicht inkompetent fühlt. Diese Arbeit lädt dazu ein, kreativ in der Gestaltung zu sein bzgl. Schwung des Hörnchens, Farbgebung, Dekoration und seine Bestückung mit Blumen o.ä. Insgesamt bietet die Anleitung aufgrund der Höhe der ausdruckszentrierten Anteile, die zusätzlich die expressiven Kapazitäten des Klienten fordern, mehr Struktur durch die zusätzliche Angabe von Arbeitsschritten. Passen Sie Ihre Anleitung dem jeweiligen Klienten an. Insgesamt ist die Anleitung für ein mittleres Anforderungsprofil geeignet.

Anleitung:

Stellen Sie ein Blumenhörnchen her. Die Größe können Sie selbstständig wählen. Dafür rechnen Sie auf die Länge des Hörnchens 5 cm für das Füßchen sowie 10 cm für den einfachen Bogen-Randabschluss dazu. Das Herstellen der Wandung erfolgt analog zum Flechten der Korbwandung. Das Gerüst wird jedoch aus acht Wandstaken gefertigt, die unten an der Spitze des Horns mit einem 50 cm langen Flechtfaden der Stärke 1 durch Umwickeln und Umflechten verbunden werden. Damit sich die Spitze des Hörnchens nicht öffnet, muss es vollständig trocknen und gegebenenfalls mit Leukoplast oder ähnlichem Pflaster während der Herstellung fixiert bleiben.

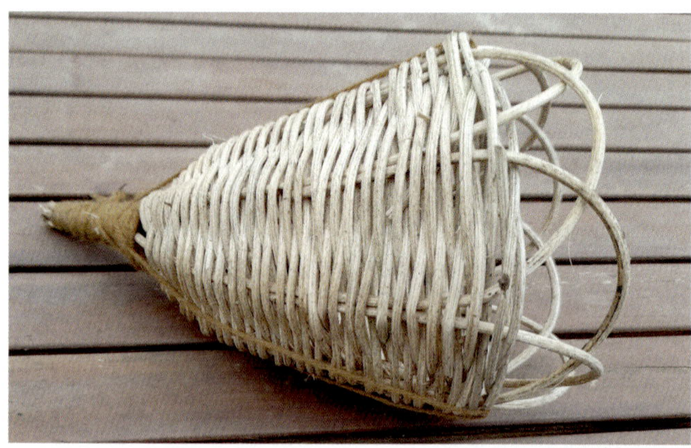

Fertiges Blumenhörnchen

Der Zeitrahmen beträgt drei Therapieeinheiten à 60 Minuten. Pausen können Sie selbstständig wählen. Planen Sie Ihr Zeitmanagement so, dass Sie noch 15 Minuten für das Aufräumen und die Reflexion am Ende der Einheiten haben. Bei Bedarf erinnert Sie Ihr Therapeut ☺.

Arbeitsschritte:

1. Arbeitsplatz einrichten
2. Stakenzuschnitt
3. Flechten der Spitze des Gerüsts
4. Trocknung des Gerüsts
5. Indessen Aufwickeln der Flechtfäden Nr. 3
6. Flechten der Wandung
7. Rechtzeitiges Einweichen eines neuen Flechtfadens
8. Herstellen des Rands
9. Aufräumen des Arbeitsplatzes
10. Reflexion am Ende der Einheiten

5. EM Weben

Weben ist eine sehr alte Handwerkstechnik und war lange Zeit die einzige Möglichkeit, Stoffe für Alltagsbedürfnisse zu fertigen. Durch Weben lassen sich Gewebe herstellen wie Stoffe für Kleidung, Decken oder Zierwerk wie z.B. Gobelins (Zierteppiche).
Entsprechend der Verwendung gibt es Webrahmen mit Fach, die durch ihren Aufbau früher die Herstellung von Geweben in Serienproduktion und später – im Rahmen der industriellen Revolution – in Massenproduktion ermöglicht haben. Es sind auch kleine Webrahmen ohne Fach, sogenannte Schulwebrahmen erhältlich, die häufig im Kindesalter im Rahmen des textilen Gestaltens im Unterricht oder in Kindertagesstätten Anwendung finden. Beim Weben gibt es die Möglichkeit, einfache, aber auch komplexe Muster herzustellen. Aktuell spielt Weben im täglichen Leben des urbanen und suburbanen Menschen Westeuropas kaum noch eine Rolle.

5.1 Therapierelevanz: Bio-psycho-soziale Effekte auf den Menschen

- Die Rahmenbespannung inklusive Kettescheren vor dem eigentlichen Handlungsschritt „Weben“ fördert die Übertragung von Geschriebenem in eine Handlung, indem die Rechnung beim Scheren der Kette praktisch umgesetzt wird.
- Die Adduktion, Anteversion sowie Retroversion von Schultergürtel und Schultergelenk werden durch das Scheren der Kette gefördert und somit das Bewegungsausmaß (welche Arten von Bewegungsausmaß kennen Sie?) in Kombination mit der Aktivierung der Haltemuskulatur erhöht. Insgesamt lässt sich die aktive Beweglichkeit des Schultergürtels und -gelenkes positiv beeinflussen.
- Der Klient kann vor und neben dem Körper hantieren sowie gegen Schwerkraft und Widerstand arbeiten. Somit eignet sich das EM Weben auch als Medium bei motorisch-funktionellen Behandlungen.
- Weben besteht aus verschiedenen Arbeitsschritten. Jeder hat eine andere Wirkung auf den Menschen.
- Viele Wiederholungen der entsprechenden Bewegungsabläufe wirken rhythmisierend, festigend und dadurch beruhigend.
- Der Webprozess (Gewebe am Webrahmen herstellen) ist jederzeit unterbrechbar. Individuelle Pausenbedürfnisse und Belastbarkeit können berücksichtigt werden.
- Das Kettescheren kann eher schlecht unterbrochen werden, sodass das Durchhaltevermögen von physisch oder psychisch eher schnell erschöpften oder die Arbeit unterbrechenden Klienten gefördert werden kann. Wenn an die Belastungsgrenze (100 % Leistung) herangegangen und etwas darüber hinaus gearbeitet wird (ca. 105 % Leistung), kann die physische Kraft gesteigert werden. Das Erbringen von 80 % der möglichen Leistung fördert hingegen die Ausdauer.

- Der komplette Vorgang des Webens ist insgesamt recht zeitaufwendig, komplex und aus verschiedenen Handlungsschritten bestehend. Kulturelle und instrumentelle Techniken sind nötig. Es ist relativ viel Vorarbeit zu leisten, bevor der eigentliche Prozess des Webens begonnen werden kann. Im Rahmen der einzelnen Arbeitsschritte finden viele Wiederholungen statt; dies rhythmisiert und beruhigt, kann aber auch ermattend auf Personen mit eher geringer Durchhaltefähigkeit wirken. Durch den Prozess des Webens, insbesondere das relativ schnelle Sehen von Erfolgserlebnissen beim Herstellen des Gewebes, können Ausdauer, Geduld und Durchhaltevermögen gesteigert werden. Spätestens dann sieht der Klient, dass der Aufwand sich lohnt und „etwas dabei rumkommt".
- Ausdauer und Durchhaltevermögen werden also beansprucht und gefördert.
- Dynamische Arbeitsschritte wie das Aufbäumen und Scheren der Kette sind eher grobmotorisch orientiert und erfordern statische Haltearbeit in Schultergürtel und Rumpf.
- Feinmotorischer Bewegungsanteil des Webens ist u.a. das Ziehen der Kettfäden durch die Schlitze im Kamm. Durch die Kombination von statischer Haltearbeit einzelner Körperteile, visuomotorischen Anteilen wie Hand-Auge-Koordination sowie Aktivitäten der Feinmotorik und Kraftdosierung lassen sich Koordination und Muskeltonus positiv regulieren.
- Die Selbstwirksamkeit des Klienten wird dadurch gesteigert, dass er aus bloßen Wollknäueln ein ansprechendes Objekt geschaffen hat.
- Farb- und Materialwahl fördern die Entscheidungsfähigkeit als auch das Auseinandersetzen mit eigenen Interessen, Vorlieben und Bedürfnissen.
- Bestimmte Arbeitsschritte können jederzeit unterbrochen werden wie z.B. das Weben. Andere Schritte wie das Aufbäumen der Kette oder das Scheren der Kette sind kaum unterbrechbar, ohne dass man „wieder von vorn" anfangen muss.
- Zeitmanagement, Planungsfähigkeit, Vorstellungsvermögen und -kraft werden im Prozess vom Wollknäuel zum Webstück gefördert.

5.2 Praktische Durchführung – Basistechnik: Weben mit Webrahmen

Vor der praktischen Durchführung ist es wichtig, sich mit dem speziellen Vokabular des Webens auseinanderzusetzen. Damit der Klient mit den unterschiedlichen Begriffen vertraut wird, muss der Therapeut diese zuerst kennen und dem Klienten auf individuelle, ziel- und klientenzentrierte Weise zur Verfügung stellen.

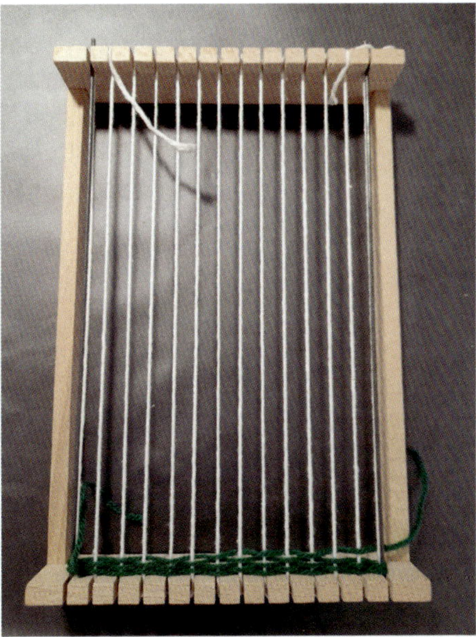

Sogenannter „Schulwebrahmen“ für eine vereinfachte Anwendung

Wie entsteht ein Gewebe?

Das Weben: Man bewegt den Faden unter einen und über den nächsten Kettfaden, sodass der Faden horizontal bzw. von links nach rechts geführt wird. An der anderen Seite angekommen, wird nun der Faden genau umgekehrt von rechts nach links geführt; diesmal wird der Faden über den Kettfaden, bei dem der Faden vorher unterwärts verlief, geführt. Andererseits kann mittels Webrahmen mit Hoch- und Tieffach gewebt werden, indem nach jeder „Reihe“ das Fach gewechselt und wieder zurück gewebt wird. So entsteht ein Gewebe.

- Fransenwebe: jeweils mehrere Fäden (z.B. drei Fäden) mit Rya-Knoten befestigen.
- Noppenweben: Verwenden Sie dicke Wolle und weben über und unter jeweils zwei Kettfäden. Sie können hierbei mit den Fingern weben.

5.3 Spezielle Fachbegriffe und funktionelle Details der Arbeitsmaterialien

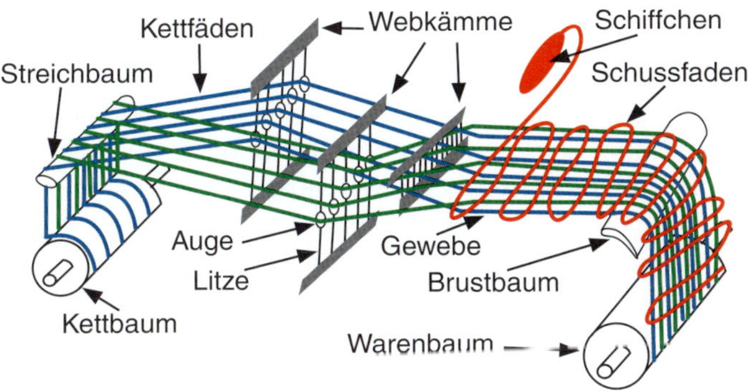

Schematische Darstellung eines Webstuhls

Praxis-Tipp: Spezielle Fachwörter des Webens – eine oft fremde Sprache

Besonders das EM Weben verfügt über eine Vielzahl spezieller Fachbegriffe, die sich selten von selbst erschließen lassen. Machen Sie sich als Therapeut besonders mit den Fachbegriffen vertraut. Der Klient wird z.B. beim Lesen der Anleitung Fragen zu den speziellen Begriffen haben, da er sie regelmäßig nicht kennt. Ohne das Wissen um Hoch- und Tieffach wird er die Anleitung – wie eine unbekannte Sprache – nicht verstehen und umsetzen können.

Fachbegriffe	Verwendung und Wirkung
Kettfäden	Sie dienen als „Gerüst" des Gewebes und verlaufen vertikal. Hier werden die einzelnen Schussfäden horizontal eingefügt, sodass ein Gewebe entsteht.
Arbeitsschritt: „Schären der Kette"	Die Kettfäden werden in Vorbereitung des eigentlichen Webvorgangs geschärt, d.h. in einzelnen Bändern, Faden-„Schar" auf einem Schärgestell, -rahmen oder einer Schärmaschine aufgewickelt und dann aufgebäumt, d. h. auf den sogenannten Kettbaum, eine Walze im Webstuhl, aufgewickelt. Drei Schraubzwingen dienen dabei zum Schären der Kette (Kettfäden) in Achterschlingen um die Schraubzwingen herum. Ein Beistelltisch dient als Arbeitsplatz zum Schären der Kette, später ggf. als Arbeitsplatz für einen kleinen Webrahmen sowie zur Ablage für Materialien.
Endkette bzw. Kettfadenendlänge	Länge des Werkstücks + ca. 50 cm Kettabfall + 5 % Einzug bzw. Einspann
Kette	Die fertig gebundenen Kettfäden werden in den Webrahmen als horizontale Fäden eingespannt.
Webkamm	Es handelt sich um einen Kamm mit Löchern, durch welche die Kettfäden gezogen werden. Er dient zum Stabilisieren der Kettfäden, der Herstellung von Hoch- oder Tieffächern und durch Verschieben der Schussfäden Richtung Warenbaum der Festigung des Gewebes. Der Webkamm hat Löcher, die bestimmen, wie viele Fäden pro cm bestehen. Es gibt 40/10-Kämme mit vier Fäden pro cm, und 30/10-Kämme mit drei Fäden pro cm. Von der Mitte des Kammes aus wird die Kette aufgezogen und immer durch das entsprechende Loch im Kamm gezogen.

Warenbaum	Unterer Querbalken des Webrahmens, um den die Kettfäden gewickelt werden bzw. in den die Zähne des Warenbaums eingefügt werden
Kettbaum	Oberer Querbalken des Webrahmens mit Walze; Teil des Gerüsts zum Fixieren bzw. Festziehen, Spannen oder Lösen der Kettfäden. Die Kettfäden werden um die Walze gewickelt bzw. in die Zähne des Warenbaums eingefügt. Ist das Werkstück länger als der Webrahmen, wird hier die Kette aufgebäumt.
Arbeitsschritt: Kette aufbäumen	Zum Spannen der Kettfäden wird der Kettbaum so gedreht, dass die Kettfäden gespannt sind.
Zähne	Vertiefungen im Kett- sowie Warenbaum, durch den die Kettfäden am Webrahmen angebracht werden.
Nullfach	Ist der Webkamm oder der Warenbaum (je nach dem) nicht gekippt, entsteht kein rautenförmiger Zwischenraum zwischen den einzelnen Kettfäden.
Hochfach	Der entstandene Zwischenraum erleichtert das Durchführen des Schiffchens mit den Schussfäden. Durch den Webkamm wird ein Kettfaden nach oben und der Nachbarfaden nach unten bewegt, sodass ein „Tunnel" bzw. rautenförmiger Zwischenraum entsteht.
Webrahmen	Rahmen zum Spannen der Kettfäden, mit Kamm zum Herstellen des Fachs und somit Werkzeug zum Durchführen des Webvorgangs
Fach	Zum Herstellen eines rautenförmigen Zwischenraums oder Hohlraums, der zwischen den gehobenen und gesenkten Kettfäden entsteht und der dem vereinfachten Eintrag des Schussfadens dient.
Versäumen mit Stopfnadel	Nach dem Webvorgang wird die Stopfnadel zum Versäumen (Einarbeiten) der losen Fäden auf der Rückseite genutzt, sodass diese „nicht im Weg" sind und das Gewebe ordentlich aussieht.
Schärpflock	Zum Schären der Kette können anstatt der Schraubzwingen auch Schärpflöcke genutzt werden.
Schiffchen	Stab mit jeweils einer Einkerbung an der kurzen Seite zum Aufwickeln der Schussfäden im Webprozess. Bei einem kleinen Webrahmen kann man alternativ auch eine Stopfnadel oder die Finger benutzen. Dies ist jedoch teilweise anstrengender => entsprechend der Zielsetzung.

5.4 Materialliste: Werkzeuge, Hilfsmittel und Zubehör

Material	Anzahl
Webrahmen	1
Kamm (Webkamm oder Gatterkamm)	1
Schiffchen	1
Wolle in den entsprechenden Farben	n. B.
Schere zum Schneiden der Fäden	1 Stck.
Schraubzwinge	3 Stck.
Stopfnadel	1
Häkelnadel zum Ausbessern von Fehlern	1
(Beistell-)Tisch	1
Häkelnadel	1
Schraubzwingen an den Seiten des Webrahmens	2
eine Aufhängung (z.B. einen Ast, eine Metall-/Holzstange)	1
Handfeger und Kehrblech zum Reinigen des Arbeitsplatzes	1
Kartonstreifen zum Abstandhalten zwischen erstem Schussfaden und Warenbaum	1
Wolle	n. B.
Metallstangen für die Seiten des Webstücks, um das Zusammenziehen des Werkstücks zu verhindern	2
Stift und Papier zur Herstellung der Skizze und Berechnung der Kettfäden und der Maße sowie zum Aufschreiben, Abhaken von erledigten Arbeitsschritten etc.	n. B.
Kreppband zum Fixieren der Kettfäden am Webrahmen durch Abkleben des obigen Randes auf dem Kett- und Warenbaum	n. B.

5.5 Planung: Überlegungen vor Beginn des Webens

Planungspunkt: Form und Gestaltung

- Welchen Verwendungszweck wird das Objekt haben?
- Welches Material soll verwendet werden?
- Wie dicht soll das Gewebe in der Kette sein?
- Welche Bindung ist für welche Verwendung und Fadendichte geeignet?
- Soll das Objekt Fransen haben? => Berechnung

Planungspunkt: Arbeitsplätze (AP)

- AP zum Zuschneiden der Kett- und Webfäden
- Platz zum Weben, Webstuhl oder Tisch für kleine Webrahmen

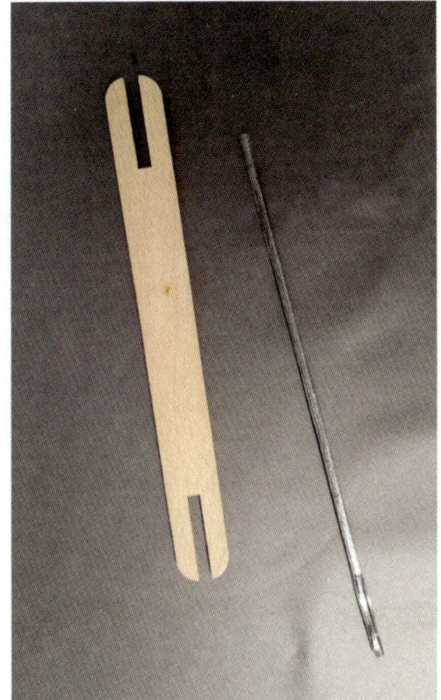

Schiffchen zum Durchführen des Webfadens durch die Kette und Stangen, damit die Breite des Webstücks gleichmäßig bleibt

5.6 Anleitung zur Anwendung des Webens als Medium

1. Erhalt des Arbeitsauftrags
2. Sichtung des Materials
3. Auswahl des Materials
4. Gestaltung der Skizze inklusive:
   - Farbwahl der Kettfäden,
   - Maße und
   - Auswahl des Kamms 40/107 Berechnung
5. Einrichtung des Arbeitsplatzes (AP) zum späteren Weben
6. Bereitlegen der Materialien, Hilfsmittel und Werkzeuge auf „Extra-Tisch"
7. Einrichtung des APs zum Scheren der Kettfäden: drei Schraubzwingen mit Haltestift im Abstand = Kettlänge und Schraubzwingen 15 cm Abstand zur Rechten
8. Scheren der Kette mittels Schraubzwingen, indem eine „8" um diese gelegt wird
9. Sichern der Kette: Anbringen von je 15 Kettfäden
10. Webkamm im Nullfach einlegen
11. Bestimmen der Mitte des Webrahmens; von hier aus wird die Kette gespannt
12. Einziehen der Kette in den Webrahmen (durch Kamm und um die Zähne des Kettbaums, nachdem die Mitte bestimmt wurde), wobei der erste Faden mit einer Schlaufe am entsprechenden Zahn des Webrahmens festgebunden wird
13. Sichern des Warenbaums mit Kreppband
14. Aufbäumen, Verwenden von Zeitungspapier zum Unterlegen
15. Aufschlagen der Kette
16. Fäden am Warenbaum mit einfachen Knoten fixieren
17. Spannung der Kettfäden durch zweiten Knoten regulieren
18. Fach feststellen (Hochfach)

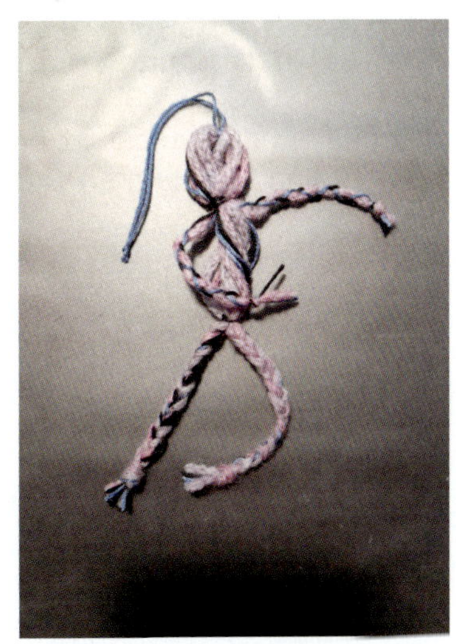

Auch Fransen können kreativ gestaltet werden.

19. Papierstreifen am unteren Ende einziehen
20. Fachwechsel
21. Aufwickeln der Schiffchen
22. Anweben mit Hilfe des Schiffchens
23. Mit dem Kamm Kettfäden nach unten kämmen
24. Webstück vom Rahmen nehmen und Kettfäden verknoten
25. Im Versäumen Fehler verbessern; auf der Rückseite die überstehenden Fäden verweben, sodass sie nicht stören
26. Fransen zuschneiden
27. AP aufräumen

5.7 Praxis: Praxisfragen und Beispielberechnungen

1. Beispiel eines Arbeitsauftrags: Stellen Sie ein Webstück von 66 cm Breite und 30 cm Länge her.

2. Beispiel für eine Skizze des Werkstücks:

3 cm	20 cm	20 cm	20 cm	3 cm
b	r	b	r	b

= 66 cm Breite

Länge des Werkstücks

.... cm Länge

3. Wie lang müssen die Fäden der Endkette sein, damit das Webstück die korrekte Länge erreicht?

Die Kettfadenlänge bzw. die Endkette bezeichnet die Gesamtlänge der Fäden, die in den Webrahmen eingezogen werden.

Beachten Sie die Endkettenlänge!

Die Menge des Kettabfalls ist je nach Webrahmen verschieden. Dadurch verändert sich auch die Länge der Endkette!

Informieren Sie sich bei Ihrem Therapeuten über die Längenangabe des entsprechenden Webstuhls.

Formel zur Berechnung der Endkette:

Gesamtlänge des Werkstücks
\+ 50 cm Kettabfall
\+ 5 % bis 10 % Einspann
= Gesamtlänge der Endkette

3a. Beispiel zur Berechnung der Endkette bzw. Kettfadenendlänge:

Zu erreichende Länge des Webstücks	30 cm
+ 10 cm Fransen	+ 10 cm
Zwischensumme	= 40 cm
+10 cm Einspann	+ 10 cm
+ 40 cm Troddeln	+ 40 cm
Endlänge	= 80 cm

3b. Ein zweites Beispiel zur Berechnung der Endkette:

Zu erreichende Länge des Webstücks	40 cm
+ 10 cm Fransen	+ 10 cm
Zwischensumme	= 50 cm
+ 5 cm Einspann	+ 5 cm
+ 40 cm Troddeln	+ 40 cm
Endlänge	= 95 cm

4. Wie viele Fäden benötigt der Klient für sein Werkstück?

Die Fadenmenge für die benötigte Breite des Webstücks nennt man auch Schärgang. Ein Schärgang ist also ein Faden in entsprechender Länge, eine Endkette.

Formel zur Berechnung der Schärgänge:

Gewebsbreite in cm × Kettfäden pro cm + 2 Randfäden = Anzahl der Kettfäden

Für die Anzahl der Kettfäden ist die Dichte des Gewebes entscheidend. Die Gewebsdichte ist die Anzahl der Fäden pro Zentimeter. Je mehr Fäden pro Zentimeter, desto dichter und somit auch fester wird das Gewebe. Je weniger Fäden, desto zarter und fließender wird der Stoff. Im Webkamm sind entsprechend Löcher eingearbeitet, durch welche die Kettfäden in der Vorbereitung zum eigentlichen Weben gezogen werden. Meist wird ein 40/10-Kamm oder ein 30/10 Kamm verwendet.

- Bei der Verwendung des 40/10-Kamms hat das Gewebe vier Fäden pro Zentimeter.
- Nimmt man einen 30/10, sind es drei Fäden pro Zentimeter.

Beispielberechnung der Schärgänge:
32 cm Gewebebreite × 4 Kettfäden (auf 1 cm) = 32 × 4 = 128 : 2 = 66 Schärgänge
Es müssen also 66 Schärgänge gemacht werden und die Länge des Schärgangs ist die Länge der Kettfädenendlänge bzw. Endkette (Kettfaden plus die entsprechende Zusatzlänge).

6. EM Speckstein

Speckstein ist ein natürlich vorkommender Stoff, der je nach Zusammensetzung als Mineral oder Gestein bezeichnet wird. Der Hauptbestandteil ist Talk (Mineral). Kommen weitere Bestandteile wie Magnesit, Chlorite oder Serpentine hinzu, spricht man von Gestein. Die Zusammensetzung bestimmt die Gestalt von homogenem Material zu schieferähnlichen Strukturen mit Adern und Einschlüssen.

Speckstein findet sich auf der ganzen Welt und diente der Gestaltung von Alltagsgegenständen wie Geschirr, Kämmen oder ähnlichem. Auch Schmuckgegenstände und Zierrat wurden aus ihm hergestellt. Heutzutage wird er neben seiner Funktion als Dekoration zum Auskleiden von Öfen – aufgrund seiner wärmespeichernden Eigenschaft – genutzt. Gegenstände können – ähnlich wie bei der Oberflächenbearbeitung von Linol – als Hoch- und Tiefrelief gearbeitet werden. Ein Beispiel für ein Tiefrelief ist ein Teelichthalter. Ein Positivrelief kann bei entsprechender Größe als Ringhalter genutzt werden.

Weiterhin existiert Speckstein in unterschiedlicher Färbung von weiß über rosa, beige und grün bis hin zu schwarz, mit oder ohne Glimmeranteil sowie in unterschiedlichen Härtegraden. Insgesamt ist es ein sehr weicher Stein mit einem Wert von 2 auf der Moh'schen Härteskala.

Da Speckstein sehr weich ist, lässt er sich mit einfachen Werkzeugen wie Laubsägen, Raspeln, Beiteln und Schleifpapier leicht bearbeiten.

Aufgrund seiner hohen Wärmeleitfähigkeit (Lambda = 3,3 W/(K*m) (bei 20 °C)) ist er nicht nur als Ofenauskleidung, sondern auch als Handschmeichler gut geeignet. Der Aufforderungscharakter, ihn zu berühren, ist aufgrund dieser Materialeigenschaft sehr hoch. Auch seine glatte Oberflächenstruktur und die weiche, leicht ölige, hautähnliche Textur laden zum Berühren ein.

6.1 Therapierelevanz: Bio-psycho-soziale Effekte auf den Menschen

- Speckstein ist ein sehr weicher Stein, der Wärme speichert und somit als sehr angenehm auf der Haut empfunden wird. Aufgrund dessen sowie seiner talkigen, glatten Oberflächenstruktur ähnelt der Stein der Haptik von menschlicher Haut.
- Das beim Schleifen oder Berühren entstandene Talkum ist antibakteriell, hautpflegend und entzündungshemmend.
- Speckstein lässt sich mit Werkzeugen leicht bearbeiten, bietet aber gleichzeitig Widerstand.
- Pausen sind jederzeit möglich. Die Arbeit ist unterbrechbar.

- Der Bewegungsradius ist eher klein, sodass i.d.R. ein relativ geringes Bewegungsausmaß ausreicht.
- Beim Hantieren mit Schnitzwerkzeug wird exzentrisch vom Körper weg gearbeitet. Dies fördert auf psychosozialer und emotionaler Ebene die Extroversion der Person.
- Fehler sind je nach Art gut bis gar nicht korrigierbar. Wenn Materialteile abbrechen, lassen diese sich teilweise mit Specksteinkleber wieder ankleben.
- Durch Schleifen entfernte Partikel sind entfernt und können nicht wieder zurückgefügt werden. Der Klient muss einschätzen, ab wann er den Abtragungsprozess beendet.
- Einschlüsse oder Steinadern lassen sich bei Sichtung des Materials nicht immer erkennen. Der Klient muss sich überlegen, wie er diese „Probleme" bei Auftreten in den Bearbeitungsprozess integrieren kann.
- Je freier bzw. weniger festgelegt das Enderscheinungsbild des Produkts ist, desto weniger muss sich der Klient beim Gestaltungsprozess umstellen.
- Ist ein festgelegtes Erscheinungsbild des Endprodukts nicht vorgesehen, hat der Klient sich darauf einzustellen, frei bzw. ohne Vorgabe von außen zu arbeiten. Er muss über genug Ich-Stärke verfügen, um sich dies zuzutrauen.
- Beim ausdruckszentrieren Arbeiten können Gefühle des Klienten auftreten, die er verdrängt hatte oder ihm nicht bewusst präsent waren. Dies ist bei der Zielplanung zu berücksichtigen und kann therapeutisch genutzt werden.
- Ist ein Endergebnis in Form einer Skulptur geplant, muss der Klient bei Auftreten von Schwierigkeiten (z.B. Abplatzungen) kognitiv flexibel sein, Lösungsmöglichkeiten finden, sich umstellen können und auf die Veränderung reagieren.
- Speckstein fördert somit die kognitive Flexibilität.
- Speckstein bietet dem Klienten Widerstand und fördert somit die Auseinandersetzung mit der Realität sowie sensomotorisch-perzeptiven Prozessen der Reizverarbeitung durch deutliche kinästhetische Informationen. Zusätzlich fördert dieses Handwerk die taktile Differenzierungsfähigkeit durch unterschiedliche Haptiken des Steins während des Gestaltungsprozesses.
- Die Entscheidungsfähigkeit wird gefördert, indem der Klient sich anhand von vergleichbaren Kriterien für einen Stein entscheidet. Der Klient kann das Vorgehen des Sammelns von Kriterien und das Vergleichen der Werkstücke auf andere Situationen übertragen und somit eine brauchbare, praktische Verhaltensstrategie für den Alltag erlernen.
- Bei der Feinbearbeitung und Endbearbeitung des Specksteins mit Schleifpapier erfährt der Klient direkten Kontakt mit dem Stein und somit taktile Impulse, die er verarbeiten kann. Gleichzeitig übt er, einer Diskriminierungsschwäche entgegenzuwirken. Kognitive Strukturen können sich (re-)organisieren, Erfahrungen genutzt werden.
- Durch den strukturierten Herstellungsablauf („von grob nach fein") erfährt der Klient Sicherheit und Struktur, die ihm (noch) fehlt.
- Die Rhythmisierung bei Arbeitsschritten wie z.B. Sägen, Raspeln, Feilen und Schleifen wirkt automatisierend und somit einer Automatisierungsschwäche

entgegen. Diese sensomotorisch-perzeptiven Prozesse geschehen u.a. über die afferenten Kleinhirnbahnen, sodass nachhaltige koordinative Lernprozesse unterstützt werden können.

- Durch die Bearbeitung werden Belastbarkeit und Muskelkraft gestärkt sowie durch die Bewegungen die (wiederhergestellte) Beweglichkeit bzw. das Bewegungsausmaß in Schultergelenk und Schultergürtel erhalten.
- Im Gegensatz zu reinen Bewegungsübungen ist der Aufmerksamkeitsfokus extern. Dies hat viele Vorteile: Der Klient achtet mehr auf das Werkstück als auf sich bzw. ein schmerzendes Körperteil und führt somit eher Bewegungen aus, die er sonst aus Angst vermeidet.
- Durch die Motivation aufgrund schnell sichtbarer Ergebnisse und kleiner Erfolgserlebnisse kann die Ausdauer gesteigert werden.
- Der Kontakt zur Realität wird gefördert, indem der Klient im Rahmen der Fortschritte der Bearbeitung seine Vorstellungen durch sich wiederholende Arbeitsschritte (z.B. wiederholtes Schleifen, auch mit feinerem Schleifpapier) umsetzen kann.
- Psychosoziale Prozesse wie insbesondere Selbstwirksamkeit, Selbstwirksamkeitserwartung und Vertrauen in sich selbst werden für den Klienten erfahrbar. Ein schwaches Ich kann so gestützt und mit zunehmender Erfahrung gestärkt werden.
- Das Herstellen entwickelt auch die Abstraktionsfähigkeit und das Vorstellungsvermögen. Fehler wie tiefe Kratzer können durch ausdauerndes Schleifen verbessert werden. Sie sind also durch den Klienten korrigierbar und er lernt, dass es sich lohnt, nicht aufzugeben. Bricht ein Stein, kann er durch Steinkleber repariert werden.
- Bei Einschlüssen oder Abplatzen kleiner Stücke hat der Klient die Möglichkeit, die Einschlüsse zu erhalten oder von der ursprünglichen Vorstellung abzuweichen. Es verbleibt ein gutes Ergebnis, trotz kleiner Macken.
- Die Flexibilität im Rahmen der Fertigstellung fördert den Alltagstransfer und somit flexibles Verhalten im täglichen Leben.
- Das Bewegungsausmaß für die Herstellung beträgt bis zu ca. 45° Abduktion im Schultergelenk. Das Hantieren findet also in einem relativ geringen Bewegungsradius statt und kann somit auch als Trainingsmedium für die physische Belastbarkeit genutzt werden.
- Die Kraftdosierung ist gefordert und kann durch das Arbeiten mit dem Medium Speckstein trainiert werden. Gerade beim Schleifen mit grobkörnigem Schleifpapier ist die Kraftdosierung wichtig, um keine zu tiefen Rillen in den Stein zu schleifen. Gleichmäßige kreisende Bewegungen führen zu einer einheitlichen Oberflächenstruktur ohne Rillen.
- Die Oberflächensensibilität wird beim Prüfen der Steinoberfläche im Schleifprozess von grob nach fein gefördert. Auch die Schleifpapieroberfläche kann als Sensibilitätstraining genutzt werden.
- Durch Abwiegen und Vermessen (vorher und nachher) wird das Einschätzen von Größen und Gewichten – und somit mathematisches Verständnis – gefördert.

- Die Objektpermanenz wird im besonderen Maße durch den Vergleich von End- und Anfangszustand gefördert; durch die Bearbeitung wird die Veränderung von dem Klienten im wahrsten Sinne des Wortes „begriffen".
- Finger- und Feinmotorik inklusive Gebrauchsbewegungen werden durch das Hantieren mit Speckstein trainiert.
- Das dynamische Gleichgewicht wird beim bimanuellen Hantieren geübt.
- Der Klient kann seine Bedürfnisse und Neigungen beim Herstellen eines Handschmeichlers ergründen und sich damit auseinandersetzen.
- Der Klient kann erfahren, wie es ist, etwas herzustellen und für sich zu tun.
- Die Arbeit ist jederzeit unterbrechbar.
- Gefördert werden Struktur, Sicherheit und Handlungsplanung.
- Die Ich-Stärke[2] wird gefördert (Ich-Konsistenz – u.a. durch das Spüren von Körpergrenzen).
- Das Training von Ausdauer wird durch die zeitliche Dauer der Arbeitsschritte, z.B. das Schleifen mit unterschiedlichen Körnungen, geübt, bis eine entsprechende Oberflächengestaltung erreicht ist.

6.2 Komplexität der Technik

Die Bearbeitung des Specksteins ist eine abtragende Technik. Es wird Gesteinsmaterial weggenommen, um die Form eines Reliefs herauszuarbeiten.

Die Komplexität, der technische und zeitliche Aufwand sowie der Materialbedarf richten sich nach der Größe des Objekts, dem Härtegrad (Moh'sche Härteskala) und der Struktur des Steins. Sowohl das Motiv bzw. die Details als auch ein sehr schichtförmiger, inhomogener Aufbau des Steins entscheiden über den Schwierigkeitsgrad der Bearbeitung.

Herausforderungen wie Einschlüsse oder Abplatzungen sind Faktoren, die während des Therapieprozesses in das Motiv miteingebaut werden müssen und Erlebnisprozess sowie Steinbearbeitung noch komplexer machen.

2 Ich-Stärke: Leistungsfähigkeit des Ichs bei der Anpassung an die soziale Wirklichkeit und bei der Verarbeitung von Belastungen. Mangelnde Ich-Stärke kann eine Bedingung für die Entstehung von Neurosen und Psychosen sein. Homöostase ist das Ziel des psychischen und physischen Organismus. Aber auch im sozialen Kontext strebt das Individuum nach diesem Zustand.

6.3 Spezielle Fachbegriffe

Fachbegriffe	Verwendung und Wirkung
Einschlüsse	Im Stein befindliche härtere Bestandteile, die sich ggf. herausnehmen lassen; u.U. muss die Bearbeitung des Steins angepasst werden.
Adern	Manche Steine verfügen über Adern, die ggf. Bruchlinien darstellen und in der Bearbeitung mit bedacht werden müssen.
Negativrelief	Bei einem Negativrelief handelt es sich um eine Vertiefung im Stein, die sich insbesondere für Teelichter o.ä. eignet.

6.4 Materialkunde: Arten des Specksteins

Specksteine sind unterschiedlich gefärbt und von unterschiedlicher Konsistenz. Anhand dieser Parameter ist bereits absehbar, wie leicht oder schwer sich der Stein bearbeiten lässt und mit welchen Schwierigkeiten zu rechnen ist. Auch über die Gestalt des Endprodukts kann man bereits bei der Sichtung des Steins Rückschlüsse ziehen.

Farbe des Specksteins	Bestandteile und Struktur	Härtegrad	Besonderheiten und mögliche Probleme in der Bearbeitung des Steins
weiß	– Talk – homogene Struktur	– sehr weich – Härte 1	– teilweise marmoriert – teilweise Quarzeinschlüsse
rosa	– Talk – homogen	– weich – Härte 1	– i.d.R. einschlussfrei, weich mit hohem Talkanteil – teilweise weiße, harte Einschlüsse, die von außen nicht ersichtlich und bei Auftretung in die Planung des Modells einzubeziehen sind. – Das Herausschleifen bzw. Herausholen der Einschlüsse ist kaum möglich.
grün	– oft weniger homogen – häufig auch eher schlichtförmig aufgebaut	– etwas härter – mittelharter Speckstein	– i.d.R. aus Schichten bestehend – Bei der Bearbeitung von aus Schichten bestehendem Stein können ganze Schichten bzw. größere Stücke bei der Bearbeitung abplatzen.
grau	– Talk – homogen	– mittelharter Speckstein	– eher kompaktere Struktur – i.d.R. einschlussfrei, härter mit hohem Anteil an Mineralien

Farbe des Specksteins	**Bestandteile und Struktur**	**Härtegrad**	**Besonderheiten und mögliche Probleme in der Bearbeitung des Steins**
braun	– Talk	– weich – Härte 1	– oft verschiedenste Maserungen und Färbungen, teilweise mit Glimmereinschlüssen, die jedoch durch Schleifpapier geglättet werden können.
blau	– Talk	– „harter“ Speckstein	– teilweise mit Glimmereinschlüssen und geschichtet
violett	– Talk – homogen	– weich – Härte 2	– meist riss- und einschlussfrei
schwarz	– Talk – homogen	– „harter“ Speckstein – Härte 2	– teilweise geschichtet, sodass bei der Bearbeitung größere Stücke schichtweise abbrechen können

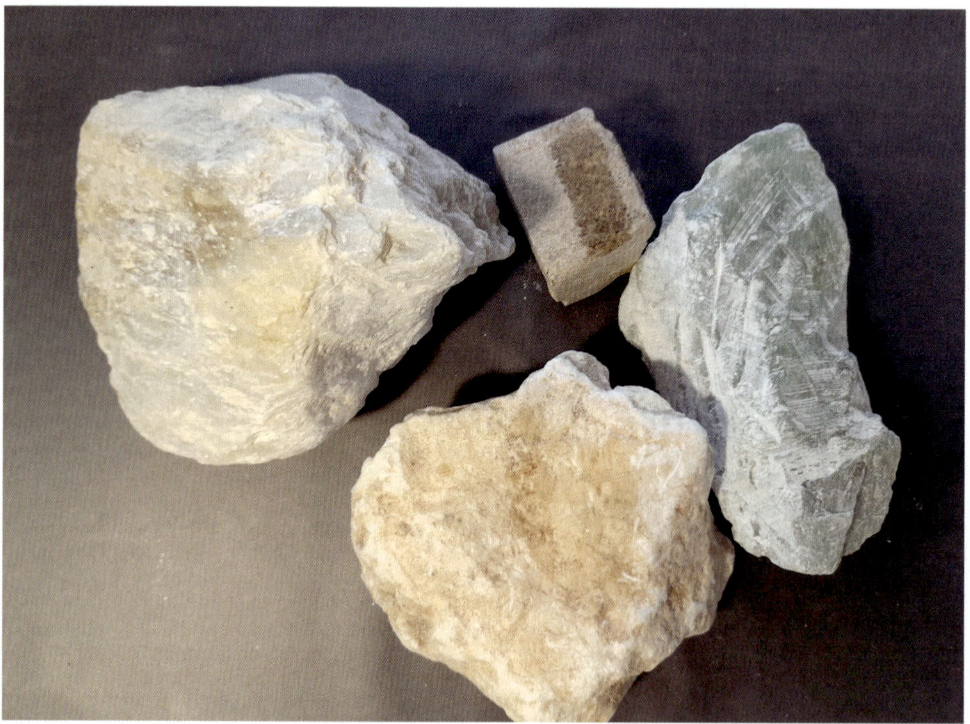

Verschiedene Farbvarianten des Specksteins

6.5 Materialliste: Werkzeuge, Hilfsmittel und Zubehör

Material	Anzahl
Speckstein	1
Specksteinöl	1
V-Beitel	1
U-Beitel	n. B.
Schnitzmesser mit verschiedenen Klingen	1
Bohrer (Stein)	1 Stk
Feuchtes Tuch zum Unterlegen	n. B.
Handfeger und Kehrblech zum Reinigen des Arbeitsplatzes	1
Säge	1
Schälmesser mit beidseitigem Anschliff	1
Speckstein-Raspeln mit verschiedenen Raspelköpfen (italienische Raspeln)	1
Stift und Papier zum Herstellen der Skizze	1

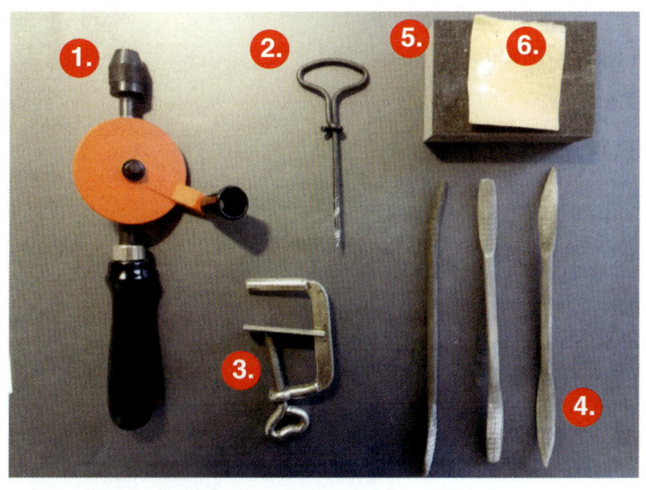

1. Mechanischer Handbohrer
2. Manueller Handbohrer
3. Schraubzwinge zum Fixieren
4. Schälmesser
5. Schleifpapierblock
6. Schleifpapier

6.6 Praktische Durchführung der Specksteinbearbeitung

Grobbearbeitung:

- Zuschnitt durch Zusägen des Steins oder Zerkleinern eines großen Steins im Beutel mittels Hammer; Werfen des Steins auf den Fußboden (außerhalb des Gebäudes, um Schäden am Boden zu vermeiden) und Schnitzen mittels Schnitzwerkzeug
- Raspeln
- Feilen des Objektes

Oberflächenbearbeitung:

1. Grobschliff des Objekts mittels Schleifpapier in 40er, 80er und 120er Körnung von grob nach fein
2. Feinschliff mit Schleifpapier in 240er, 360er Körnung
3. Wässern nach Feinschliff des Steins mit Schwamm
4. Erneutes Schleifen mit sehr feinkörnigem Schleifpapier zur Veredelung des Objekts

Schleifpapierkörnung von grob nach fein:

40, 80, 120, 250, 360, 500, 600, 800

Grundsätze beim Schleifen von Objekten:

- von grob nach fein arbeiten
- je kleiner die Nummer, desto gröber die Körnung
- Meist beginnt man mit Schleifpapier in 40er oder eher 80er Körnung, je nach Härtegrad des Steins
- Für den weichen Speckstein eignet sich eine feinere Körnung, da grobe Körnungen tiefe Rillen im Material verursachen können.
- Drücken Sie mit dem groben Schleifpapier nicht zu fest auf, da sich sonst tiefe Rillen bilden, die im Anschluss mühevoll abgeschliffen werden müssen, bis mit dem feineren Schleifpapier weiter gearbeitet werden kann.
- Schleifen Sie das gesamte Werkstück gleichmäßig und entlang der Faserrichtung bzw. Maserung, um tiefe Riefen zu vermeiden.

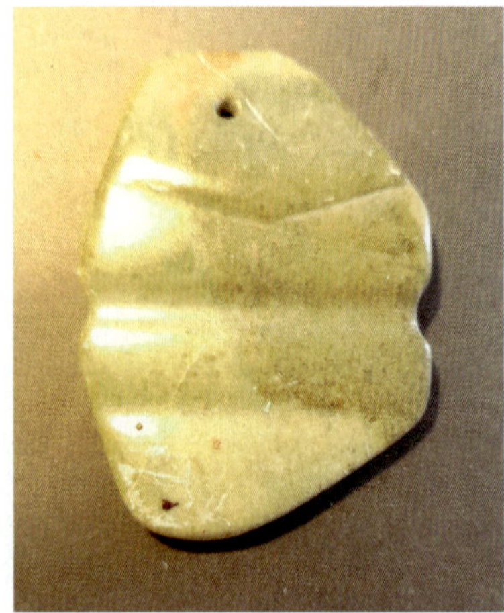

Kettenanhänger aus Speckstein

- Wenn Sie Einschlüsse bemerken, überlegen Sie sich, ob Sie diese herausarbeiten oder von der geplanten Optik ggf. abweichen wollen.

Aufgrund der Staubentwicklung ist der entsprechende Arbeitsschutz wichtig:

- Sorgen Sie für einen angemessen belüfteten Arbeitsplatz.
- Wässern Sie ein Tuch und legen Sie es als groben Staubfänger unter den zu bearbeitenden Speckstein.
- Tragen Sie einen Mundschutz, um Ihre Atemwege zu schützen.
- Entfernen Sie regelmäßig Staub, ggf. mittels Staubsauger.

Oberflächenversiegelung:

Mit Specksteinöl können Sie die Steinoberfläche versiegeln und den Glanz des Objekts verbessern. Der Stein muss nach dem Einölen über einen Zeitraum von 24 Stunden trocknen.

6.7 Planung: Überlegungen vor Beginn der Specksteinbearbeitung

Planungspunkt Arbeitsschutz: Welche Maßnahmen des Arbeitsschutzes sind wichtig?

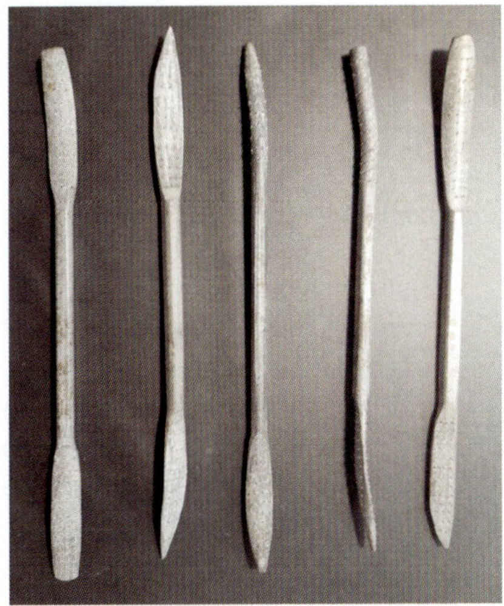

Werkzeuge zur Grob- und Feinbearbeitung

- Aufgrund der Staubentwicklung ist ein adäquat belüfteter Raum wichtig.
- Es sollten beim Schleifvorgang feuchte Tücher unter kleine Werkstücke gelegt werden.
- Verwenden Sie einen Mundschutz und eine Schutzbrille.
- Sorgen Sie für eine angemessene Beleuchtung des Raums.
- Das Verwenden von Sägen und elektrischen Werkzeugen erhöht die Verletzungsgefahr: Risikoreduzierend bei Arbeiten mit elektrischen Geräten ist deshalb das Tragen einer Schutzbrille, das Trainieren mit dem Klienten unter Aufsicht, das Sägen mit elektrischen Geräten wie Kreissägen durch den Klienten nur dann, wenn dieser über einen aktuell gültigen Maschinenschein verfügt.
- Generell ist das Hantieren ohne elektrische Geräte weniger gefährlich.
- Zum Sägen mit elektrischen Kreissägen gibt es Sägehilfen aus Holz oder Metall, um den Kontakt mit den Händen nicht zu riskieren.

- Stellen Sie Ihre Aufsichtspflicht sicher und lassen Sie Klienten an bestimmten Werkzeugen nicht ohne mittelbare Aufsicht arbeiten.

Planungspunkt Form und Gestaltung:

Folgende Stichpunkte zeigen grundsätzliche Fragestellungen zur konkreten Umsetzung des EMs, die Sie sich während der Phase der Therapieplanung stellen werden:

- Was für ein Werkstück wird hergestellt?
- Welchen Zweck soll das Werkstück erfüllen?
- Größe des Objekts?
- Aufstellungsort und Raumbezug?
- Materialeigenschaften des Specksteins?
- Möglichkeiten der Bearbeitung?
- Aussageabsicht?
- Wirkung des Materials?
- Welche Werkzeuge?

Wählen Sie einen Stein in der entsprechenden Farbe aus. Je nach dem, was für einen Gegenstand Sie herstellen wollen, eignet sich ein homogener, sehr weicher Stein besser als ein Stein von schieferiger, geschichteter Struktur. Dafür ist das Wissen um Härtegrade und weitere Eigenschaften der verschiedenen Steinarten wichtig.

Planungspunkt Skizze:

In der Arbeitstherapie empfiehlt sich, durch den Klienten eine schematische Skizze mit genau festgelegtem Aussehen sowie den Maßen in 3D von allen Ansichten zeichnen zu lassen bzw. dem Klienten eine bereits fertig gestellte zu geben. Zur Veranschaulichung eignet sich auch ein Foto des entsprechenden Objekts. Speckstein wird in der Regel weniger arbeitstherapeutisch verwandt, sondern in der ausdruckszentrierten Methode bzw. in psychosozialen Behandlungsverfahren eingesetzt.

Planungspunkt Durchführung der Specksteinbearbeitung:

- Welche Maßnahmen des Arbeitsschutzes sind notwendig?
- Welche Maßnahmen der therapeutischen Adaption und/oder der Ökonomie sind erforderlich?

- Wie soll die Herstellung erfolgen – manuell und/oder unter dem Einsatz elektrischer Werkzeuge?
- Die Wahl orientiert sich an der individuellen Zielsetzung des Klienten und des Therapeuten, dem beruflichen Hintergrund und der Volition.
- Welche Werkzeuge werden verwendet?
- Prüfen Sie das Material bezüglich der Farbe und der Struktur.
- Welche Struktur hat der Stein? Wässern Sie den Stein, um die Farbe eindeutig zu erkennen.

Planungspunkt Arbeitsgrundsätze zur Bearbeitung des Specksteins:

- Angemessen organisierter, adaptierter Arbeitsplatz – keine unnötigen Materialien auf dem Tisch
- Arbeitsschutzmaßnahmen anwenden
- Feuchtes Tuch unter dem Werkstück zum Staubfangen regelmäßig wechseln
- Materialien befinden sich in den beschrifteten Schränken
- Elektrische Geräte nur mit Geräteschein oder nach Absprache benutzen
- Restekiste nutzen
- Faustregel: Sägen – Schleifen – Wässern – Schleifen
- Schleifen von grob nach fein, grobkörnig z.B. 80, mittlere Körnung: 120; feinkörnig: 240 ++
- Schleifen in kreisförmigen Bewegungen und mit gleichmäßigem Druck
- Das Wässern erfolgt nach dem Feinschliff.
- Wässern: Auftragen des Wassers mit einem feuchten (nicht triefenden) Schwamm
- Gefahrenschutz: Beseitigen Sie rutschigen Steinstaub auf dem Fußboden.
- Säubern Sie benutztes Werkzeug und sortieren Sie es zurück.
- Lassen Sie den Stein nach dem Einölen mit Steinöl trocknen.

Planungspunkt Arbeitsplatz (AP):

1. AP zum Anfertigen der Skizze
2. Werkbank oder ähnliches zur Grobbearbeitung (besonders Sägen), Feinbearbeitung (Schleifen) und Ölen des Werkstücks

6.8 Praxis: Arbeitsschritte und Ablauf der Specksteinbearbeitung anhand von Beispielen

In diesem Kapitel werden Praxisbeispiele für eine mögliche ergotherapeutische Anwendung des Handwerks Speckstein geschildert inklusive Anleitung des Therapeuten und einzelnen Arbeitsschritten.

6.8.1 Handschmeichler

Beachten Sie, dass Speckstein ein Naturmaterial ist und Einschlüsse oder Steinadern sich nicht immer erkennen lassen sowie bei Auftreten in den Bearbeitungsprozess integriert werden müssen. Abplatzungen und harte Erhebungen durch Einschlüsse müssen bedacht und können nur bedingt korrigiert werden.

Beispielformulierung für eine therapeutische Anleitung des Klienten:
Stellen Sie einen Handschmeichler her. Wichtig ist, dass der Stein für Sie gut in Ihrer Hand liegt. Alles Weitere, wie Sie ihn gestalten wollen, liegt bei Ihnen.

Ein Handschmeichler ist ein Gegenstand, der sich in erster Linie angenehm anfühlen und somit positive Gefühle auslösen soll. Die therapeutische Methode bei der Herstellung ist, da keine Form vorgegeben ist, ausdruckszentriert. Handschmeichler bestehen i.d.R. aus Materialien mit einer hohen Wärmeleitfähigkeit wie Holz, Speckstein oder auch Edelsteinen – wegen der ansprechenden Optik. Handschmeichler sind also Gegenstände, die aktivieren und zum Berühren einladen sollen. Gerade für die heutige digital geprägte Gesellschaft, die überwiegend visuell oder, z.B. beim Smartphonegebrauch, sehr monoton und für die Haptik reizreduziert ist, sind haptische, taktile Reize dem Wohlbefinden sehr zuträglich und aktivierend.

Arbeitsschritte:

1. Arbeitsplatz einrichten
2. Sichtung und Auswahl des Materials
3. Arbeitsschutz beachten ▶ Feuchtes Tuch als Unterlage zum Staubfangen und Mundschutz tragen
4. Grobbearbeitung
5. Oberflächenbearbeitung
6. Feinbearbeitung
7. Einölen des fertig bearbeiteten Werkstücks

8. Werkstück in ordnungsgemäßer Ablage zum Trocknen für mindestens 24 Stunden ablegen
9. Arbeitsplatz aufräumen

6.8.2 Teelichthalter

Arbeitsschritte:

1. Arbeitsplatz einrichten
2. Sichtung und Auswahl des Materials
3. Arbeitsschutz beachten: Feuchtes Tuch als Unterlage zum Staubfangen verwenden und Mundschutz tragen
4. Grobbearbeitung
5. Tiefrelief mit Beitel herstellen
6. Oberflächenbearbeitung
7. Feinbearbeitung
8. Einölen des fertig bearbeiteten Werkstücks
9. Werkstück in ordnungsgemäßer Ablage zum Trocknen für mindestens 24 Stunden ablegen
10. Arbeitsplatz aufräumen

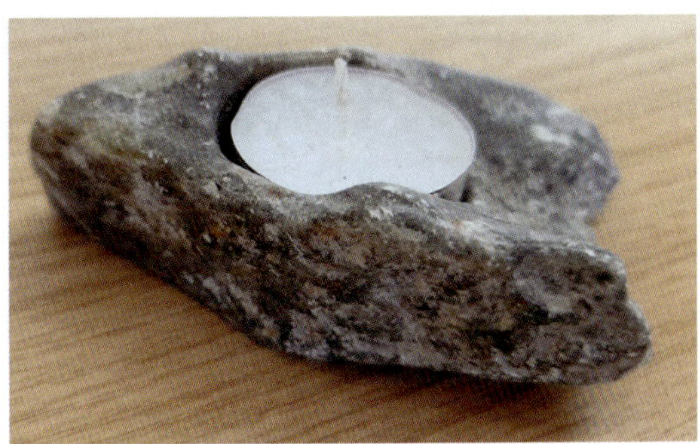

Teelichthalter mit Tiefrelief

6.9 Basistabelle zur Planung der Durchführung einer Therapieeinheit

Beispiel: Bearbeiten eines Specksteins

Der folgende Überblick ist auf verschiedene Medien wie Handwerk oder verschiedene Behandlungsverfahren adaptierbar. Dies gilt für den Bereich Ergotherapie, Physiotherapie oder ähnliche Heilmittel/Tätigkeiten. Das Vorgehen ist stets zielorientiert durch entsprechendes Handeln, nonverbale und verbale Kommunikation.

Arbeitsschritt	Therapeutisches Vorgehen	Bemerkungen: (Warum zeigt der Therapeut dieses Verhalten?)	Material: (Was stellt der Therapeut bereit?)
1. Einstiegsphase mit Begrüßung und Introduktion in die heutige Einheit **Erhalt des Arbeitsauftrags**	Begrüßung Begleitung an den AP Variante des therapeutischen Verhaltens: aktiv ▶ hohes Maß an Unterstützung, weniger Entscheidungsspielraum des Klienten – Der Therapeut beschreibt grob das Vorgehen. – Der Therapeut nennt die Arbeitsschritte … – … und leitet den Klienten ggf. dazu an, sich Notizen zu machen. – Der Therapeut beantwortet Fragen (▶ beachte Klienten mit Depression bzw. reduziertem Selbstbewusstsein) – Der Therapeut stellt hinführende Fragen. **Behandlungsgrundsatz:** max. 2 bis 3 hinführende Fragen stellen; dann direkter antworten (▶ siehe z.B. Exkurs: Sokratischer Dialog, aktives Zuhören nach Rogers, …)! – Der Therapeut demonstriert zusätzlich die erfragte Handlung als Antwort auf die Frage des Klienten. – Der Therapeut verweist bei Fragen des Klienten auf die Arbeitsanleitung, das Modell hin und gibt die Frage ggf. zurück, wenn der Klient das Wissen aus der letzten Therapieeinheit haben könnte.	Der Therapeut richtet sein Vorgehen und Verhalten danach aus, welche Ziele des Klienten bestehen: – Der Klient ist bereits damit vertraut, sich u.a. Notizen zu machen und hat Stift und Papier mitgebracht. – Der Therapeut erwartet, dass der Klient sich erinnert, wie die letzte Therapieeinheit ablief.	Stift, Papier
	Variante des therapeutischen Vorgehens: assistiv ▶ mittleres Maß an Freiheit für den Klienten – Der Therapeut teilt verbal den Arbeitsauftrag/die Durchführung der Einheit mit.	– Der Klient hört dem Therapeuten zu, wenn er anleitet: „Stellen Sie einen Handschmeichler aus Speckstein her.“ **Bemerkung:** Der Klient kennt einen Handschmeichler; bereits in Voreinheit erklärt (▶ Klient und Therapeut haben bereits zusammen gearbeitet, nicht erste Therapieeinheit)	

	Variante des therapeutischen Vorgehens: passiv ▶ viel Freiheit für den Klienten – Der Therapeut kann den Klienten auffordern, einen Stein auszusuchen, und beide beschließen erst im Anschluss den Arbeitsauftrag.	– Ziel ist die Auswahl eines Steins und das Beschließen eines Arbeitsauftrags	
2. Auswahl des Steins	Variante des therapeutischen Vorgehens: – Der Therapeut fordert den Klienten auf, einen Stein auszuwählen. – Der Therapeut beantwortet Fragen (▶ beachte Klienten mit Depression bzw. reduziertem Selbstbewusstsein) – Weiteres Vorgehen: siehe Arbeitsschritt 1	Der Klient ist vertraut mit dem Material und dem Werkzeug. – Der Therapeut erwartet, dass der Klient sich Steine und Werkzeuge aus der ordnungsgemäßen Ablage holt.	Stein und Werkzeuge am Bestimmungsort
	Variante des therapeutischen Vorgehens: passiv ▶ viel Freiheit für den Klienten – Der Therapeut wartet ab. – Der Therapeut beobachtet und bearbeitet selbst einen Speckstein (Exkurs: Therapeut als Modell) – Der Therapeut fordert den Klienten auf, sich für einen Stein zu entscheiden. – Der Therapeut beantwortet Fragen des Klienten.	**Bemerkung:** Der Klient ist mit dem AP vertraut. – Der Therapeut erwartet, dass der Klient die Steine betrachtet und in Interaktion tritt. – Der Therapeut erwartet eine Entscheidung des Klienten. – Erst auf Nachfrage wird der Arbeitsauftrag beschlossen (siehe Exkurs: Neugierprinzip)	AP ist mit 5 Steinen in passender Größe, verschiedenen Farben und Beschaffenheiten ausgestattet
	Variante des therapeutischen Vorgehens: aktiv ▶ Der Therapeut stützt den Klienten. – Der Therapeut stellt den AP vor, erklärt den Arbeitsauftrag demonstrativ mit Anschauungsobjekt. – Der Therapeut weist auf den Bearbeitungsgrundsatz „von grob nach fein" hin. – Der Therapeut fordert den Klienten auf, einen Stein auszuwählen.	**Bemerkung:** Der Klient kennt die Bearbeitung von Speckstein und die Werkzeuge. – Der Therapeut erwartet, dass der Klient sich einen Stein aussucht.	Der Therapeut legt 3 Steine zur Auswahl am AP bereit.

Kurze Erklärung

- **Aktiv** = hohes Maß an therapeutischer Intervention mit Planung, Anleitung und intensives Begleiten des Klienten; Klient erhält somit objektiv „leichte" Anforderungen und viel Hilfestellung durch den Therapeuten
- **Assistiv** = mittleres Maß an therapeutischer Intervention mit Planung, Anleitung und Begleiten des Klienten; Klient erhält ein mittleres Maß an Anforderungen
- **Passiv** = wenig unmittelbare, direkte Intervention des Therapeuten; Klient erhält ein hohes Maß an Anforderungen und erfährt aktives Eingreifen und Hilfestellung des Therapeuten eher indirekt, z.B. auf Anfrage oder in Gefahrensituationen.

<table>
<tr><td>3. Arbeitsplatz einrichten</td><td>Variante des therapeutischen Vorgehens: passiv ▶ viel Freiheit für den Klienten
– Der Therapeut wartet ab und bearbeitet selbst einen Speckstein; er richtet den AP zum Herstellen eines Werkstücks ein.
– AP ist bereits eingerichtet: Wohin mit den restlichen Steinen?
– Der Therapeut beschreibt dem Klienten den Ort, wohin die Steine zurückgelegt werden.
– Der Therapeut fordert den Klienten auf, die Steine in die ordnungsgemäße Ablage zurückzulegen.</td><td>Bemerkung: Der Klient ist mit der Steinablage vertraut (ordnungsgemäße Ablage).
– Der Therapeut erwartet, dass der Klient sich an ihm orientiert (Exkurs: Lernen am Modell, Vorbildfunktion).</td><td>1 ausgewählter Stein; 4 weitere Steine
Werkzeuge und Hilfsmittel:
Rundraspel mit Zähnen, Schlegel, Beitel (1-2 cm), feuchtes Handtuch, Feile mit Riefen, Behälter, Kehrblech, Handfeger,Waschbecken</td></tr>
<tr><td>4. Grobbearbeitung</td><td>Variante des therapeutischen Vorgehens: passiv ▶ viel Freiheit für den Klienten
– Der Therapeut beginnt mit der Grobbearbeitung.
– Der Therapeut beobachtet den Klienten und interveniert ggf. durch Tipps, Hinweise, Lob, Fragen nach Kriterien, hinführende Fragestellung, langsames und anschauliches Arbeiten
Beachten Sie die Grundvoraussetzungen für Kriterien! Sie bzw. Ihr therapeutisches Verhalten muss vergleichbar bzw. kongruent sein!
– Der Therapeut nennt und gibt ggf. das Kriterium der Formgebung vor. Passt die Form, ist der Arbeitsschritt abgeschlossen.
– Der Therapeut spricht mit dem Klienten über die gewünschte Form.</td><td>– Der Therapeut erwartet, dass der Klient sich an ihm orientiert.
– Zweck ist es, je nach individueller Zielsetzung, u.a. Frust zu vermeiden oder durch schnelleres Arbeiten den Klienten zu konfrontieren.
– Der Therapeut erwartet, dass der Klient den Arbeitsschritt selbstständig abschließt.</td><td></td></tr>
</table>

	Variante des therapeutischen Vorgehens: aktiv ▶ stützt den Klienten – Der Therapeut stellt hinführende Fragen. – Der Therapeut stellt Fragen, wie der Umgang mit dem Staub geregelt werden könnte. – Der Therapeut erklärt, dass es einen Grund gibt, um Staub zu sammeln (▶ z. B. um Schnecken im Garten damit abzutöten). – Der Therapeut weist auf den Umgang mit Staub hin und erfragt Ideen des Klienten. – Der Therapeut fordert den Klienten auf, sich ein feuchtes Tuch unter das Werkstück zu legen und gibt ihm eines. – Der Therapeut fordert den Klienten auf, mit der Grobbearbeitung zu beginnen. – Der Therapeut erklärt verbal das Ziel der Bearbeitung mit Raspel und Feile. – Der Therapeut erklärt verbal und demonstrativ das Vorgehen an einem Anschauungsobjekt. – Der Therapeut weist darauf hin, zuerst mit der groben und dann mit der feinen Feile zu arbeiten. – Der Therapeut gibt Hilfestellung und Unterstützung bei Pausen (mögliche Zusatzpausen, Anspannung, Ungeschicklichkeit, Frustration). – Der Therapeut lobt, demonstriert Handlungen, zeigt auf, was bereits geschafft wurde, erfragt Zufriedenheit, beobachtet die Regulation, prüft das Setting, achtet auf die Körperhaltung, führt ggf. Lockerungsübungen durch oder regt zu diesen an. – Der Therapeut erwartet, dass der Arbeitsschritt beendet wird und nennt Kriterien für die Fertigkeit (nennt z. B. die Form).	– Der Therapeut erwartet, dass der Klient fragt, warum Staub gesammelt werden soll (Zielsetzung: Problemlösefähigkeit, Kritikfähigkeit). – Der Therapeut erwartet, dass der Klient grob und fein unterscheiden kann. – Der Therapeut erwartet, dass der Arbeitsschritt beendet wird. – Der Klient kennt die Kriterien.	

<table>
<tr>
<td rowspan="2">5. Reinigen der Werkzeuge

6. AP aufräumen</td>
<td>Variante des therapeutischen Vorgehens: passiv ▶ viel Freiheit für den Klienten

– Therapeut und Klient reinigen die Raspeln gemeinsam mit einer Stahlbürste und räumen den AP auf.

Interaktion/Problemlösen:

– Der Therapeut fragt, was mit den Werkzeugen zu tun sei.

– Der Therapeut wartet ab und interveniert ggf.</td>
<td>Dem Klienten ist das Durchführen der Reinigung vertraut.</td>
<td rowspan="2">Stahlbürste, Eimer, Kehrblech</td>
</tr>
<tr>
<td>Variante des therapeutischen Vorgehens: assistiv ▶ mittleres Maß an Freiheit für den Klienten

– Der Therapeut begleitet den Klienten, leitet ihn an, Werkzeuge zu reinigen und begleitet dies verbal.

– Der Therapeut wartet ab.

– Der Therapeut verweist ggf. auf die Notizen des Klienten.</td>
<td></td>
</tr>
</table>

Ablauf einer Therapieeinheit am Beispiel der Bearbeitung eines Specksteins

7. EM Holz

Der Werkstoff Holz wird aus den verholzten Epithelzellen der Bäume gewonnen. Seit Jahrtausenden bearbeitet der Mensch Objekte aus Holz, noch bevor er den Werkstoff Stein für sich entdeckte. Holz wird weiterhin vielfältig als Baumaterial zur Herstellung von Gebrauchs-, aber auch Kunstgegenständen genutzt. Gerade im Zuge der Nachhaltigkeit kommt diesem Material eine verstärkte Bedeutung und Wertigkeit zu. Auch in der Ergotherapie lässt sich dieser Werkstoff vielfältig und den Wünschen, Zielen und Bedürfnissen der Klienten entsprechend adaptieren.

7.1 Therapierelevanz: Bio-psycho-soziale Effekte auf den Menschen

- Arbeiten mit Holz bietet sich an für Menschen, die Struktur im Arbeitsprozess benötigen.
- Je mehr manueller Einsatz von Werkzeugen ohne Elektrik, desto mehr physischer Einsatz im Sinne von Kraft (Finger-, Hand-, Armkraft) sowie Rumpfstabilität, Kraftdosierung, Ausdauer, Koordination und Feinmotorik sind gefordert. Der Mensch kann sich mit der eigenen physischen Leistungsfähigkeit, besonders bei Rohholzarbeiten, auseinandersetzen.
- Je weniger Einsatz von elektrischen Geräten, desto länger dauert die Herstellung und Umsetzung der einzelnen Arbeitsschritte. Dies stärkt nicht nur physische Fertigkeiten, sondern auch psychische Kapazitäten wie z.B. Durchhaltevermögen, Ausdauer und Affektkontrolle.
- Beim teilweise „langwierigen" Arbeiten mit dem Werkstoff Holz, z.B. beim Sägen oder der Oberflächenbearbeitung, finden neben den Effekten auf die Physis verschiedene innerpsychische Prozesse statt. Das Ausleben von Frustration, Ungeduld, auch „angestauten" Emotionen, findet beim EM Holz besonders intensiv statt. Dies liegt an der Qualität des Holzes als festes, Widerstand gebendes Material, das im Prozess sogar eine Art Reaktanz erzeugen kann.
- Die Identifikation mit dem Holz-Objekt gelingt vielen Menschen weniger schnell oder intensiv als bei einem klassisch ausdruckszentrierten Werkstück wie einem Seidentuch, einem Objekt aus Ton oder Makramee. Auch gebundene Bücher haben oft einen intensiveren Effekt.
- Holz lässt Freiraum für kreative Ausarbeitung, ist aber nicht so formbar wie Ton, sondern muss von außen nach innen „zersägt" werden.
- Auch der Werkzeuggebrauch sorgt für eine Distanz zum Material. Das Holz wird beim Sägevorgang nicht direkt berührt. Demzufolge sowie durch die Härte, die rhythmisierende Wirkung des Sägens sowie die benötigte Konzentration auf den Vorgang kann der Klient „den Kopf abschalten", sich vom belastenden, krankhaltenden Geschehen distanzieren und im Anschluss die freigewordenen Kapazitäten zum Reflektieren nutzen.
- Die Arbeitsschritte erfolgen in einer durch das Material bestimmten Reihenfolge. Sie sind stets von grob nach fein aufgegliedert, was bei psychisch „aus-

ufernden“ Krankheitsbildern auch die Übertragung in den Alltag bedeuten kann. Der Klient lernt strukturiertes Vorgehen, was sich wiederum positiv auf den Realitätsbezug und weitere psychische Fähigkeiten auswirkt. – Zuerst steht ein Grundgerüst, dann kommen die Feinheiten.

- Das Medium Holz kann außerdem gut über eine schriftliche Anleitung vermittelt werden (Anwendung von Kulturtechniken). Diese kann der Therapeut variieren und adaptieren, sodass sie den individuellen Bedürfnissen des Klienten und den jeweiligen Therapiezielen entspricht.
- Beispiele zur Variation des Schwierigkeitsgrads: Staffelung der Arbeitsschritte in Stichpunkten, Fließtextanleitung und/oder bebilderte Anleitung
- Beispiele zur Anleitung bei Variation verschiedener Methoden und Sozialformen: Arbeitsschritte mit Kommunikationsanteil (IZM), selbstständig auszuführende Arbeitsschritte (KZM), Arbeitsanleitung mit Reflexionsbogen zur Beschaffenheit der Materialien und zur Wahrnehmung der inneren und äußeren Prozesse bei der Umsetzung (WZM)
- Die Umsetzung erfordert je nach arbeitstherapeutischer Aufgabenstellung und Komplexität des Werkstücks ein hohes Maß an Arbeitsfähigkeiten und allgemeinen Kompetenzen wie u.a. Kulturtechniken, Handlungsplanung, Selbststrukturierung und Sorgfalt.
- Das ergotherapeutische Medium Holz bietet dem Klienten Widerstand. Dieser ermöglicht es dem Klienten, seinen Körper in der Umwelt besser zu spüren, ist somit ein Vermittler „objektiver“ Realität. Die Indikation hierfür ergibt sich aus dem Krankheitsbild Schizophrenie.
- Pausen können jederzeit stattfinden, ohne dass das Arbeitsergebnis gefährdet ist. So wird der Klient nicht unter Druck gesetzt. Dies führt zu subjektiver Reduktion von Zeitdruck.
- Kleine Fehler können vom Klienten kaschiert werden, größere schlechter. So erfordert das EM Holz in der Verarbeitung eine gewisse Konzentration und beansprucht die Frustrationstoleranz.
- Die Oberflächenstruktur und Wärme des Holzes übt eine beruhigende Wirkung auf das vegetative Nervensystem aus, auf Herzratenvariabilität und Hautleitungsfähigkeit, und wirkt somit stressreduzierend. Darum eignet sich Holz sehr gut als Handschmeichler für die Jackentasche.
- Holz in Form von Wald als sog. Waldbaden, Shinrin yoku auf Japanisch, hat ebenfalls eine deutlich positive Wirkung auf den Organismus[3]. Die produzierten Stoffe, Terpene, sollen je nach Studie bereits nach 5 bis 20 min. einen positiven Effekt haben. „Holz-Botenstoffe“ und auch im Sinne der Farbpsychologie das Grün wirken sich beruhigend aus, indem der Cortisolspiegel gesenkt wird.
- Das Arbeitsergebnis wiederum lässt sich an Richtlinien festmachen oder an Beispielarbeiten veranschaulichen und ist somit – auch selbstständig – überprüfbar. Es eignet sich zum Vermitteln einer realistischen Einschätzung des Objekts, der Realität und sich selbst.

---

3 Park, B.J; Tsunetsugu, Y.; Kasetani, T.; Hirano, H.; Kagawa, T.; Sato, M. & Miyazaki, Y. (2007): Physiological Effects of Shinrin-yoku (Taking in the Atmosphere of the Forest) – Using Salivary Cortisol and Cerebral Activity as Indicators. J Physiol Anthropol 26 (2), S. 123–128 Park.

- Die Beurteilung liegt also nicht im Ermessen der Person und bietet somit eine schlechte Grundlage für paranoide Gedanken oder zur Diskussion.
- Der Klient ist mitunter mit dem Medium vertraut, da in der Schule oder im Alltag bereits mit Holz gearbeitet wurde. Das bietet Sicherheit. Klassischerweise zeigen sich Männer eher motiviert, mit Holz zu arbeiten. Viele Frauen scheuen sich erfahrungsgemäß vor der Holzarbeit, dem Sägen sowie den erforderlichen elektrischen Geräten wie Bandsäge oder Standbohrmaschine.
- Im gesamten Arbeitsprozess können Tipps und Tricks ausgetauscht werden. Dies fördert die Interaktion und die in der Gesellschaft so wichtigen sozialen Fertigkeiten im Umgang miteinander.

7.2 Komplexität der Technik: Holzschleifen und Sägen

Die Komplexität sowie der technische, zeitliche Aufwand sowie der Materialaufwand richten sich nach Größe und Plastizität des Objekts, der Art des Holzes und dem Werkzeugeinsatz von rein manuellen Werkzeugen bis zu Maschinen. Die Schwierigkeitsgrade variieren je nach Objekt von leicht bis schwer. Das Umsetzen der Herstellung eines Frühstücksbrettchens, bei dem zum Beispiel nur wenige Arbeitsschritte der Oberflächenbearbeitung wie Schleifen oder Wässern vorgenommen werden, hat einen eher leichten Schwierigkeitsgrad. Je mehr Arbeitsschritte zum Herstellen des Objekts umzusetzen sind, wie ein zusätzlich zu gestaltender Farbauftrag sowie eine Oberflächenversiegelung, desto komplexer zeigen sich die Anforderungen an den Klienten. Als mittlerer Schwierigkeitsgrad erweist sich das Herstellen eines Puzzles oder einer Spielfigur mit beweglichen Elementen. Ein hoher physischer und kognitiver Schwierigkeitsgrad zeigt sich beim Herstellen von dreidimensionalen Objekten, z.B. eines Vogelhauses oder Bilderrahmens.

7.3 Spezielle Fachbegriffe und funktionelle Details der Arbeitsmaterialien

Fachbegriffe	Verwendung und Wirkung
Furnier	– Schichten des Holzes werden übereinandergelegt und miteinander verklebt. – Furnierholz ist meist hochwertig und wird auf weniger hochwertige Grundmaterialien zur Veredelung aufgetragen, wie z. B. die Holzfurniere im Auto.
Flader	– Bogenförmiger Jahresring
Maserung	– die sich abzeichnenden Linien der Holzstruktur
Rohholz	– geerntetes, unbearbeitetes Rundholz oder Schichtholz aus dem Wald
Faserrichtung	– die Richtung der Längsachsen der im Holz überwiegend längs zur Stammachse gerichteten Zellen oder Fasern
„auf Zug arbeitende" Sägen	– Mit Sägen wie der Japansäge oder Laubsäge wird von oben nach unten gesägt; dadurch sind die Sägeblätter weniger belastet und können dünne, feinere Schnitte herstellen.
Gehrungsschnitt	– Sägen im 45°-Winkel, vorzugsweise mit Gehrungslade
„auf Stoß arbeitende" Sägen	– Die meisten Sägen arbeiten auf Stoß, d. h. man bewegt die Säge vor und zurück. – Die Sägeblätter bei diesen Sägen haben mehr Belastung auszuhalten als solche, die „auf Zug arbeiten". Die Sägeblätter müssen daher dicker sein. Deshalb kommt es auch zu dickeren Schnitten.
Grundieren	– eine Mischung aus Wasser und Farbe zur Oberflächenversiegelung der Fasern und zur Gewährleistung eines optimalen Farbauftrags

7.4 Werkzeugkunde

Werkzeug	Verwendung
Standbohrmaschine	– Festinstallierte Bohrmaschine mit Standfuß
Feinsäge	– für alle Arten von geraden Schnitten, die nicht tief in das Holz eindringen
Fostnerbohrer	– Bohrer für Bohrungen mit Durchmessern von 8 bis 150 mm
Fuchsschwanzsäge	– für grobe Holzarbeiten mit horizontaler Arbeitsrichtung, Vor- und Zurückbewegung der Säge
Laubsäge	– für filigrane Holzarbeiten mit Details bzw. Richtungswechseln in der Form, arbeitet nicht wie Fuchsschwanz oder klassische Sägen auf Zug
Beitel	– Es gibt Rund-, V- oder Stechbeitel zum Herstellen von Schlitzen und Tiefreliefs.
Gehrungslade	– Lade mit Einkerbungen im 45°- und 90°-Winkel, um z.B. ein Brett oder Rundholz in diesen Winkeln sägen zu können
Japansäge	– Robuste Säge, die im Gegensatz zur klassischen Fuchsschwanzsäge auf Zug arbeitet, also von oben nach unten (vertikal) bewegt wird.
Dekupiersäge	– Elektrische Säge zum Herstellen filigraner, flacher Objekte aus Holz
Feilen	– Übergang von Grob- zur Feinbearbeitung – mit feinen Zähnen auf der Oberfläche
Raspeln	– zur Grobbearbeitung von Holz und Speckstein – Grobe Zähne auf der Metalloberfläche des Werkzeugs ermöglichen den Abtrag von Holz, z.B. zum Abrunden von Ecken und Kanten.
Schwingschleifer	– Elektrische Schleifmaschine zum Glätten von Oberflächen

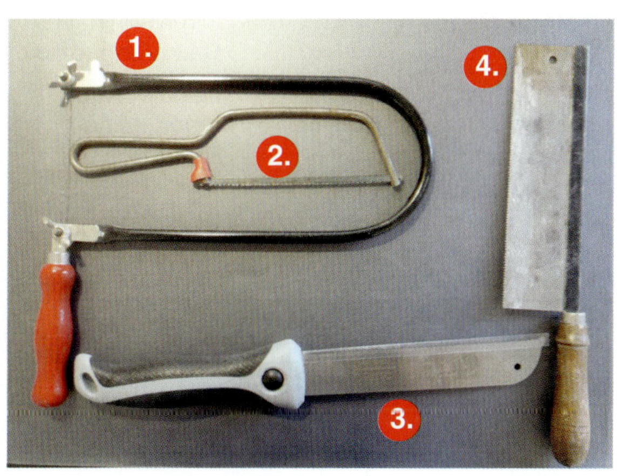

1. Laubsäge, auf Zug
2. Metallsäge
3. Japansäge, auf Zug
4. Feinsäge

Werkzeuge zur Holzbearbeitung

7.5 Werkstoffkunde – Holzarten

Die Kenntnisse von den verschiedenen Eigenschaften des Holzes, besonders des Härtegrads, ist entscheidend für die adäquate Umsetzung und Wirkung des Objekts. So verfügt zum Beispiel ein Handschmeichler aus Eiche über eine andere Wirkung als ein solcher aus Linde. Verschiedene Hölzer sind biegsamer, leichter zu bearbeiten und bilden weniger Risse.
Hier finden Sie einige Holzarten, die sich in ihren Eigenschaften unterscheiden und somit für die Anfertigung unterschiedlicher Holzarbeiten – wie z.B. Rohholzarbeiten oder Laubsägearbeiten – geeignet sind.

In der ergotherapeutischen Praxis, im Klinikbetrieb sowie in der Arbeitstherapie werden meist Balsahölzer für kleinere Sägearbeiten mit der Laubsäge verwendet. Für Tätigkeiten wie Rohholzarbeiten und das Herstellen von robusteren Werkstücken wie z.B. einem Vogelhaus oder einer Transportbox eignet sich Buchenholz, da es stabil, jedoch nicht so solide wie ein Hartholz ist.

Art des Holzes	Verwendung	Härtegrad	Farbe
Linde	– Zur Herstellung von Skulpturen, besonders angenehm zur Anwendung als Handschmeichler, da das Holz leicht zu bearbeiten ist und sich warm anfühlt – Es hat eine sehr gleichmäßige und feine Struktur.	weich	hell, fast weiß, glänzend
Balsa	– zur Anfertigung von Laubsägearbeiten – aus geschichteten Platten aus Balsaholzfurnier	weich	hell
Kiefer	– Das Holz besitzt eine hohe Tragfähigkeit und eine stark ausgeprägte Maserung.	mittel	weißlich-gelb, rötlich-gelb
Buche	– Ein robustes Holz, das der Herstellung belastbarer Werkzeuge und Möbel dient.	hart	blassgelb bis rötlich-weiß, nach Dämpfung rötlich
Eiche	– Eiche ist sehr langlebig, hart und schwer. – Das Holz ist anstrengender und schwerer zu verarbeiten, da manuell deutlich mehr Kraft zur Bearbeitung benötigt wird und aufgrund seiner Härte die Bearbeitung länger dauert als bei weichen Holzarten. – Gut geeignet zur Herstellung von Möbeln	hart	hell bis mittelbraun, je nach Eichenart
Kirsche	– Kirschholz erfreute sich besonders in der Biedermeier Zeit als Möbelholz besonderer Beliebtheit.	mittel	rötlich

Balsaholz ist optimal für Laubsägearbeiten geeignet.

7.6 Materialliste: Werkzeuge, Hilfsmittel und Zubehör

Material	Anzahl
Arbeitsauftrag und Anleitung	1
Skizze	1
Radiergummi	1
Bleistift	1
Papier zur Anfertigung einer Skizze	1
Lineal	1
Holz	1
Rundhölzer	n. B.
Dekupiersäge	1
Holzleim	1
Schwamm zum Wässern des Objekts beim Schleifvorgang zum Versiegeln der Holzporen	1
Laubsäge	1
Sägeblätter entsprechender Zahnung	n. B.
Schraubzwingen zum Fixieren des Werkstücks	n. B.
Bohrer in entsprechender Größe; bei Rundhölzern Bohrgröße = Durchmesser des Rundholzes	1
Schleifpapier in diversen Körnungen	n. B.
Holzlack, Sprühlack	1
Farben zur Oberflächengestaltung	1
Handfeger und Kehrblech zum Reinigen des APs	1

7.7 Anleitung zur Holzbearbeitung

Das Durchführen der Holzbearbeitung besitzt verschiedene Abschnitte:

Schritt 1 – Grobbearbeitung:

- Zuschnitt durch Zusägen des Holzes
- Raspeln
- Feilen des Objekts

Schritt 2 – Oberflächenbearbeitung:

- Grobschliff des Objekts mit Schleifpapier in 40er, 80er und 120er Körnung von grob nach fein
- Feinschliff mit Schleifpapier in 240er, 360er Körnung
- Wässern nach Feinschliff des Holzes mit Schwamm
- Erneutes Schleifen mit sehr feinkörnigem Schleifpapier zur Veredelung des Objekts

Schleifpapierkörnung von grob nach fein:

40, 80, 120, 250, 360, 500, 600, 800

Grundsätze beim Schleifen von Objekten:

- von grob nach fein arbeiten
- Je kleiner die Nummer, desto gröber die Körnung.
- Meist beginnt man mit Schleifpapier in 40er oder eher 80er Körnung, je nach Härtegrad des Holzes.
- Für eine optimale Oberflächengestaltung wässern Sie nach dem ersten Bearbeiten mit einer groben Körnung das Holz mit einem Schwamm, damit sich die Poren öffnen sowie kleine „lose Bestandteile“ sich heben und abgetragen werden können.
- Das Wässern ist besonders wichtig für einen evtl. späteren Farbauftrag. Durch dieses Vorgehen wird die Oberflächenstruktur geebnet und ein ebenmäßiger Farbauftrag ermöglicht.

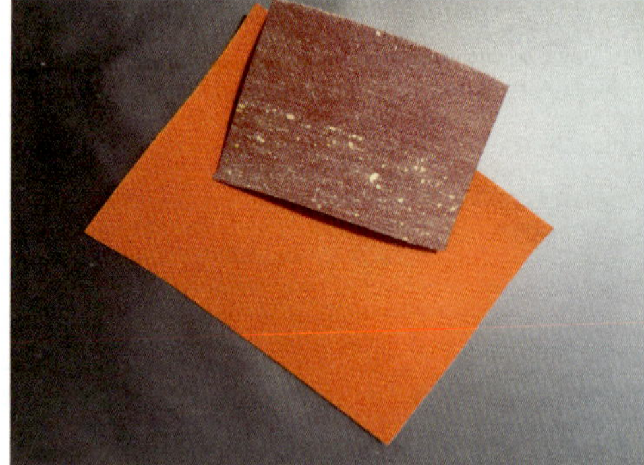

Schleifpapier mit unterschiedlicher Körnung

- Für weiches Holz wie z.B. Lindenholz eignet sich eine feinere Körnung, da grobe Körnungen tiefe Rillen im Material verursachen können.
- Schleifen Sie das gesamte Werkstück gleichmäßig und entlang der Faserrichtung bzw. Maserung, um tiefe Riefen zu vermeiden.

Arbeitsschutz – Aufgrund der Staubentwicklung ist der entsprechende Arbeitsschutz wichtig:

- Sorgen Sie für einen angemessen belüfteten Arbeitsplatz.
- Entfernen Sie regelmäßig Staub.
- Wässern Sie das Holz oder legen Sie ein feuchtes Tuch unter kleine Werkstücke, um Staubentwicklung in der Atemluft zu vermeiden.
- Tragen Sie, um das Einatmen von Staub zu vermeiden, einen Mundschutz.

Schritt 3 – Oberflächenversiegelung:

Beispiele für Varianten der Oberflächenversiegelung:
- Beizen
- Lackauftrag

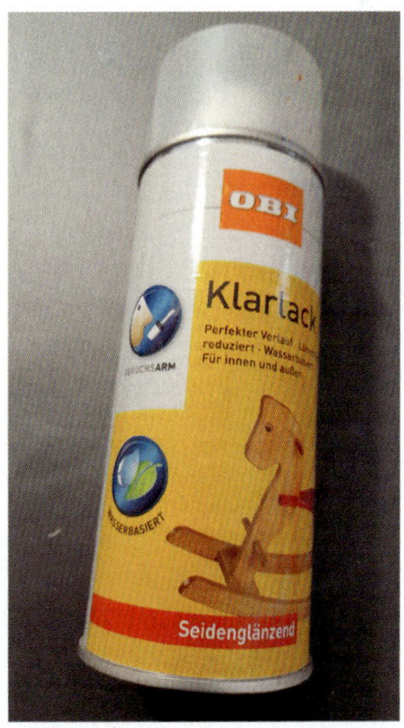

Der Oberlack sollte zum Schutz der Gesundheit lebensmittelecht sein.

Die Oberflächenversiegelung dient der Haltbarmachung der hergestellten Objekte. Gegenstände aus Holz quellen bei Wasserkontakt auf und die Oberfläche bildet eine gewellte Struktur. Zusätzlich kann das Holz – besonders bei Gegenständen, die im Außenbereich verwendet werden – morsch und dadurch instabil werden. Durch das Aufbringen von Lack lässt sich dies vermeiden.
Bei Gegenständen, die im Innenbereich ohne Feuchtigkeitskontakt verwendet werden, reicht eine Beizung aus: Durch sie scheint die Maserung des Holzes, sodass das Objekt auch bei einer intensiven Farbwahl natürlich wirkt.

Schritt 4 – Hölzer verbinden – Leimen, Nageln und Schrauben:
Verwenden Sie zum Verbinden von zwei Hölzern durch Vernageln einen Nagel oder eine Schraube, die 2 bis 3 Mal so lang ist wie die Holzdicke. Für ein 3 cm starkes Holzbrett eignen sich also 60 bis 90 Millimeter lange Nägel. Bohren Sie die Löcher vor, wenn es sich um Hartholz oder eine Nagelung nahe des Rands oder

der Ecke des Holzes handelt, um Verletzungsgefahr, Splittern oder Beschädigungen des Holzes zu vermeiden.

Funktion Bohren	Funktion Sägen	Funktion Schleifen
Handbohrer aus Draht mit Bohrspitze	Handsäge	Schleifpapierbögen und Schleifbock aus Kork
Handkurbelbohrer mit einspannbarem Bohrer	Elektrische Handsäge	Elektrischer Schwingschleifer
Elektrische Bohrmaschine	Elektrische Standsägen (wie z.B. Kreissägen oder Bandsägen)	Elektrischer Deltaschleifer
Elektrische Standbohrmaschine		Elektrischer Bandschleifer

Abnahme von Dauer, physischen Anforderungen

Mit oder ohne Strom: Funktion und Wahl des Werkzeugs

Sicherheit zuerst beim Sägen mit elektrischen Werkzeugen!

Beachten Sie, dass beim Einsatz elektrischer Werkzeuge wie Sägen und Bohrmaschinen eine hohe Verletzungsgefahr besteht. Wenn mit elektrischen Standsägen und Kreissägen gearbeitet wird, müssen Klient und Therapeut über eine geprüfte Erlaubnis („Sägeschein“) verfügen. Bei Unkenntnis, Unaufmerksamkeit oder auch bei Sedierung des Klienten besteht eine erhebliche Verletzungsgefahr. Lassen Sie weiterhin den Klienten bei diesen Arbeiten mit elektrischen Geräten nie unbeaufsichtigt arbeiten. Bleiben Sie mindestens im mittelbareren Aktionsradius.

7.8 Planung: Überlegungen vor Beginn der Holzbearbeitung

Vorab: Welche Maßnahmen des Arbeitsschutzes sind wichtig?

- Aufgrund der Staubentwicklung ist ein adäquat belüfteter Raum notwendig.
- Zur Staubreduktion in der Raumluft sollten beim Schleifvorgang feuchte Tücher unter kleinen Werkstücken verwendet werden.
- Reinigen Sie regelmäßig den Arbeitsraum, ggf. mit einem Festoolstaubsauger.
- Sorgen Sie für angemessene Beleuchtung des Raums.
- Das Verwenden von Sägen und elektrischen Werkzeugen erhöht die Verletzungsgefahr!

- Beim Arbeiten mit elektrischen Geräten lässt sich das Verletzungsrisiko durch das Tragen einer Schutzbrille und von Schutzkleidung reduzieren. Eine genaue Instruktion und Erprobung des Umgangs des Klienten mit den Geräten erfolgt unter Aufsicht.
- Bei entsprechender Lärmentwicklung ab 80 Dezibel muss ein Lärmschutz getragen werden.
- Das Sägen mit elektrischen Geräten wie Kreissägen darf nur von Klienten mit einem aktuell gültigen Maschinenschein durchgeführt werden!
- Generell ist das Hantieren ohne elektrische Geräte weniger gefährlich.
- Zum Sägen mittels elektrischer Kreissägen gibt es Sägehilfen aus Holz oder Metall, um einen Kontakt mit den Händen zu vermeiden.
- Stellen Sie Ihre Aufsichtspflicht sicher und lassen Sie Klienten an bestimmten Werkzeugen nicht ohne mittelbare Aufsicht arbeiten.

Praxis-Tipp:

- Klienten, die als Tischler, Schreiner oder in einem anderen handwerklichen Beruf arbeiten, ist meist – sobald es möglich ist – eine Belastungserprobung bzw. Therapie mit dem ihnen vertrauten Material Holz wichtig.
- Gerade diese Klienten, die „Macher“ sind und „immer angepackt“ haben, brauchen möglichst zu Beginn ein Erfolgserlebnis mit Vertrautem, auch zum Vergleich ihres Leistungsstands früher und aktuell. An unbekanntem Material können sie sich wenig messen.
- Falls der Klient eine Hand- oder Unterarmverletzung mit Bewegungseinschränkungen im Handgelenk hat und dadurch keine horizontale Bewegung mit einer Säge, die „auf Zug arbeitet“, durchführen kann, lässt sich dieser Umstand durch die Verwendung einer Japansäge kompensieren.

Form und Gestaltung – grundsätzliche Fragestellung zu Beginn:

- Was für ein Werkstück wird hergestellt?
- Welchen Zweck soll das Werkstück erfüllen?
- Wie kann der Arbeitsschutz umgesetzt und die Verletzungsgefahr reduziert werden?

Praxis-Tipp zur Materialauswahl:

Wählen Sie Holzart und Werkzeug anhand der Funktionalität aus, damit das Material stabil genug ist und der Gegenstand optimal genutzt werden kann. Dafür ist das Wissen über Härtegrade und weitere Eigenschaften der verschiedenen Holzarten wichtig.

Sicherheit und Arbeitsschutz zuerst:

Für das Arbeiten an elektrischen Sägen ist ein „Säge-Schein" von Nöten. Arbeiten Sie mit dem Klienten ausschließlich mit entsprechendem Werkzeug wie z. B. Kettensägen, Kreissägen, wenn Sie diese Berechtigung haben und der Klient ebenfalls.

Skizze:

In der Arbeitstherapie empfiehlt sich eine schematische Skizze mit genau festgelegtem Aussehen des anzufertigenden Objekts oder eine schriftliche Auflistung der Bestanteile mit genauer Maßangabe. Des Weiteren eignet sich ein Foto des Objekts zur Veranschaulichung.

Durchführung der Holzbearbeitung – Grundsätze der Bearbeitung:

- Welche Maßnahmen des Arbeitsschutzes sind notwendig?
- Welche Maßnahmen der therapeutischen Adaption und/oder der Ökonomie sind erforderlich?
- Wie soll die Herstellung erfolgen – manuell und/oder unter dem Einsatz elektrischer Werkzeuge?

Die Wahl der Werkzeuge orientiert sich an der individuellen Zielsetzung des Klienten, seinen neuromuskuloskelettalen Fähig- und Fertigkeiten sowie seinem beruflichen Hintergrund und der Volition.

- Welche Werkzeuge und ggf. elektrischen Maschinen werden verwendet?
- Prüfen Sie das Holz auf Faserrichtung und mögliche Fehler: Sind Fehler auf einer Seite der Holzplatte oder des Holzbretts vorhanden?
- Fehler oder Defekte sollten aus optischen Gründen stets auf der Innen- oder Unterseite sein.
- Fehler wie Astlöcher können das Holz instabil machen, sodass auf die mögliche Belastung, die bei Herstellung und späterer Verwendung auf das Werkstück einwirken, geachtet werden und ggf. ein anderes Holz verwendet werden muss.
- Sägen Sie immer entlang der Faserrichtung des Materials, wenn sie eine Holzplatte in einzelne „Streifen" sägen wollen.

Arbeitstherapeutische Richtlinien zur Holzbearbeitung:

- Angemessen organisierter, adaptierter Arbeitsplatz – keine unnötigen Materialien auf dem Tisch
- Arbeitsschutzmaßnahmen anwenden
- Materialien befinden sich in den beschrifteten Schränken

- Elektrische Geräte nur mit Geräteschein oder nach Absprache benutzen
- Restekiste nutzen
- Faustregel: Sägen – Schleifen – Wässern – Schleifen
- Schleifen von grob nach fein, grobkörnig z.B. 80, mittlere Körnung: 120; feinkörnig: 240 ++
- Schleifen in Faserrichtung des Holzes
- Wässern nach dem Feinschliff
- Wässern: Auftragen des Wassers mittels eines feuchten (nicht triefenden) Schwammes
- Gefahrenschutz: Beseitigen Sie rutschigen Holzstaub und Wasser.
- Säubern Sie benutztes Werkzeug und sortieren Sie es zurück.

Arbeitsplatz (AP):

- AP zum Anfertigen der Skizze
- Werkbank oder ähnliches zur Grobbearbeitung (besonders Sägen), Feinbearbeitung (Schleifen)

7.9 Die Reflexion im EM Holz

Das EM Holz wird meist kompetenzentriert eingesetzt. Dementsprechend richtet sich die Reflexion eher ergebnisorientiert aus: Zentral beim kompetenzzentrierten Reflektieren ist das ergebnisorientierte Besprechen und Analysieren von Arbeitsfähigkeiten wie z.B. Sorgfalt, Genauigkeit oder Ausdauer. Prozessorientiert ist das Gelingen der Umsetzung der Vorgaben wichtig. Die Reflexion sollte vom Klienten aus erfolgen, um einen Lernprozess sowie den Übertrag von nötigen Arbeitsfertigkeiten in andere Lebensbereiche (bei Bedarf) anzubahnen. Selbsterkenntnis und weitere intrapsychische Prozesse wie der persönliche Umgang mit der Umsetzung von Vorgaben, Ausprägung der Frustrationstoleranz, aber auch das Aushalten von Zeit- und Leistungsdruck sind wichtige Reflexionspunkte, die thematisiert werden können, sobald der Klient diese in der ergebnisorientierten Reflexion anspricht. Generell dient die Reflexion im Rahmen des EM Holz der Feststellung des Soll- und Ist-Wertes praktischer Kompetenzen. Dies ist ein Grund, warum dieses Medium oft in der Eingangsdiagnostik der Arbeitstherapie angewendet wird.

7.10 Praxis: Ablauf der Holzbearbeitung – arbeitstherapeutisch ausgerichtet – anhand von Fallbeispielen

Im Folgenden werden anhand von Fallbeispielen therapeutische Prozesse veranschaulicht. Dies geschieht durch die Darstellung mehrerer Therapieeinheiten und die Demonstration therapeutischer Planungsprozesse während und nach den jeweiligen Therapieeinheiten. Einzelne Elemente können als Teil von schriftlichen

Anleitungen direkt in der Therapie angewendet werden, andere sind von Ihnen therapeutisch, klientenzentriert auf individuelle Faktoren (Wünsche, Voraussetzungen, Ziele und Bedürfnisse) des Klienten zu adaptieren.

7.10.1 Fallbeispiel 1: Allgemeine Verbesserung der psychischen Verfassung

Herr K., 46 Jahre, Schlosser, verheiratet, 2 Söhne im Alter von 17 und 22 Jahren, ist seit einem halben Jahr in einem psychiatrischen Krankenhaus in stationärer Behandlung. Seit einer Kalenderwoche (KW) kommt er für 2 Stunden in die Arbeitstherapie (AT), Eingangsdiagnostik.

Folgendes wurde beobachtet:

- Alltägliche Handlungsabläufe wie Kaffeekochen oder Müllbeutelwechseln müssen von ihm immer wieder überdacht werden; häufig braucht er Anleitung.
- In verschiedenen Situationen, in denen er unaufmerksam war, erklärt er, dass bei ihm viele Gedanken durcheinanderliefen und er manchmal nicht wisse, ob er etwas wirklich erlebt oder sich nur vorgestellt habe.
- Wenn er spricht, bleibt er manchmal bei einzelnen Wörtern hängen und spricht nicht weiter.
- Er äußert, sich schwach, müde und kraftlos zu fühlen.
- Es störe ihn sehr, dass er sich manchmal an die einfachsten Dinge nicht erinnern könne und seine Aufmerksamkeit so schlecht sei, dass er sich kaum in der Lage sehe, anderen Menschen zuzuhören. Deshalb mieden ihn einige Patienten bereits.
- Manchmal kommt es dazu, dass er Dinge verwechselt, z.B. Schraubendreher und Hammer. Er sagt dann, er habe nicht richtig hingesehen.

Nennen Sie stichpunktartig, welche Fertigkeiten hypothetisch eingeschränkt sind:

- Funktionelle Details des Gegenstands erkennen
- Sequenzierung von Handlungen und Bewegungsabläufen
- Mechanisch-funktionelles Problemlösen
- Komplexität einer Handlung
- Awareness
- Belastbarkeit
- Ausdauer

Erklären Sie den Begriff „funktionelle Details“ ausführlich mit Beispielen:

Funktionelle Details sind Elemente, die für die Verwendung des Gegenstands essentiell sind und ihm seine Funktion geben.

Detail	Zweck
Deckel	verschließt die Flasche
Öffnung	lässt Flüssigkeit heraus
Schraubrand	hält den Deckel über der Öffnung fest auf der Flasche
Etikett	informiert über Inhalt
Bauch der Flasche	daran wird die Flasche gefasst
Farbe und Konsistenz der Flüssigkeit	informiert über Inhalt
Flüssigkeitspegel	informiert über Füllmenge der enthaltenen Flüssigkeit
Boden der Flasche	gibt der Flasche Standfläche
Einbuchtung im Übergang vom 1/3 der Flasche zum Flaschenbauch mit noppiger Oberfläche	hilft, die Flasche besser festzuhalten

Nennen Sie mögliche Grobziele und Begründung:

Informelle Awareness	Verständnis für das Problem und Hinweise
Globale Awareness	Tatbestand integrieren
Verbesserung der psychischen Verfassung	Herr K. macht sich große Sorgen um seine Zukunft und die seiner Familie. Diese Problematik sollte mit dem Klienten auch in einem gesonderten Setting noch einmal aufgegriffen werden. Psychotherapeutische Intervention sollte zur Unterstützung des Klienten in Betracht gezogen werden.

7.10.2 Fallbeispiel 2: Förderung kognitiver Funktionen bei Schizophrenie

Welche Rahmensettings sind im Allgemeinen bei der Diagnose Schizophrenie zu empfehlen?

Behandlungsverfahren	Arbeitstherapie
Sozialform	Einzeltherapie in der offenen Werkgruppe
Methode	Kompetenzzentrierte Methode
Medium	Holz
Begründung	Tages- und Handlungsstruktur

Welche Begründung für die Wahl des EM Holz haben Sie?

- Arbeiten mit Holz bietet sich für Menschen an, die Struktur im Arbeitsprozess benötigen.
- Die Arbeitsschritte erfolgen in einer durch das Material bestimmten Reihenfolge. Sie sind stets von grob nach fein aufgegliedert, was bei psychisch „ausufernden" Krankheitsbildern auch die Übertragung in den Alltag bedeuten kann. Der Klient lernt strukturiertes Vorgehen, was sich ebenfalls positiv auf den Realitätsbezug und weitere psychische Fähigkeiten auswirkt. – Zuerst steht ein Grundgerüst, dann kommen die Feinheiten.
- Das Hantieren mit dem Medium Holz kann über eine schriftliche Anleitung vermittelt werden (▶ Beachten Sie: Kulturtechniken müssen angewendet werden). Die Umsetzung der Anleitung kann der Therapeut variieren und adaptieren, sodass sie den individuellen Bedürfnissen des Klienten und den jeweiligen Therapiezielen angepasst werden kann. Beispiel: Arbeitsschritte in Stichpunkten, ausformuliert mit oder ohne Bebilderungen, Skizzen oder ähnliche Arbeitshilfen
- Holz bietet dem Klienten Widerstand und dadurch die Möglichkeit, seinen Körper in der Umwelt besser zu spüren. Das Medium Holz ist somit ein Vermittler „objektiver" Realität. Die Indikation hierfür ergibt sich aus dem Krankheitsbild Schizophrenie.
- Pausen können jederzeit stattfinden, ohne dass das Arbeitsergebnis in Gefahr gerät. Der Klient wird nicht unter Druck gesetzt, Zeitdruck reduziert.
- Das Arbeitsergebnis wiederum lässt sich an Richtlinien festmachen oder an Beispielarbeiten veranschaulichen und ist somit – auch selbstständig – überprüfbar.
- Die Beurteilung liegt nicht im Ermessen einer Person und bietet somit eine schlechte Grundlage für paranoide Gedanken oder Diskussionen.

- Kleine Fehler können vom Klienten kaschiert werden, größere eher schlecht. So erfordert das EM Holz in der Verarbeitung eine gewisse Konzentration und beansprucht die Frustrationstoleranz.
- Der Klient ist ggf. mit dem Medium vertraut, da er in der Schule oder im Alltag bereits mit Holz gearbeitet hat. Es bietet ihm dadurch Sicherheit.
- Im gesamten Arbeitsprozess können Tipps und Tricks ausgetauscht werden.

Nennen Sie Grobziele des Klienten:

Die Ziele werden hier als Grobziele formuliert. Die individuelle Zielbenennung sollte SMART erfolgen:

- Förderung der Konzentration
- Förderung der Merkfähigkeit
- Förderung der Ausdauer
- Stabilisierung und Erweiterung von Grundarbeitsfähigkeiten
- Förderung der sozialen Fertigkeiten wie Sprache und Realitätserleben
- Herr X. spricht einen vollständigen Satz.

Welchen Arbeitsauftrag geben Sie dem Klienten und wie gestalten Sie Ihre Anleitung?

Der Therapeut formuliert seinen Arbeitsauftrag wie folgt: Stellen Sie einen „Turm von Hanoi“ nach schriftlicher Anleitung und Skizze her. Arbeiten Sie dabei nach den Richtlinien der Holzbearbeitung, die Sie im Werkraum ausgehängt finden. Schreiben Sie die Richtlinien als ersten Arbeitsschritt auf einen Zettel. So können Sie Ihre Arbeitsschritte selbstständig überprüfen und selbstständig abhaken. Die Farben zur Oberflächengestaltung sollen gelb und blau sein.

Holzart	Sperrholz? Balsaholz
Maße des Werkstückes	Grundplatte: 1 Stck. à 20 cm Länge × 12 cm Breite × 1,5 cm Höhe Spielsteine: Die Höhe soll jeweils 0,5 cm betragen. A = 5 cm × 5 cm × 0,5 cm B = 4,5 cm × 4,5 cm × 0,5 cm C = 4 cm × 4 cm × 0,5 cm D = 3,5 cm × 3,5 cm × 0,5 cm E = 3 cm × 3 cm × 0,5 cm Rundstäbchen: 3 Stck. à 0,6 cm Durchmesser + 6 cm Länge

Richtlinien zur Holzbearbeitung	– angemessener Arbeitsplatz – keine unnötigen Materialien auf dem Tisch – Materialien befinden sich in den beschrifteten Schränken – elektrische Geräte nur mit Geräteschein oder nach Absprache benutzen – Restekiste – Faustregel: Sägen – Schleifen – Wässern – Schleifen – Schleifen von grob nach fein, grobkörniges Schleifpapier hat die Körnung z.B. 80, mittlere Körnung z.B. 120 und feinkörniges 240 oder eine höhere Körnung – Schleifen in Faserrichtung des Holzes – Das Wässern erfolgt nach dem Feinschliff. – Wässern: Auftragen des Wassers mittels eines feuchten (nicht triefenden) Schwammes – Gefahrenschutz: Beseitigen Sie rutschigen Holzstaub und Wasser. – Säubern Sie benutztes Werkzeug und sortieren Sie es zurück.

Welche Materialien müssen Sie im Rahmen Ihrer Therapieplanung zur Verfügung stellen?

Arbeitsauftrag und Anleitung	Lineal	Schwamm
Skizze	Holz	Schleifpapier in diversen Körnungen
Radiergummi	Rundhölzer	Holzlack, Sprühlack
Bleistift	Dekupiersäge	Holzleim
		Bohrer in Größe 6; Bohrergröße entspricht dem Durchmesser der Rundhölzer
Papier	Laubsäge	Farben zur Oberflächengestaltung

Welche Art von Skizze stellen Sie dem Klienten als Arbeitshilfe bereit?

1. Grundplatte mit 20 cm Länge × 10 cm Breite × 1,5 cm Höhe

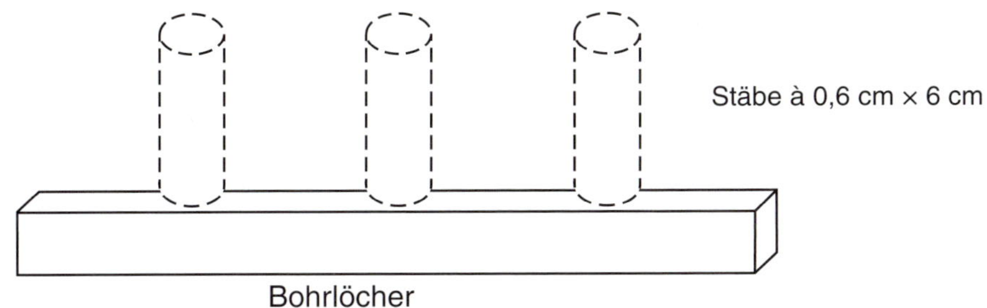

2. Spielsteine (nicht maßstabsgetreu)

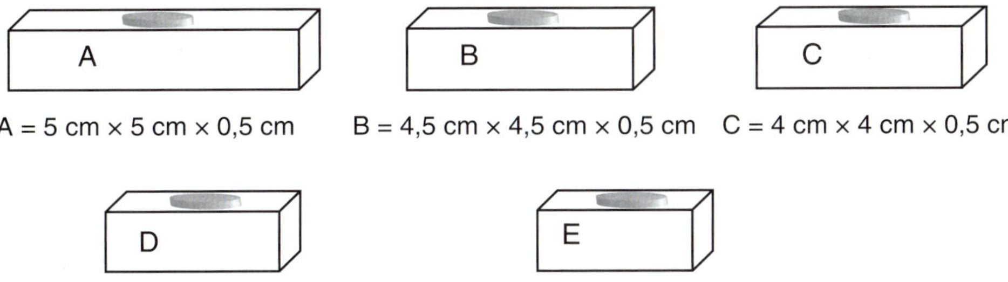

D = 3,5 cm × 3,5 cm × 0,5 cm

E = 3 cm × 3 cm × 0,5 cm

Basisarbeitsschritte beim Herstellen der Grundplatte:

1. Arbeitsplatz einrichten
2. Holzauswahl
3. Arbeitsplatzwechsel zum Sägen an der Dekupiersäge
4. Bohren
5. Schleifvorgang
6. Aufleimen der Rundhölzer
7. Endbearbeitung

Basisarbeitsschritte beim Herstellen der Spielsteine:

1. Holzauswahl
2. Übertragen der Maße auf das Holz
3. Sägen mit der Laubsäge
4. Bohren
5. Schleifvorgang
6. Endbearbeitung

Benötigte Materialien:

- Arbeitsauftrag und Anleitung
- Skizze
- Radiergummi
- Bleistift
- Schleifpapier in diversen Körnungen
- Papier
- Lineal
- Holz
- Dekupiersäge
- Notizen „Richtlinien der Holzbearbeitung“

Wie leiten Sie den Klienten zielorientiert an?
Der Arbeitsauftrag auf der folgenden Seite kann für die Arbeit mit Klienten verwendet werden.

Wie erstellen Sie eine Arbeitsanleitung zur Durchführung der ersten Einheit?
Sie geben dem Klienten eine ganzheitliche, multimodale Anleitung mit schriftlichen, verbalen und demonstrativen Anteilen, um ihn „dort abzuholen, wo er ist.“

Wie könnte der verbale Teil des Arbeitsauftrags für die erste und zweite Therapie-Einheit lauten?
Stellen Sie einen „Turm von Hanoi“ nach schriftlicher Anleitung und Skizze her. Arbeiten Sie dabei nach den Richtlinien der Holzbearbeitung, die Sie im Werkraum ausgehängt finden. Schreiben Sie die Richtlinien als ersten Arbeitsschritt auf einen Zettel. So können Sie Ihre Arbeitsschritte selbstständig überprüfen und selbstständig abhaken. Die Farben zur Oberflächengestaltung sollen gelb und blau sein.

Warum stellen Sie dem Klienten einen nonverbalen Teil des Arbeitsauftrags zur Verfügung?
Im Rahmen Ihrer nonverbalen Anleitung stellen Sie dem Klienten zur Selbststrukturierung und Strukturierung seiner Handlungs- und somit auch Gedankenabläufe eine Liste zum Abhaken zur Verfügung. Diese Nutzung schriftlicher Anleitungen erhöht zusätzlich die Selbstständigkeit und Selbstwirksamkeit, indem der Klient u.a. nicht immer „jemand anderen fragen muss, weil er es selbst nicht mehr weiß.“

Wie könnte ein Arbeitsauftrag für die erste Therapie-Einheit beispielsweise aussehen?

> **Hinweis:** Eine schriftliche Anleitung hat viele Vorteile. Wie kann sie dafür übersichtlich und klar strukturiert werden? Welche Information wollen Sie als Therapeut in welcher Form darreichen und welche Handlungen soll der Klient dadurch leichter umsetzen? Welche Hilfestellung kann die Anleitung enthalten, z.B. im Hinblick auf aktive Handlungsanteile des Klienten (Punkte abhaken, eigene Notizen anfertigen, eine eigene Anleitung anhand der Umsetzung seines Handwerks fertigen)?

Hier sehen Sie eine mögliche Darreichungsform eines Arbeitsauftrags sowohl optisch als auch inhaltlich an das Fallbeispiel adaptiert:

Arbeitsauftrag der ersten Therapie-Einheit:

1. Lesen Sie den Arbeitsauftrag und die Arbeitsanleitung und besprechen Sie aufkommende Fragen mit Ihrem Therapeuten.
2. Schreiben Sie sich die Richtlinien zur Holzbearbeitung auf einen Zettel. So können Sie Ihre Arbeitsschritte selbstständig überprüfen und selbstständig abhaken.
3. Fertigen Sie zuerst die Grundplatte.
4. Richten Sie Ihren Arbeitsplatz mit den nötigen Werkzeugen und Materialien ein.
5. Wählen Sie ein den angegebenen Maßen entsprechendes Holzstück und übertragen Sie die Maße.
6. Sägen Sie die Grundplatte an der Dekupiersäge – melden Sie sich vorher bei dem Therapeuten, um eine Einweisung zu erhalten.
7. Reflektieren Sie das Ergebnis der Einheit zusammen mit dem Therapeuten.

Arbeitsauftrag der zweiten Therapie-Einheit:

1. Beendigung der Arbeitsschritte der ersten Einheit
2. Bohren der Löcher für die Rundhölzer an der Standbohrmaschine nach vorheriger Anleitung
3. Schleifen
4. Wässern

Nennen Sie weitere Arbeitsschritte, die Sie für die weiteren drei Therapie-Einheiten in Betracht ziehen würden. Beachten Sie das Leistungsprofil bzw. die Fallvorstellung des Klienten hierfür.

Dritte Therapie-Einheit:

1. Feinschliff der Grundplatte
2. Aufleimen der Rundhölzer
3. Holzauswahl für die Herstellung der Spielsteine
4. Grobschliff der Holzplatte
5. Beginn: Übertragen der Spielsteinmaße auf das Holz
6. Reflektieren mit dem Therapeuten

Vierte Therapie-Einheit:

1. Beenden: Übertragen der Spielsteinmaße
2. Aussägen per Laubsäge
3. Bohren der Löcher
4. Reflektieren mit dem Therapeuten

Fünfte Therapie-Einheit:
1. Schleifen und Wässern
2. Endbehandlung: Lackieren der Grundplatte
3. Feinschliff der Steine
4. Endbearbeitung: Lackieren der Spielsteine
5. Reflektieren mit dem Therapeuten

Wie könnten Sie die therapeutischen Anforderungen ziel- bzw. klientenzentriert erhöhen? Beispiele:

- Der Klient sucht ein einfaches Spiel zur Herstellung aus.
- Der Klient wählt aus drei Möglichkeiten aus.

7.10.3 Fallbeispiel 3: Förderung selbstständigen Handelns (Zeitmanagement)

Das folgende Beispiel zeigt, wie das therapeutische Handeln und Arrangieren des Therapiesettings durch die Zielvorgabe der zeitlichen Strukturierung adaptiert wird, sodass für den Klienten eine Situation entsteht, in der er praktisch und im geschützten Rahmen die Wirkung von „Pünktlichkeit und Zuverlässigkeit" bzw. „Zeitmanagement" erfahren kann.

Folgende Planungspunkte können Sie als Therapeut adaptieren, sodass der Klient sich selbst helfen kann:

- zeitliches Setting (Länge der Therapieeinheit)
- zeitliche Strukturierung der Therapieeinheiten (Umfang bezüglich Länge und Häufigkeit der Pausen
- psychische Strukturierung durch Selbstwahl der Pause oder Vorgabe von festgelegten Pausenzeiten durch den Therapeuten sowie Möglichkeiten zur inhaltlichen Gestaltung der Pause

Beschreibung der Einheiten:

- eine Einheit à 45 min., anschließend 45 min. Pause
- Arbeitszeit insgesamt: 3 Stunden

Die Räumlichkeiten und der Arbeitsplatz sind dem Klienten durch seinen Aufenthalt bereits grob bekannt.

Die Pausenabsprache:

Führen Sie zu Beginn bzw. zur Vorstellung des Arbeitsauftrags die Absprache durch.

Möglichkeiten der Pausengestaltung:

- Einhaltung fester Pausenzeiten
- Selbstständige Wahl der Pausen
- Mischform aus festen Pausenzeiten und selbstgewählten Pausen

Eine genaue Pausenabsprache bezüglich eventueller Zusatzpausen kann zu Anfang der Therapieeinheit besprochen werden (je nach Bedarf).
Die realistische Selbstwahrnehmung des Klienten wird durch den Therapeuten begleitet, z.B. durch Formulierungen wie „Achten Sie auf sich. Wenn Sie erschöpft sind, nehmen Sie sich Pausen."

Detaillierte Beschreibung der ersten Therapieeinheit:

Grobe Arbeitsschritte:
1. AP einrichten
2. Holzauswahl
3. Arbeitsplatzwechsel zum Sägen an der Dekupiersäge

- Der Therapeut begrüßt den Klienten und legt ihm den Arbeitsauftrag an seinem Arbeitsplatz vor.
- Der Therapeut fordert den Klienten zum Lesen des Arbeitsauftrags auf.
- Der Therapeut erwartet, dass sich der Klient bei Fragen selbstständig an den Therapeuten wendet.
- Der Therapeut vergewissert sich, dass der Arbeitsauftrag verstanden wurde: Dafür lässt er den Klienten die Arbeitsschritte grob erklären.
- Der Therapeut sichtet zusammen mit dem Klienten die Werkzeuge. Er bespricht mit ihm die auf der Anleitung aufgelisteten Werkzeuge. Zusätzlich weist er auf die Beschriftung der Werkzeugschränke hin, lässt sich die benötigten Materialien und Werkzeuge an ihrem ausgeschriebenen Platz zeigen bzw. lässt den Klienten erinnern, wo sich die Materialien befinden.
- Der Therapeut fordert den Klienten auf, sich bei Unsicherheiten hinsichtlich der Funktion etc. der Materialien und Werkzeuge Notizen auf der Arbeitsanleitung zu machen.
- Der Therapeut erinnert an das Abschreiben der Richtlinien zur Holzbearbeitung als weitere Maßnahme zur Selbstüberprüfung des Klienten.

- Der Therapeut erwartet, dass der Klient seinen Arbeitsplatz einrichtet und sich bei aufkommenden Fragen an den Therapeuten richtet. Er fordert den Klienten auf, auch bei Mitklienten Tipps und Tricks für die Holzverarbeitung einzuholen.
- Der Therapeut unterrichtet den Klienten über die Notwendigkeit, sich vor dem AP-Wechsel zur Dekupiersäge bei dem Therapeuten zu melden, um eine Anleitung zur Bedienung der Säge zu erhalten.
- Der Therapeut erwartet, dass sich der Klient an diese Anleitung hält, achtet jedoch auf ihn und interveniert bei Bedarf.
- Der Therapeut erklärt auf „Meldung" des Klienten den Umgang mit der Dekupiersäge verbal und veranschaulicht die Erklärung kurz mit einem Probeholzstück.
- Der Therapeut überwacht die ersten Versuche des Klienten an der Säge und entfernt sich in die mittelbare Umgebung, wenn er keine Gefahr im Umgang damit sieht.
- Der Therapeut achtet auf die Zeit und weist auf das Ende der ersten Einheit hin.
- Der Therapeut erwartet, dass der Klient die Werkzeuge und den AP säubert und zurücksortiert. Er weist ihn ggf. darauf hin.
- Der Therapeut reflektiert die Einheit mit dem Klienten ergebnisorientiert.

8. EM Linoldruck

Was ist Linoleum?

Es handelt sich um einen faserverstärkten Kunststoff, der als Platte in unterschiedlichen Härtegraden existiert. Die Bezeichnung „Linoleum oder Linol“ setzt sich aus den lateinischen Begriffen linum „Lein“ und oleum „Öl“ (Leinöl) zusammen, das neben Korkmehl und Jutegewebe der wichtigste Grundstoff für das Linoleum ist. Linol wird als Platte u.a. als Bodenbelag verwendet. Es wirkt bakteriostatisch und fungizid aufgrund der kontinuierlichen Aldehydausdünstung und wird deswegen u.a. in Räumlichkeiten mit höheren hygienischen Anforderungen verwendet. Beim Herstellungsprozess wurden früher Blei und Kobalt verwendet. Heutzutage wird Mangan genutzt.

Linol als Handwerk

Der Linoldruck ist eine grafische Technik, die mittels Hochdruckverfahren arbeitet und im Prinzip dem Holzschnitt gleicht. Wie im Holzschnitt wird daher auch hier in eine Linoleumplatte mit speziellem Werkzeug ein Negativmuster in das normalerweise relativ feste Linoleum geschnitten. Das fertige Muster wird mit Farbe überwalzt und dann auf Papier gedruckt. Dabei wird die an den erhabenen Stellen haftende Farbe auf das Papier übertragen. Aus Linol lassen sich Stempel im Negativ- oder Positivrelief herstellen. Künstler wie Pablo Picasso haben mit Linolschnitt gearbeitet.

Die Druckplatte kann zum Anfertigen von Postkarten, Postern, Stoffbeuteln oder zum Papierbedrucken genutzt werden.

Das Erscheinungsbild entspricht dem klassischen Bild eines Druckes.

8.1 Therapierelevanz: Bio-psycho-soziale Effekte auf den Menschen

- Linoldruck ist ein manuelles Handwerk, das ohne den Einsatz elektrischer Werkzeuge durchgeführt werden kann. Allerdings kommen scharfe Schnitz- und Schneidwerkzeuge zum Einsatz, die ein gewisses Gefahrenbewusstsein erfordern. Linoldruck ist somit gut geeignet für Klienten, die bereits mit gehobenen Anforderungen an Arbeitsschutz, Komplexität und Arbeitsfähigkeiten umgehen können. Im Vergleich dazu sind die Anforderungen an den Werkzeuggebrauch beim EM Holz höher.
- Die Schnitzwerkzeuge schaffen emotionale Distanz zum Objekt auf psychosozialer Ebene.
- Der Werkzeuggebrauch fördert motorisch-funktionelle, koordinative und räumlich-visuelle Fähig- und Fertigkeiten.
- Es kann ausdruckszentriert beim Design und Herstellen der Skizze sowie beim Umsetzen der Stempelherstellung gearbeitet werden, jedoch mit einem kompetenzzentrieren Schwerpunkt. Fähigkeiten wie Sorgfalt, Genauigkeit und Hand-

lungsplanung sind im hohen Maße nötig, um einen genauen Übertrag von der Skizze auf das Linoleum bis hin zum fertigen Stempel zu gewährleisten.

- Zum Herstellen des Stempels aus Linoleum sind räumlich-visuelle und räumlich-konstruktive Fertigkeiten erforderlich. Diese sind besonders beim Schnitzen des Stempels bzw. beim Planen und Durchführen des Schnitzens von Nöten.
- Beim Erstellen von Motiven wie Schriftzügen ist zu beachten, dass die Ausfertigung spiegelverkehrt erfolgen muss, um ein korrekt lesbares Ergebnis zu erzielen. Dies „er-fordert" Konzentration, Umstellungsfähigkeit, psychische Ausdauer, die Anwendung von Kulturtechniken sowie insbesondere räumlich-visuelle und konstruktive Fertigkeiten.
- Planungsfähigkeit bzw. Handlungsplanung wird benötigt, denn der Hersteller muss sich für eine Art des Drucks (Hoch- oder Tiefrelief) entscheiden und demensprechend auf seiner Skizze kennzeichnen, welche Flächen entfernt werden müssen bzw. wo Linien eingekerbt werden.
- Das Herstellen des Stempels ist jederzeit unterbrechbar und somit auch geeignet für Klienten, die ihre Belastungsgrenze einschätzen lernen müssen bzw. ihre Belastbarkeit erproben wollen.

8.2 Komplexität der Technik: Herstellen eines Drucks mit einem Stempel

Die Komplexität, der technische und zeitliche Aufwand sowie der Materialbedarf richten sich nach der Größe des Objekts, besonders aber nach dem Motiv bzw. den Details. Dem Handwerk eigen sind besondere kognitive Anforderungen: In der Stempelherstellung müssen Schriftzüge gespiegelt auf den Stempel übertragen werden. Zahlreiche und schwierig herzustellende Details stellen höhere Anforderungen an den Hersteller beim Gestalten eines Tiefreliefs sowie bei der Umsetzung des Drucks.

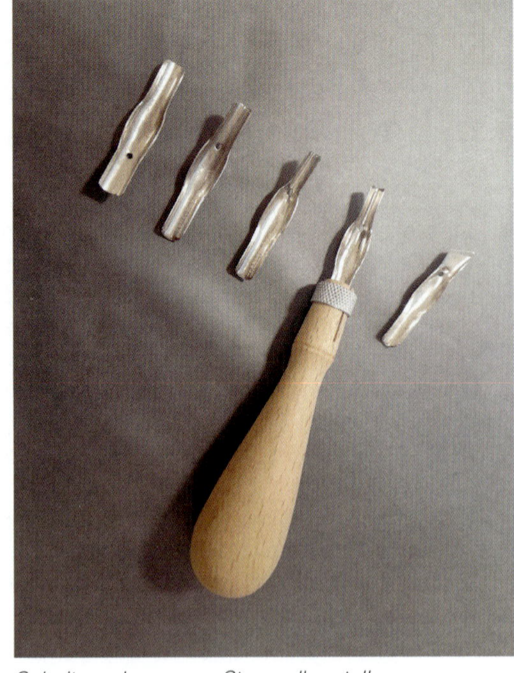

Schnitzwerkzeug zur Stempelherstellung

Die Schwierigkeitsgrade variieren bei der Stempelherstellung von leicht beim Herstellen eines Positivreliefs mit wenigen Linien eines kleinen Stempels über einen mittleren Schwierigkeitsgrad beim Herstellen eines Negativreliefs für Postkartendrucke bis hin zu großen Drucken im Posterformat mit Detailreichtum, besonders beim Negativrelief, welches relativ dünne Flächen als abdruckbare Linien aufweist.

8.3 Spezielle Fachbegriffe und funktionelle Details der Arbeitsmaterialien

Fachbegriffe	Verwendung und Wirkung
Relief	Ein Relief ist ein bildhauerisches Element; durch Erhebungen oder Vertiefungen wird eine Form gestaltet.
Negativdruck	Es werden relativ dünne Flächen als abdruckbare Linien hergestellt.
Positivdruck	Es werden Vertiefungen in die Oberfläche eingefügt. Die Umgebung wird im Druck repräsentiert.

8.4 Werkzeugkunde

Fachbegriffe	Verwendung und Wirkung
Linoleumplatte bzw. Linolplatte	– Platte zum Herstellen eines Drucks
Farbwalze am Griff	– zum Auftragen der Farbe auf die Linoldruckplatte bzw. den Linolstempel
Schnitzwerkzeug	– zum Herstellen eines Hoch- oder Tiefreliefs – z. B. Flachausheber, Geißfuß, Konturenmesser
Flachausheber verschiedener Größen	– Schnitzwerkzeug – zum Ausheben von verschieden breiten Linien und Flächen
Geißfuß	– Schnitzwerkzeug – zum Herstellen dünner Linien
Riller	– Schnitzwerkzeug – zum Herstellen gleichmäßig dünner Linien und Punkte
V-Beitel	– Schnitzwerkzeug
U-Beitel	– Schnitzwerkzeug
Hohleisen	– Schnitzwerkzeug
Konturenmesser	– Schnitzwerkzeug – zum Zuschnitt von Platten – zum Vorschneiden scharfer Kanten

8.5 Praktische Durchführung – Basistechnik Druckherstellung

Der Linoldruck erfordert diverse Arbeitsschritte (Herstellen des Stempels und des Drucks).

8.5.1 Basistechnik: Herstellen eines Druckstempels

Es gibt zwei verschiedene Techniken des Stempelherstellens: einmal den Negativdruck bei Anfertigung eines Negativreliefs sowie den Positivdruck bei Anfertigung eines Positivreliefs.

Drucktechnik	Negativdruck	Positivdruck
Erscheinungsbild	– Ausgehobene Linien bleiben beim Druck weiß bzw. ohne Druckfarbe. – Insgesamt dominieren flächig bedruckte Bereiche.	– Flächen werden ausgehoben, um Linien stehen zu lassen. – Insgesamt dominieren Linien und kleinere bedruckte Flächen. – Der Hintergrund bzw. weiße Flächen dominieren.
Herstellung	– Es werden mit Schnitzwerkzeug Linien und Punkte ausgehoben.	– Es werden mit Schnitzwerkzeug Flächen bzw. flächigere Bereiche ausgehoben.

Der Stempel wird geschnitzt und das fertige Objekt auf einen Holzblock geklebt.

Grundsätze beim Schnitzen von Objekten:

- Arbeiten Sie von grob nach fein.
- Je kleiner die Nummer des Werkzeugs, desto geeigneter ist es für feine Arbeiten mit geringem Durchmesser der Linien.
- Erwärmen Sie das Linol für eine bessere Bearbeitung auf der Heizung.
- Vermeiden Sie zu kleine Details. Beachten Sie, welche Konturen am deutlichsten zu sehen sein sollen.
- Machen Sie während der Herstellung Probedrucke, um das Druckergebnis zu optimieren. Konkret können Sie überprüfen, welche Linien und Flächen noch entfernt werden sollten.

Aufgrund möglicher Staubentwicklung ist der entsprechende Arbeitsschutz wichtig:

- Sorgen Sie für einen angemessen belüfteten Arbeitsplatz.
- Entfernen Sie regelmäßig Staub.
- Tragen Sie, um das Einatmen von Stäuben zu vermeiden, einen Mundschutz.

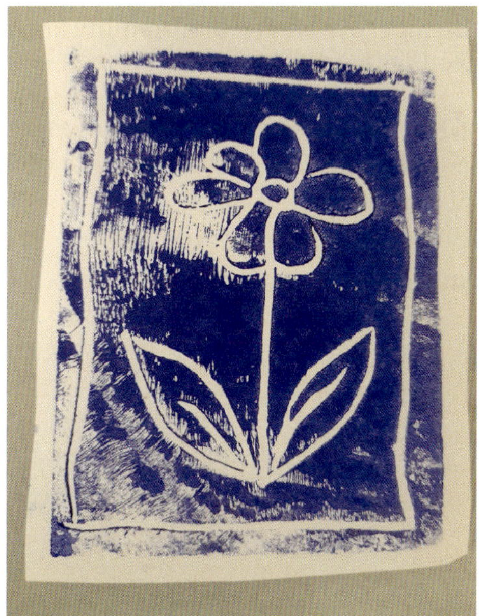

Negativdruck

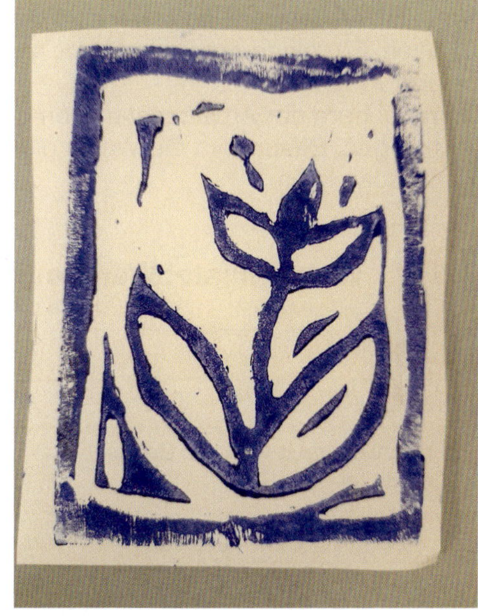

Positivdruck

8.5.2 Herstellung eines Drucks mit einem Stempel

Farbauftrag

Praxis-Tipp: Denken Sie an eine Unterlage zum Sauberhalten von Tischen und Arbeitsflächen. Beim Einrichten des Arbeitsplatzes sollten Flächen, auf denen der Druck ausgeführt wird, mit Zeitungen oder Plastikfolie ausgelegt und mit Klebeband fixiert werden.

Auf einer Druckplatte aus Kunststoff wird die Farbe aufgetragen. Nun rollen Sie die Farbe gleichmäßig mit minimalem Druck auf der Gummiwalze aus, sodass sie sich über die benötigte Fläche verteilt.

Anschließend verwenden Sie die Druckwalze, um den Linolstempel mit der Farbe einzuwalzen, bis die gesamte Druckfläche des Stempels mit Farbe bedeckt ist. Legen Sie nun den zu bedruckenden Papierbogen oder den Stoff auf die Unterlage.

Im Anschluss legen Sie den Linolstempel auf den zu bedruckenden Untergrund und drücken den Stempel an. Drehen Sie Stempel und Papier vorsichtig, sodass die Papierseite oben aufliegt. Schließlich wird das zu bedruckende Papier für ein optimales Farbergebnis mit dem Handrücken, einem Bleistift oder einem Bügeleisen auf den Stempel gedrückt.
Zur Kontrolle des Druckergebnisses können Sie das Papier bis zur Hälfte anheben und schauen, ob die Druckfarbe auf alle Bereiche gleichmäßig übertragen wurde. Nun können Sie das Papier vorsichtig vom Stempel abnehmen und zum Trocknen ablegen. Für einen erneuten Druck muss die Platte erneut wie beschrieben eingefärbt werden.
Zum Säubern der Arbeitsmaterialien genügt es, die Platte und Walze mit Wasser zu reinigen. Besonders die Walze gilt es sorgfältig zu trocknen, damit sich kein Rost bilden kann.

8.6 Materialliste: Werkzeuge, Hilfsmittel und Zubehör

Material	Anzahl
Linolplatte	n. B.
Schnitzwerkzeug wie zum Beispiel: – V-Beitel – Hohleisen – U-Beitel	n. B.
Klebeband zum Fixieren des Zeitungspapiers oder Plastikfolie auf der Arbeitsfläche	n. B.
Zeitungspapier oder Plastikfolie zum Abdecken der Arbeitsfläche gegen Verschmutzung	1
Papier oder ähnliches Material für den Druck	n. B.
Druckfarbe	1
Druckpresse oder Druckplatte aus Kunststoff	1
Farbwalze	1
Bleistift	1
Weißstift	1
Rutschfeste Unterlage	1
Holzblock, um den Stempel darauf zu kleben, bessere Greifbarkeit	1 pro Stempel
Holzleim	1
Kohlepapier oder Pauschpapier zum Motivübertrag	1

8.7 Planung: Überlegungen vor Beginn des Linolschnitts und -drucks

Vorab: Eine wichtige Aufgabe des Therapeuten bei der Durchführung des Linoldrucks besteht darin, für die physische Sicherheit zu sorgen. Linol bietet, trotz geringer Größe der Werkzeuge, ein hohes Verletzungsrisiko für die distalen Extremitäten. Beachten Sie deshalb in der Planung, welche Maßnahmen des Arbeitsschutzes dringend umgesetzt werden müssen.

- Aufgrund der Staubentwicklung ist ein adäquat belüfteter Raum wichtig.
- Der Raum sollte regelmäßig gereinigt werden, ggf. mit einem Festool-Staubsauger.
- Verwenden Sie einen Mundschutz und eine Schutzbrille.
- Sorgen Sie für eine angemessene Beleuchtung des Raums.
- Das Verwenden von Schnitzwerkzeugen erhöht die Verletzungsgefahr: Instruieren Sie Ihren Klienten daher sorgfältig hinsichtlich Werkzeuggebrauch und Gefahrenschutz.
- Stellen Sie Ihre Aufsichtspflicht sicher und lassen Sie Klienten an bestimmten Werkzeugen nicht ohne mittelbare Aufsicht.

Planungspunkt Form und Gestaltung:

- Was für ein Werkstück wird hergestellt?
- Welchen Zweck soll das Werkstück erfüllen?
- Welche Art von Reliefs wird verwendet?

Planungspunkt Skizze:

- In der Arbeitstherapie empfiehlt sich eine schematische Skizze mit genau festgelegtem Aussehen des Stempels. Beim Herstellen der Skizze ist zu beachten, dass die Schrift und das Motiv spiegelbildlich sind.

Planungspunkt Durchführung des Linoldrucks:

- Welche Maßnahmen des Arbeitsschutzes sind notwendig?
- Welche Maßnahmen der therapeutischen Adaption und/oder der Ökonomie sind erforderlich?
- In welchem Setting soll die Herstellung erfolgen?
- Welche Werkzeuge werden verwendet?

Beachten Sie, dass dieses Handwerk quasi aus zwei verschiedenen Herstellungsprozessen mit unterschiedlichen Anforderungen und genuinen Effekten besteht.

Die zwei Herstellungsprozesse sind:
- Herstellung des Stempels
- Herstellung des Drucks

- Welche Zielsetzungen werden durch die Herstellung des Stempels verfolgt?
- Wie erfolgt die Durchführung des Drucks?

Arbeitstherapeutische Richtlinien zur Linolbearbeitung:

- Angemessen organisierter, adaptierter Arbeitsplatz – keine unnötigen Materialien auf dem Tisch
- Anwendung von Arbeitsschutzmaßnahmen
- Materialien befinden sich in den beschrifteten Schränken
- Wässern: Auftragen des Wassers mittels eines feuchten (nicht triefenden) Schwamms
- Gefahrenschutz: Beseitigung rutschiger Späne
- Reinigung benutzter Werkzeuge und Einsortieren am Aufbewahrungsort.

Planungspunkt Arbeitsplatz (AP):

- ein AP zum Herstellen des Stempels bzw. der Druckplatte
- ein AP zum Herstellen des Druckes mittels Stempel

Maßnahmen des Arbeitsschutzes:

Aufgrund des Werkzeuggebrauchs besteht eine erhöhte Verletzungsgefahr gegenüber anderen Handwerken ohne scharfes Werkzeug. – Beachten Sie dies je nach Arbeitsumgebung und Klient.

- vom Körper wegarbeiten
- Linolplatte fixieren mit Haltehand, Schraubzwinge o.ä. adäquaten Materialien

8.8 Praxis: Arbeitsschritte und Ablauf der Stempelherstellung anhand von Beispielen

Herstellen des Drucks mit einem Stempel

Es handelt sich um eine komplexe handwerkliche Tätigkeit, die aus zwei Haupttätigkeiten besteht: Stempelherstellung und Druckanfertigung.

Arbeitsschritte, arbeitstherapeutisch orientiert:

1. Erhalt des Arbeitsauftrags
2. Sichtung des Materials
3. Auswahl des Materials
4. Gestaltung der Skizze inklusive: Kennzeichnung der auszuhebenden Flächen durch Schraffur und Maße
5. Einrichtung des Arbeitsplatzes (AP) zum späteren Herstellen des Stempels
6. Bereitlegen der Materialien, Hilfsmittel und Werkzeuge
7. Zuschnitt des Stempels
8. Einrichtung des Arbeitsplatzes (AP) zum späteren Herstellen des Drucks
9. Bereitlegen der Materialien, Hilfsmittel und Werkzeuge
10. Durchführung des Drucks
11. AP aufräumen

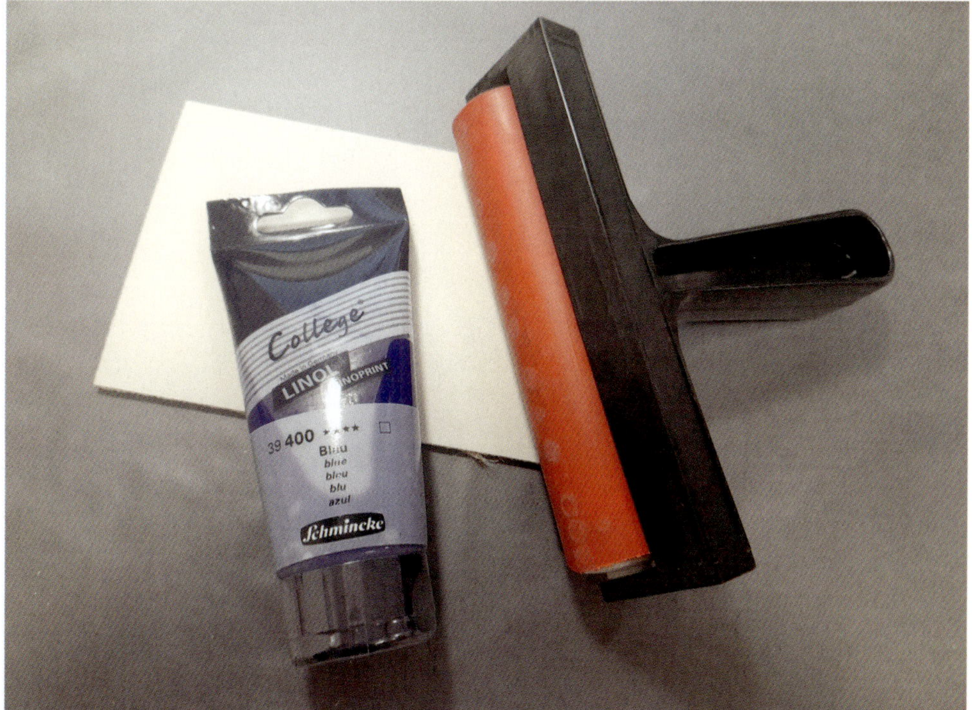

Linolschnitt – Farbauftrag mit Farbrolle, Linolplatten und Linolfarbe

9. EM Ton

Beim Material Ton handelt es sich um eine Erdschicht, die durch Verwittern, also Zersetzungsprozesse von Mineralien und Schlicksilikaten (sog. Schamott) entsteht. Ton ist somit eine natürlich vorkommende, erdige Masse aus zersetzten Steinen bzw. Mineralien. Bei entsprechendem Flüssigkeitsgehalt ist er vor dem Brennen plastisch und leicht verformbar, sodann lederhart und schließlich völlig ausgehärtet. Durch das Brennen im Ofen wird Ton bruchfest und die verschiedenen Farbvarianten von weiß, schwarz über lehmig-gelblich bis hin zu rötlich oder schwarz kommen zum Vorschein.
Seit der Steinzeit (ca. 2.000 v. Chr.) stellt der Mensch aus Ton Gefäße, Geschirr, Alltags- und Schmuckgegenstände her. Die Qualität, z.B. von Steingut oder Porzellan, ist abhängig von der Zusammensetzung des Werkstoffs. Gießen und plastisches Gestalten von Skulpturen sind ebenfalls möglich. Die wichtigsten Tonfarben nach dem Brennen sind weiß, braun und schwarz.

9.1 Therapierelevanz: Bio-psycho-soziale Effekte auf den Menschen

- Ton ist ein weiches, sich feucht anfühlendes Material und leicht formbar. Er ist ein Medium, das auch ohne Vorerfahrung oder spezielle Kenntnisse schnell angewendet werden kann.
- Ton kann kompetenzentriert genutzt werden. Meist erfolgt die Arbeit mit ihm jedoch ausdruckzentriert, ohne dass vorher ein festes Ziel vereinbart oder gesetzt werden muss. Produkte wie eine klassische „Daumenschale" laden dazu ein, diese individuell zu gestalten und dabei den Wahrnehmungsprozess im Rahmen der WZM (Wahrnehmungszentrierte Methode) in den Vordergrund zu stellen.
- Tonbearbeitung hat eine hohe Erlebnisqualität. Der Klient hat durch den oft direkten Kontakt der Hände mit dem weichen, deutlich kälter als Raumtemperatur verrwendeten Material eine direktere taktile und durch den erdigen Geruch des Materials auch olfaktorische Erfahrung mit dem Werkstoff. Das EM Ton unterscheidet sich somit deutlich von der Verarbeitung eines eher physisch harten Materials mit Werkzeugeinsatz.
- Durch direkten Kontakt mit dem Objekt und unmittelbare, starke, taktile Reize auf die Handinnenflächen baut der Klient i.d.R. schnell sowohl Objektbezug als auch Objektidentifikation auf und kann so durch Herstellung und Betrachtung des fertigen Produkts Gefühle eher spüren.
- Im weichen Zustand sieht Ton meist braun, dunkel, rötlich oder gräulich aus und klebt mitunter an den Handinnenflächen. Die Haptik ähnelt derjenigen von Schlamm, was von Menschen emotional unterschiedlich empfunden und bewertet wird. Weicher Ton lädt dazu ein, mit ihm zu matschen und Stadien der analen Phase nachzuholen. Er hat somit im Allgemeinen einen hohen Aufforderungscharakter. Je nach Charakter des Klienten kommt es auch vor, dass Ton

als Material abgelehnt wird: So gibt es die Phänomene der „taktilen Defensität“ oder des „analen Charakters“ bzw. der analen Entsagung, wonach Materialien, die fäkalienähnlich wirken können, diese Klienten mit ihren Ängsten sowie Abneigungen konfrontieren und dadurch primär vermieden werden.

- Die Bearbeitung von Ton besteht aus mehreren Arbeitsschritten mit verschiedenen Wirkungen auf die Psyche: Tonschlagen lädt dazu ein, den Körper über Kraftausübung deutlich zu spüren, Rollen und Walzen sind eher rhythmisierend und reduzieren den Gedankenfluss. Durch Kontakt der Haut werden Reize gesetzt, die über das limbische System gefühlstechnisch Handlung und Emotion verknüpfen. Mitunter kommt es zur Auslösung von Emotionen, die bei ähnlichen Reizen gespürt werden (emotionale Kopplung durch Konditionierung und Erfahrungen in der Kindheit).
- Psychomotorisch können Emotionen bei den unterschiedlichen Arbeitsschritten wie Tonschlagen, Rollen, Walzen und Bearbeiten gespürt und somit für den Klienten erleb- und bearbeitbar gemacht werden.
- Das Material Ton lässt sich verwenden, damit der Klient sich der Introspektion widmen kann. Durch die Arbeit mit Ton hat der Klient die Möglichkeit, seine Gedanken und Gefühle aufzudecken und zu erfahren – ausdruckszentrierte Methode (AZM) – und sich durch die Gestaltung des Objekts auszudrücken. In der Reflexion am Ende der jeweiligen Einheit sowie nach Fertigstellung des Objekts sollte gemeinsam sowohl ausdrucks- als auch prozessorientiert gearbeitet werden.
- Ton kann helfen „loszulassen“ und emotional von etwas „Abschied zu nehmen“. Dies geschieht zum Beispiel durch das Ritual, eine gestaltete, ungebrannte Tonfigur in Wasser, z.B. einem Bachlauf, aufzulösen und zu schauen, wie die Masse sich verflüssigt und davongetragen wird.
- Ton eignet sich auch für Menschen, die ihre physischen Fertigkeiten, z.B. Kraftdosierung, verbessern wollen – z.B. durch das Rollen von Ton zur Anwendung der Wulsttechnik.
- Klienten mit feinmotorischen Schwierigkeiten können von diesem Material profitieren, indem Kraftdosierung, diverse Gebrauchsgriffe wie Spitz-, Pinzetten- und Schlüsselgriff trainiert werden. Es können sich ähnliche Effekte wie bei der Arbeit mit Therapieknete einstellen. Fingerextensionen, Daumenmuskulatur und Handkraft stehen im Fokus des motorisch-funktionellen Behandelns.
- Die körperliche Belastbarkeit und Grobmotorik können ebenfalls durch das Hantieren mit Ton trainiert werden. Dies geschieht jedoch eher hintergründig durch eine spezielle Anpassung des räumlichen Settings, der Körperhaltung sowie einen entsprechend adaptierten Arbeitsauftrag zu einem großen Werkstück, bei dem viel Material verarbeitet werden muss. Auch die zeitliche Komponente ist durch gezielte Pausensetzung ein probates Mittel zur Belastungserprobung und -steigerung.
- Bimanuelles Hantieren bzw. die Hand-Hand-Koordination ist beim Durchführen der Handlungen wie Wülste rollen, dem Verbinden von Tonplatten und dem Formen von Gegenständen ohne Adaption und Hilfsmittel zwingend notwendig. Klienten mit Hemiparese oder Neglect sind im Sinne des Forced-Use-Konzepts

auf die Verwendung beider oberer Extremitäten angewiesen, sodass das EM Ton ein Mittel zum Zweck darstellen kann, um zu motivieren, die Extremitäten zu nutzen.

- Taktil wirken auf die Fingerkuppen intensive thermische und haptische Reize ein, die sich je nach Feuchtigkeitsgrad des Materials noch steigern lassen. So kann die Oberflächensensibilität im Herstellungsprozess gefördert werden. Zum Abbau einer taktilen Defensivität ist Ton aufgrund seiner Oberflächeneigenschaften weniger geeignet.
- Die kühlende Eigenschaft des Tons wirkt sich im Sinne einer Kryotherapie positiv auf entzündliche und/oder rheumatische Prozesse aus. Bei akuten rheumatischen Ereignissen gilt es, Ton aufgrund des hohen Materialwiderstands zu meiden und eher auf Therapieknete mit geringem Härtegrad sowie andere adäquate Therapietechniken zurückzugreifen.
- Arbeitsfähigkeiten wie Sorgfalt, Zeitmanagement, Arbeiten mit Zeitfenster, Ausdauer oder angemessene Selbsteinschätzung können in der Arbeitstherapie durch Ton angebahnt und gefördert werden, da die Tätigkeit nicht jederzeit unterbrechbar ist, weil das Material nur über einen bestimmten Zeitraum optimal bearbeitet werden kann. Weiterhin muss rechtzeitig dafür gesorgt werden, dass das Material nicht austrocknet und bearbeitbar bleibt. Bei entsprechenden Fähigkeiten handelt es sich um Grundarbeitsfähigkeiten, die durch Ton gut trainiert werden können.
- Für Unterbrechungen muss der feuchte Ton austrocknungssicher verpackt werden, sodass bereits vor der Therapieeinheit, abhängig von der Belastbarkeit des Klienten, durch Therapeut oder Klient die möglichen Handlungsschritte und Pausenzeiten geplant werden müssen. Auf diese Weise werden die Selbsteinschätzung und Planungsfähigkeit des Klienten trainiert bzw. reflektiert sowie zur Einschätzung der Leistungsfähigkeit therapeutisch erfassbar.
- Pausen sind also nur eingeschränkt möglich bzw. erfordern zusätzlichen Handlungsaufwand.
- Lernfähigkeit ist gefragt.
- Durch das häufige Wiederholen über das kleinhirn-orientierte motorische Lernen werden neue Lernkreisläufe gebahnt und aktiviert, sodass kognitiv Erlerntes verinnerlicht – ähnlich wie beim Erlernen des Schreibens –, abgespeichert und automatisiert werden kann. Prozesse des motorischen Lernens und Gedächtnisses können also aktiviert und gefördert werden. Das Training kognitiver und motorischer Automatisierungsprozesse interagiert zusätzlich mit der Qualität der Handlung. Je mehr Wiederholung im Lernprozess einer Technik, z.B. der Wulsttechnik, stattfindet, desto höher der Lerneffekt. Beachten Sie jedoch, dass der Klient wirklich Motivation und Interesse zeigen muss, damit diese Prozesse wirken können.
- Räumlich-visuelle Fähigkeiten und räumlich-konstruktive Fertigkeiten werden beim Herstellen sämtlicher Werkstücke gefördert – je komplexer die Form und je höher die Dreidimensionalität eines Objekts, desto intensiver. So ist z.B. bei einer Schatulle im Vergleich zum Weihnachtsbaumanhänger oder Schild die

räumlich-konstruktive Wahrnehmung deutlich intensiver gefordert, insbesondere wenn kognitiver Transfer zu leisten ist wie beim Umsetzen einer Skizze.

- Beim Erlernen der verschiedenen Verarbeitungstechniken ist eine gesteigerte Konzentrationsleistung erforderlich, während später bei Automatisierung des Herstellens der Knoten ein mittleres bis geringes Maß an Konzentration ausreicht. Für das alleinige Herstellen der Wülste und Platten benötigt der Klient insgesamt wenig psychische Kapazität, ähnlich wie bei anderen Bewegungsabläufen mit hohem Automatisierungspotential wie z.B. dem Stricken.
- Sorgfalt, Genauigkeit und Merkfähigkeit sind beim ausdruckszentrierten Arbeiten (AZM) mit Ton in einem eher niedrigen bis mittleren Ausmaß von Nöten als z.B. beim Werken mit dem EM Pappe und Papier, wo jeder Millimeter zählt. Je feiner und kompetenzzentrierter die Aufgabenstellung bzw. das herzustellende Produkt ist, desto mehr Sorgfalt, Genauigkeit und weitere instrumentelle Fähig- und Fertigkeiten werden benötigt.
- Planungsfähigkeit und Vorstellungsvermögen sind besonders beim Herstellen von Skulpturen mit ausladenden Elementen erforderlich. So müssen Elemente wie Arme bis zum Trocknen abgestützt, Verbundstellen feucht gehalten und Platten lederhart trocknen gelassen werden, damit die Stabilität später ausreicht.
- Es können Gefühle, Bedürfnisse und Gedanken ausgedrückt werden, die der Klient nicht verbalisieren kann.
- Gestalten mit Ton ist eine Möglichkeit, um sich selbstwirksam zu erleben.

9.2 Komplexität der Technik

Die Techniken variieren in Punkto Schwierigkeitsgrad, Zeitaufwand und Komplexität. Auch das benötigte Maß der physischen Skills variiert je nach Technik und ergotherapeutischer Methode. Ausdruckszentriertes Arbeiten, für das sich Ton sehr gut als Mittel eignet, benötigt tendenziell wenig elementare und fachspezifische Soft Skills wie Genauigkeit, Sorgfalt, Konzentrationsfähigkeit, Problemlösefähigkeit, technisches Verständnis und analytisches Denken. Im Gegensatz dazu stehen bei der Herstellung und Reflexion die Arbeitsfähigkeits-Items des Selbstbildes und die sozio-emotionalen Fähigkeiten häufig im Vordergrund der Therapie mit Ton.

9.3 Spezielle Fachbegriffe und funktionelle Details der Arbeitsmaterialien

Fachbegriffe	Verwendung und Wirkung
Schamott	– Kleine, harte Steinpartikel im Ton
Silikate	– Mineralien
Lederhart	– Wenn der Ton – je nach individueller Beschaffenheit variierend – ca. 5 Minuten trocknet, ist er lederhart. Nur wenn der Ton lederhart ist, kann die Plattentechnik erfolgreich angewendet werden. Ist der Ton noch feucht, verformen sich die einzelnen, verbundenen Platten z.B. eines Kästchens ungewollt.
Tonkiste	– Zum Aufbewahren von Ton eignet sich jede wasserundurchlässige, luftdicht verschließbare Tonne wie z.B. eine Plastikkiste aus dem Baumarkt
Engobe	– Farbe zum Oberflächenauftrag – Farbe, die durch das Anrühren mit flüssigem Tonschlicker eine kreideähnliche Struktur erhält. – Die Farbgestaltung ist in der Regel pastell. – Durch das Engoben findet keine Versiegelung statt; somit ist das Produkt nicht wasserfest oder frostresistent.
Schrühbrand	– Erster Brand des Produkts zur Festigung des Materials. – Beim ersten Brand, der auch als Schrühbrand bezeichnet wird, verdunstet physikalisch gebundenes Wasser. Er erfolgt unter langsam steigender Temperatur, etwa 60° bis 100° C pro Stunde. Sind etwa 600° C erreicht, gibt der Ton das gebundene Wasser ab. Bei etwa 950° C verfestigt sich der Ton. Beim Brennvorgang können alle Tonstücke direkt gestapelt werden. Nach dem Abkühlen auf 30° C (ca. 2 Tage) können die Scherben aus dem Ofen entfernt werden.
Glasurbrand	– Zweiter Brand zum Fixieren der vorher aufgetragenen Glasur – Brenntemperatur ab ca. 1.000° C – Schrumpfung um 10–15% des ursprünglichen Materials
Glasur	– Oberflächenauftrag sowie Oberflächenversiegelung mit Farbe nach dem Schrühbrand – Glasuren existieren in allen Farbtönen, die im Gegensatz zur Engobe auch sehr kräftig und leuchtend sein können. – Es gibt matte und hochglänzende Glasuren.
Schlicker	– Stark mit Wasser verflüssigter Ton – Er wird auch genutzt, um zwei Tonformen durch Einritzen und Schlicker fest miteinander zu verbinden. – „Klebstoff" zum Verbinden einzelner Tonelemente

Magerer Ton	– Er wirkt sandig und etwas rau aufgrund des Anteils an „Magerungsmittel“ wie Schamottpartikeln oder Quarzsand in der Tonmasse. – Er ist weniger gut formbar als fetter Ton, aber sintert weniger, ist stabiler.
Fetter Ton	– Fetter Ton beinhaltet keinen bis sehr wenig Schamott, ist weicher, feucht-glänzend und aufgrund des hohen Feuchtigkeitsgehalts sehr gut für filigrane Plastiken geeignet. – Ca. 20 % Schrumpfung des Endprodukts bei Verwendung von fettem Ton

9.4 Materialkunde

Der Ton

Die Kenntnisse von den Eigenschaften und Bestandteilen des jeweiligen Tons sind entscheidend für ein optimales Endprodukt. Höhe des Schamottanteils, ein dem Handlungsschritt angemessener Feuchtigkeitsgehalt des Tons sowie das Vermeiden von Luftblasen sind wichtige Faktoren für einen erfolgreichen Herstellungsprozess. Gebrannter Ton wird als Keramik bezeichnet.

Arten von Keramik

Art des Tons	Verarbeitungsweise und -technik	Erscheinungsbild	Verwendung
Porzellan	Guss, ca. 1.200° C–1.470° C Brenntemperatur	hellweiß mit feiner Oberflächenstruktur ohne Körnung durch Schamott	hochwertiges Geschirr und Skulpturen
Steinzeug	Alle Techniken wie Wulst-, Platten- und Gusstechnik. ca. 1.200° C–1.300° C Brenntemperatur	Tonmischung, die beim Brand eine Glasur bildet. Der Ton sintert (= schmilzt und schrumpft zusammen) und wird dadurch dicht.	Geschirr
Steingut	Platten und Gusstechnik. ca. 1.050° C–1.200° C Brenntemperatur	grober Ton, der glasiert werden muss	belastbare Produkte wie Badewannen, Waschbecken oder Bodenfliesen

Töpferware/ Irdenware	Alle Techniken wie Wulst-, Platten- und Gusstechnik, niedriger Temperaturbereich von ca. 950° C – 1.100° C	mittelfeine bis grobe Struktur	Skulpturen, Daumenschalen. Kästchen, Windlichter, Dekorationsobjekte
Keramik mit hohem Schamottanteil	Der Anteil kleiner, harter Schamottpartikel macht die Keramik härter und widerstandsfähiger gegenüber höheren Temperaturen.	grobe Struktur	Ofenfliesen werden oft aus Keramik mit Schamottanteil hergestellt.

Farben zum Oberflächenauftrag

Ton kann unterschiedliche Färbungen besitzen, je nach Mineralien- und Silikat-Zusammensetzung. Dies ist für den späteren Farbauftrag zu beachten: Auf hellem Ton wirken die Farben später etwa so, wie auf der Verpackung abgebildet; farbiger Ton beeinflusst im Sinne der Farbenlehre auch die Farbe der Glasur oder Engobe.

Die gebräuchlichsten Materialien zum Oberflächenauftrag:

- Engobe
- Mattglasur
- Hochglanzglasur

Praxistipp: Wenn Sie über keinen Brennofen verfügen und trotzdem Ton im therapeutischen Kontext anwenden wollen, können Sie den Ton lufttrocknen lassen und anstatt einer Glasur, die gebrannt werden muss, lebensmittelechten Klarlack zur Oberflächenversiegelung verwenden. Nun kann der Klient sein Objekt auch im Alltag nutzen. Allerdings sind auf diese Weise hergestellte Objekte wenig bruchfest und sollten schonend behandelt werden.

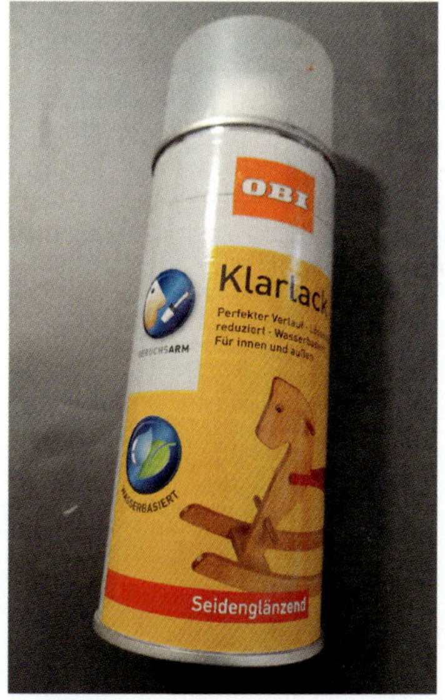

Klarlack, der für Kinderspielzeug und Kontakt mit Lebensmitteln geeignet ist, kann einen teuren Brennofen ersetzten.

9.5 Werkzeugkunde

Werkzeug	Verwendung
Brennofen	– Brennen und somit Haltbarmachung, Imprägnierung des Tons je nach Art und Farbe für den Oberflächenauftrag
Brennfüßchen	– Auf sie wird das zu brennende Werkstück gestellt, damit es nicht am Boden festbackt.
Tonabscheider	– Er wird an das Waschbecken angeschlossen, um beim Wegschütten von schlammigem Wasser zu vermeiden, dass der Schlamm die Wasserrohre schädigt. Der Ton kann aus dem Abscheider geschöpft und wiederverwendet werden. Zu empfehlen ist er für größere Einrichtungen, die häufig mit Ton in größeren Mengen arbeiten.
Abschneidedraht	– Abschneiden von Tonscheiben vom Tonhubel
Modellierhölzer	– Stäbchen mit verschieden geformten Enden, um die Oberfläche des Tons zu bearbeiten und auch Details auszuformen
Schlingen/Schlingenstift aus Metall	– Metallschlinge zum Abtragen von Ton, zum Aushöhlen von Plastiken und zum Modellieren des Tons
Töpferscheibe	– Per Hand oder mechanisch-elektrisch betriebene, drehbare Scheibe zum Formen von Gefäßen, Schüsseln oder Skulpturen per Rotation
Ränderscheibe	– Manuell drehbare Scheibe zum Rundumbearbeiten des Gegenstands, ohne dass dieser angehoben oder zusätzlich unnötigerweise bewegt wird
Spachtel aus Holz, Metall oder Kunststoff	– Zum Abrunden von Kanten und Glätten von Oberflächen

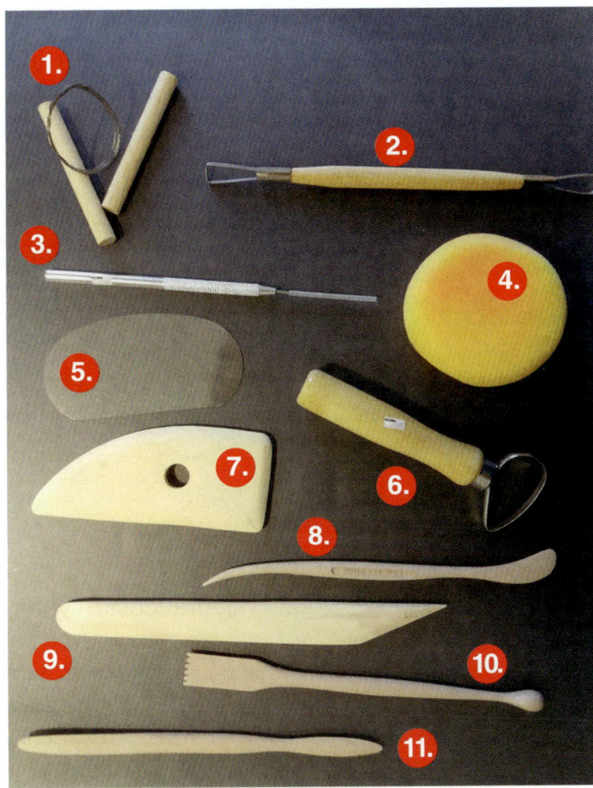

1. Schlingen
2. Schlingenstift aus Metall
3. Modellierstab
4. Schwamm
5. Spatel aus Metall
6. Schlingenstift zum Aushöhlen
7. Modellierspatel aus Holz
8. bis 11. Modellierhölzer

Basiswerkzeuge und Hilfsmittel der Tonbearbeitung

9.6 Praxis: Ablauf der Tonbearbeitung – Basis des Umgangs mit Ton

Basisarbeitsschritte:

1. Abschneiden der benötigten Menge Ton vom Tonhubel durch Drahtschlinge
2. Hüllen Sie gerade nicht benötigten Ton für ihr Produkt in ein feuchtes Handtuch.
3. Ton auf festen Untergrund schlagen, um Luftblasen zu entfernen
4. Kurzes Durchkneten des Tons mit dem Handballen, um ihn geschmeidig zu machen
5. Formen des benötigten Tons mittels entsprechender Technik (Wulst-, Plattentechnik, freies Formulieren, Ränderplatte oder Drehscheibe)
6. Schlickern und Anritzen eventueller Verbundstellen zwischen zwei Tonteilen
7. Oberflächenbearbeitung zum Gestalten und Glätten der Oberfläche mit Schwamm, Schleifpapier oder anderen, dem Arbeitsschritt angemessenen Werkzeugen

8. Brennen des fertigen Tonobjekts
9. Farbgestaltung des Objekts mit Engobe oder Oberflächengestaltung und -versiegelung durch Glasur mit Pinsel oder Schwamm
10. Kontrolle der Unterseite des Objekts hinsichtlich flüssiger Farbe, die ggf. mit einem Schwamm entfernt werden muss
11. Glasurbrand
12. Abkühlung des Objekts im Ofen

Arbeitsschritte zur Schlickerherstellung:

1. Ton zerkleinern, ggf. trockene Teile mit dem Mörser zu Pulver zerkleinern
2. Ton in Behälter mit Wasser vermischen, bis eine dünnflüssige, schlammartige Emulsion (Schlicker) von cremiger Konsistenz entsteht

Lagerung des Tons

Ton wird meist als ein Hubel Ton (10 kg Ton im Plastiksack) gebrauchsfertig verkauft. Der nichtbenötigte Ton kann in der Plastiktüte verbleiben, muss aber zur dauerhaften Lagerung bei Öffnung des Hubels in einer Plastikkiste verwahrt werden, damit er nicht austrocknet.
Benötigter Ton sollte bis zur Bearbeitung mit einem feuchten Tuch auf dem Arbeitsplatz gelagert werden, damit er bis zu Verarbeitung nicht austrocknet.

Oberflächenbearbeitung

in ungebranntem, feuchtem Zustand:	– Gestaltung der Oberfläche durch Ritzen mit Messer, Holzstäbchen o.ä. – Aufsetzen von kleineren Tonelementen auf das Werkstück durch Anritzen, Anschlickern und Aufsetzen des anzufügenden Objekts an das Ausgangsobjekt – Stabilisieren der aufgesetzten oder angefügten Objekte an das Ausgangsobjekt durch Stützen aus Holz oder anderer Materialen – Glätten der Oberfläche mit einem feuchten Schwamm oder Modellierholz
in ungebranntem, getrocknetem Zustand:	– Gestaltung der Oberfläche durch Ritzen mit Messer, Holzstäbchen o.ä. – Aufrauen der Oberfläche mit Schleifpapier – Polieren mit Schleifpapier

Der Brennvorgang im Brennofen

Das Brennen der Werkstücke wird meist durch den Therapeuten ausgeführt, damit der Klient in der nächsten Therapieeinheit sofort weiterarbeiten kann.

Schrühbrand	Glasurbrand
Beim ersten Brand werden die Objekte auf Füßchen gestellt und der Ofen auf die passende Temperatur und Brennzeit entsprechend des Materials eingestellt.	Beim Glasurbrand muss darauf geachtet werden, dass auf der Standfläche des Objekts keine Glasur zu finden ist. Sie würde festbrennen und das Objekt zerstören. Anschließend werden Brennzeit und Dauer erneut eingestellt.

9.7 Basistechniken der Tonbearbeitung

Die Techniken sind sehr unterschiedlich ausgeprägt in Bezug auf ihre Anforderungen an die psychischen, kognitiven und physischen Fertigkeiten des Klienten. Generell sind perzeptive, vegetative und psychische Fähig- und Fertigkeiten durch das Material bei Anwendung jeder Technik in unterschiedlicher Ausprägung aktiviert. Bei jeder Technik werden üblicherweise Objektbezug und Identifikation mit dem Objekt begünstigt.

9.7.1 Hohlform aus einem Batzen Ton mittels Quetschmethode

Diese Art der Formgebung ist nur für kleinere Werkstücke geeignet. Meist wird sie für das freie Formen einer Schale – häufig auch einer sog. „Daumenschale" – genutzt, die regelmäßig zu Beginn der Arbeit mit Ton als „Einsteiger-Werkstück" zum Vertrautmachen mit dem Material niederschwellig und anforderungsarm therapeutisch genutzt wird. Die „Daumenschale" dient auch als Einstieg in das ausdruckzentrierte Arbeiten – aufgrund der Einfachheit durch wenige Arbeitsschritte, das Formen mit der Hand ohne Werkzeuggebrauch und da der Klient oft noch keine konkrete Vorstellung von der „Endoptik einer Daumenschale" hat (kein sogenanntes „Inneres

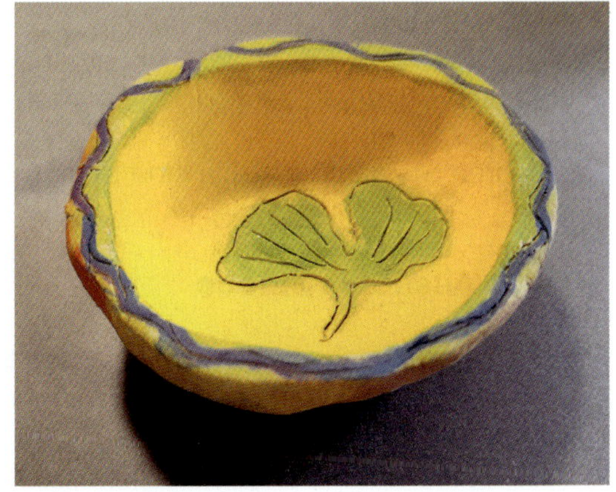

Fertige Daumenschale

Bild"). Dies steht häufig im Gegensatz zur gedanklichen Vorstellung eines Werkstücks mit höheren Anforderungen an die Geschicklichkeit. Hat sich der Klient bereits eine gewisse End-Optik vorgestellt, wird er erfahrungsgemäß dazu neigen, ergebnisorientiert anstatt ausdruckszentriert zu handeln. Setzt sich der Klient vielleicht sogar selbst unter Leistungs- und Erfolgsdruck, wird es ihm schwerfallen, ins ausdruckszentriere Handeln zu kommen und sich von seinen Emotionen und Gedanken inspirieren zu lassen. Deswegen empfiehlt sich für Klienten, die sehr „verkopft" sind und mit vielen Vorgaben im Alltag leben, aus oben genannten Gründen die Herstellung einer Daumenschale an.

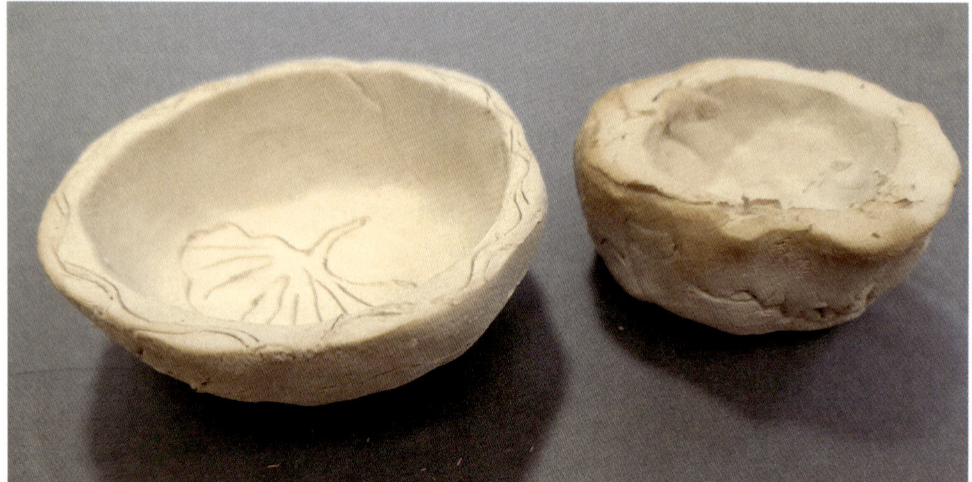

Herstellung von zwei Daumenschalen – ganz unterschiedliches Erscheinungsbild, aber dieselbe Technik

Umsetzung der Technik:

1. Formen Sie eine Kugel in der Größe eines Tennisballs.
2. Drücken Sie mit dem Daumen eine Mulde in die Kugel.
3. Drehen Sie die Kugel um den Daumen herum, sodass die Mulde immer tiefer wird.
4. Fahren Sie damit fort, bis eine Schale entstanden ist.

9.7.2 Aushöhlmethode

Die Aushöhlmethode eignet sich zum Herstellen von Hohlkörpern, ist i.d.R. leichter in der technischen Umsetzung als die Hohlform mittels Quetschmethode und erfordert einen geringeren Zeitaufwand.

Umsetzung der Technik:

1. Stellen Sie einen entsprechenden Tonbatzen her.
2. Zerschneiden Sie das Objekt in der Mitte.
3. Höhlen Sie beide Hälften mit einem Schlingenstift aus.
4. Ritzen Sie alle Schnittstellen mit einer Gabel an.
5. Tragen Sie Schlicker auf die Schnittstellen auf.
6. Verbinden Sie beide Hälften des Werkstücks.
7. Stabilisieren Sie das Werkstück in seiner Form.
8. Trocknen Sie das Objekt.

9.7.3 Plattentechnik

Mit der Platten-Technik lassen sich ideal viereckige Gefäße als Kiste mit oder ohne Eckel formen. Bodenplatten für den Aufsatz von weiteren Elementen aus Wulsttechnik oder freigeformte Skulpturen eignen sich ebenfalls. Beachten Sie, dass der Ton – je nach Sorte – um 10 bis 20 % trocknet. Für Gefäße ist ein Ton mit einem mittleren Maß an Schamottanteil zu empfehlen, da sich das Erscheinungsbild der Objektoberfläche noch ebenmäßig gestaltet, das Gefäß jedoch deutlich stabiler ist als bei Gefäßen mit niedrigem Schamottanteil. Der Ton kann beim Ausrollen festkleben. Achten Sie deshalb darauf, die Tonmasse regelmäßig von der Unterlage zu lösen und eine Unterlage aus Kunststoff bzw. eine Holzplatte zu verwenden, von der sich der Ton gut abnehmen lässt.

Praxis-Tipp:
Planen Sie vor der Herstellung eines Gefäßes, wo die Platten miteinander verbunden werden sollen, also ob die Plattenwände auf die Bodenplatte aufgesetzt oder an den Seiten der Platte angefügt werden.

Umsetzung der Technik:

1. Nehmen Sie einen Klumpen Ton und schlagen ihn.
2. Rollen Sie eine Kugel und drücken sie diese platt.
3. Nehmen Sie ein Nudelholz und rollen den Ton gleichmäßig dünn aus.
4. Schneiden Sie die benötigte Anzahl Platten mit den passenden Maßen mit einer Schablone oder einem Lineal aus. Beachten Sie den Aufschlag an Größe, der durch eine Schrumpfung beim Brennen einberechnet werden muss.
5. Verbinden Sie die Platten, indem Sie die Flächen, an denen die Platten verbunden werden sollen, mit einer Gabel anritzen und fügen Sie Schlicker als „Klebstoff“ auf diese Flächen.

9.7.4 Herstellen eines Deckels aus Plattentechnik

Praxis-Tipp für das Herstellen eines Deckels für Gefäße, Kannen und andere Behälter:

- Der Deckel soll bündig mit dem Gefäß abschließen.
- Zum Trocknen muss Zeitungspapier zwischen Deckel und Gefäß gelegt werden, damit sich beide Teile nicht verbinden.
- Deckel und Gefäß müssen gleichzeitig trocken, damit sie gleichmäßig trocknen und sich nicht unterschiedlich verformen.

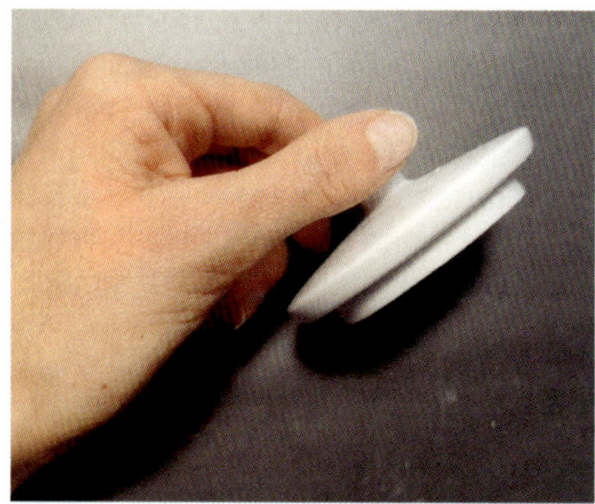

Deckel mit Knauf für einfaches Handling

Zur Deckelherstellung gibt es verschiedene Techniken:

1. Übergestülpter Deckel mit Innenfalz mit Verzahnung nach oben am Gefäß
2. Ineinandergreifender Deckel, mit Endung des Deckels nach innen, sodass sich die Falz am Deckel befindet und von außen nicht zu sehen ist
3. Eingelegter Deckel
4. Aufgelegter Deckel mit horizontaler Innenfalz des Gefäßes
5. Aufgelegter Deckel mit Schrägen
6. Aufliegender Deckel, durch horizontales Durchtrennen des Kubus in ein Unterteil und einen Deckel geteilt

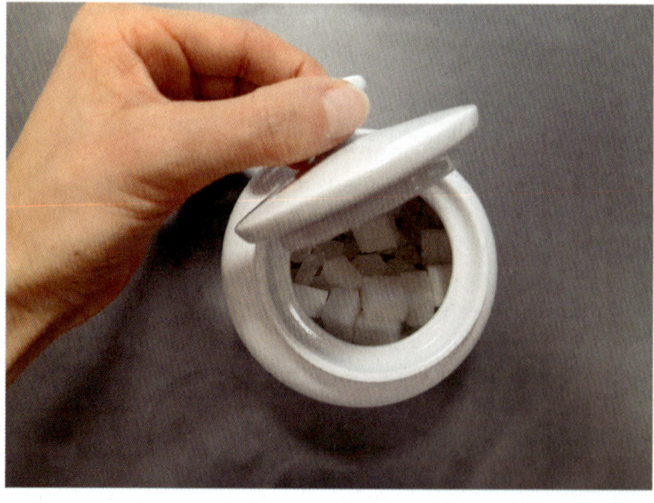

Deckel Nr. 4, aufliegender Deckel mit horizontaler Innenfalz des Gefäßes, für Gefäße, die nicht luftdicht verschlossen sein müssen. Dieser Deckel eignet sich auch für Teekannen.

9.7.5 Anfügen von Objekten

Das Anfügen von kleinen Objekten wie Henkeln, Zierobjekten oder ähnlichen erfolgt auf dem lederharten Grundobjekt und funktioniert gleichermaßen, wie bei der Plattentechnik eine Platte an die andere gefügt wird.

1. Ritzen Sie die zu verbindenden Flächen beider Objekte an.
2. Tragen Sie auf beide Flächen Schlicker auf.
3. Fixieren Sie die beiden Teile, indem Sie die Übergangsflächen mit etwas Ton, ggf. kleinen, zusätzlich geformten Tonwülsten, verstreichen.

9.7.6 Wulst-Technik

Die Wulsttechnik eignet sich zum Beispiel gut zum Herstellen von Gefäßen wie Becher oder Schalen. Meist werden die Wülste so geformt, dass sie fingerdick verarbeitet werden können.

Umsetzung der Technik:

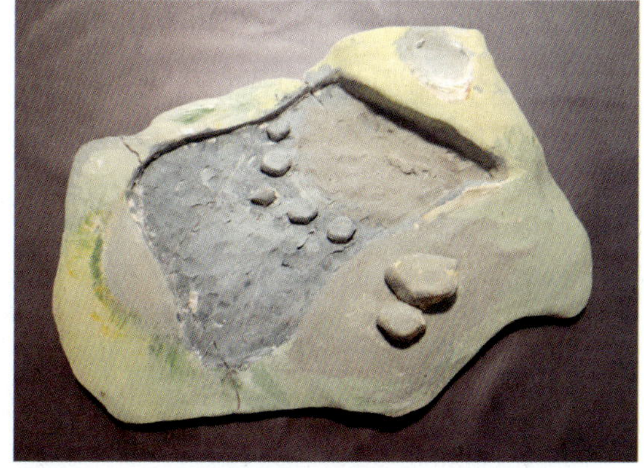

Objekt mit angefügten Bestandteilen und via Schlingenstift gearbeitetes Tiefrelief

1. Stellen Sie vorab eine Bodenplatte her. Sie kann nun lederhart trocknen, damit später die Rollen aufgesetzt werden können. Halten Sie die Platte ggf. mit einem feuchten Tuch angemessen bearbeitbar.
2. Rollen Sie einen Klumpen.
3. Formen Sie den Klumpen durch Drücken mit der Hand zu einer Wulst bzw. Wurst.
4. Rollen Sie die Wulst gleichmäßig mit beiden Händen auf der Unterlage. Bearbeiten Sie die Wulst, indem Sie sie mit den Fingerinnenseiten von den MCP-Gelenken bis zu den Fingerspitzen und zurück ausrollen. Die Wulst sollte beim Ausrollen jeweils eine volle Umdrehung vollziehen.
5. Gleiten Sie beim Rollen von der Mitte der Wulst unter Fortsetzung der Rollbewegungen nach außen, zu den Enden der Wulst.
6. Setzen Sie die Wulst horizontal auf die Bodenplatte durch Anritzen beider Auflageflächen und Anschlickern auf.
7. Fügen Sie weitere Wülste hinzu, indem Sie die Kontaktflächen wie zuvor anritzen und anschlickern. Achten Sie darauf, dass die Enden der jeweiligen Wülste nicht direkt, sondern wie beim Mauerbau versetzt übereinander liegen.

8. Verstreichen Sie die Übergänge insbesondere innen zwischen den Wülsten zur Verstärkung der Verbindung mit einem Modellierholz.
9. Die Wulstenden werden beim Verbinden schräg angeschnitten.

9.8 Materialliste: Werkzeuge, Hilfsmittel und Zubehör

Material	Anzahl
Arbeitsauftrag und Anleitung	1
Skizze	1
Radiergummi	1
Bleistift	1
Papier zur Anfertigung einer Skizze	1
Lineal	1
Messer mit schmaler Klinge, damit der Ton daran nicht haftet	1
Schere	1
Sprühflasche mit Wasser zum Anfeuchten	1
Tücher zum Feuchthalten oder Anfeuchten von zu trockenem Ton	1
Schwamm zur Oberflächenbearbeitung des Tons	1
Rundholz, um Löcher in das Objekt zu bringen und ggf. schnell für Durchfeuchtung zu sorgen	1
Schale für Wasser	n. B.
Ausstechförmchen	n. B.
Schleifpapier in diversen Körnungen	n. B.
Modellierhölzer	n. B.
Pinsel in entsprechenden Größen	n. B.
Farben zur Oberflächengestaltung	n. B.
Holzplatte als Arbeitsunterlage	1
Handfeger und Kehrblech zum Reinigen des APs	1
Brennfüßchen	n. B.
Gabel zum Aufrauen der Ansatzstellen, z.B. für Platten und Henkel	1
Brennofen	1

9.9 Planung: Überlegungen vor Beginn des EMs

Machen Sie sich, bevor Sie dem Klienten das Medium anbieten, mit den handwerklichen Grundsätzen vertraut. Entscheiden Sie, welche Informationen der Klient für eine optimale Handlungsumgebung benötigt und welche sie ihm mitteilen, damit er erfolgreich handeln kann. Aufgrund des Umstands, dass die Arbeit mit Ton im Gegensatz zu derjenigen z.B. mit Holz nicht jederzeit unterbrochen werden kann, weil Ton ein viskoser Stoff ist, gibt es einige Besonderheiten, die es zu beachten gilt.

Handwerkliche Grundsätze beim Arbeiten mit Ton:

- Kneten Sie den Ton möglichst mit dem Handballen durch, um Lufteinschlüsse zu vermeiden, die später zu Rissen im Endprodukt führen können.
- Hüllen Sie den vorbereiteten, aber gerade noch nicht genutzten Ton in ein feuchtes Tuch, damit er nicht austrocknet.
- Ist der Ton zu weich, z.B. für die Plattentechnik zum Modellieren und Bearbeiten, lassen Sie ihn etwas antrocknen oder bei Bedarf lederhart werden.
- Bearbeiten Sie den Ton so kurz wie möglich, um ein vorzeitiges Austrocknen zu verhindern.
- Ist der Ton vorzeitig zu trocken oder schon lederhart, verwenden Sie ihn nicht weiter, sondern feuchten ihn mit Wasser an, hüllen ihn in ein feuchtes Tuch und legen ihn zum Regenerieren in die Tonkiste. Bei ausreichender Durchfeuchtung können Sie ihn wiederverwenden.
- Vermeiden Sie scharfe Kanten, an denen man sich schneiden kann.
- Runden Sie unerwünschte Kanten mit einem angefeuchteten Schwamm ab.
- Bei dauerhafter Lagerung des Tons legen Sie keine feuchten Tücher in die Tonkiste, da diese sonst schimmeln.
- Je dünner das Material, desto schneller trocknet es aus. Achten Sie darauf, den Ton ausreichend feucht zu halten, damit er nicht reißt und spröde wird.
- Achten Sie beim Arbeiten mit Ton auf gleichmäße Kraftdosierung der Muskulatur. Je gleichmäßiger die Kraft, desto ebener und symmetrischer werden die Formen wie z.B. Wände, Rollen oder Kugeln.
- Kontrollieren Sie beim und nach dem Farbauftrag, dass keine Farbe auf die Unterseite bzw. Standfläche des Werkstücks gelangt. Farbe auf der Unterseite würde beim Brennvorgang zum Festbacken des Werkstücks führen. Es würde sich nur noch mit Gewalt von der Unterlage des Brennofens lösen lassen und dabei zerstört werden.
- Zum Anfeuchten und Feuchthalten von Ton, den Sie zeitnah verarbeiten wollen, können Sie eine Sprühflasche, ein Gefäß mit Wasser und/oder ein feuchtes Tuch nutzen.

Praxis-Tipp:
Eine häufig auftretende handwerkliche Problemstellung beim Arbeiten mit Ton lautet: „Was ist, wenn der Ton eingetrocknet ist und nicht mehr bearbeitet werden kann?“

- Ist der Ton vorzeitig zu trocken oder schon lederhart, verwenden Sie ihn nicht weiter, sondern feuchten ihn mit Wasser an, hüllen ihn in ein feuchtes Tuch und legen ihn zum Regenerieren in die Tonkiste. Bei ausreichender Durchfeuchtung können Sie ihn wiederverwenden.
- Sind größere Mengen Ton trocken und hart geworden, lässt er sich zu Pulver zerkleinern und mit Wasser vermischen, sodass er wieder viskos und bearbeitbar wird. Der Ton muss daher nicht entsorgt werden, sondern kann wieder Verwendung finden.

Planungspunkt Arbeitsplatz (AP):

1. Arbeitsplatz zur Tonbearbeitung
2. Lagerungsort des fertigen Werkstücks zum Trocknen
3. Brennofen und dazugehöriger Raum (Der Brennvorgang und damit zusammenhängende Arbeitsschritte werden meist vom Therapeuten übernommen, damit der Klient in der nächsten Therapieeinheit weiterarbeiten kann)
4. Arbeitsplatz zur Oberflächenbearbeitung mit Engobe oder Glasur

Arbeitsschutz:

- Ton entzieht der Haut Feuchtigkeit. Zum Hautschutz der Hände cremen Sie Ihre Hände vor, während und nach der Bearbeitung des Tons regelmäßig mit lebensmittel- und nassbereichsgeeigneter Crème ein.
- Sorgen Sie für einen angemessen belüfteten Arbeitsplatz.
- Entfernen Sie regelmäßig Staub.
- Tragen Sie, um das Einatmen von Stäuben zu vermeiden, einen Mundschutz.

Planungspunkt: Werkzeugeinsatz – Welche Werkzeuge werden benötigt?

Der Einsatz der Werkzeuge und Hilfsmittel ist i.d.R. manuell. Die Werkzeuge sind sehr einfach in Verwendung und Gestaltung. Ihr Einsatz ergibt sich meist intuitiv und ist selbsterschließend. Der Klient sollte die Grundsätze und jeweilige Technik der Tonbearbeitung kennen. Falls nicht, kann er die Werkzeuge und Hilfsmittel nach individueller Einschätzung nutzen.

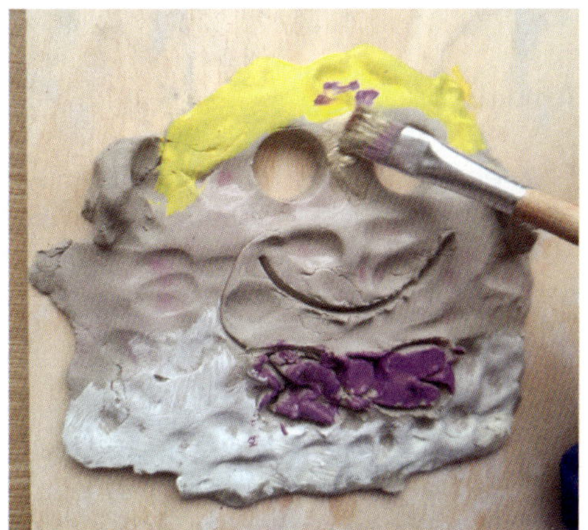

Gesicht aus Ton im Rahmen der AZM

9.10 Praxis: Arbeitsschritte und Ablauf der Arbeit mit Ton anhand von Beispielen

Das ergotherapeutische Medium Ton eignet sich besonders für Klienten, die bereits Erfahrungen mit Handwerk gesammelt haben und sich nicht von Arbeiten mit einem weichen Material, das auf den ersten Blick wenig Struktur gibt, abschrecken lassen. Dieses Material wird meist klassisch ausdruckszentriert eingesetzt. Beachten Sie, dass Ihr Klient über eine gewisse Vorstellungskraft verfügen sollte, um die Arbeit mit diesem Material erfolgreich zu gestalten.

Praxistipp: Sind Sie sich unsicher, wie der Klient auf das Arbeiten mit Ton reagiert und ob er eventuell von der eigenen Ideenlosigkeit frustriert sein könnte? Dann setzen Sie zunächst Therapieknete als „Türöffner" anstelle von Ton ein und erarbeiten gemeinsam einfache Formen. Übungen wie das Formen von Wülsten, Schnecken, Tintenklecksen oder Sonnen im Rahmen von meist motorisch-funktionellen Übungen lassen sich sodann auch mit Ton umsetzen. Über diese basalen Übungen können Sie mit dem Klienten ins Gespräch kommen und erfragen, was er noch formen könnte. Bei Erfolgsaussicht bieten Sie ihm an, die angedachte Form mit Ton umzusetzen.

9.10.1 Daumenschale

Eine Daumenschale lässt sich u. a. im Rahmen der AZM und der WZM sowie als „Anfängerwerkstück" zum Kennenlernen des Materials nutzen. Durch den direkten physischen Kontakt werden psycho-vegetative und sensible Prozesse der Wahrnehmung angeregt.

Anleitung:

Formen Sie eine Daumenschale mittels Quetschtechnik und gestalten Sie sie in der Form, wie Sie möchten. Es gibt kein „richtig“ oder „falsch“. Entscheiden Sie selbst, ob und mit welcher Farbgebung die Daumenschale nach dem Brennen gestaltet werden wird.

Arbeitsschritte:

1. Richten Sie den Arbeitsplatz ein.
2. Formen Sie eine Kugel in der Größe eines Tennisballs.
3. Drücken Sie mit dem Daumen eine Mulde in die Kugel.
4. Drehen Sie die Kugel um den Daumen herum, sodass die Mulde immer tiefer wird.
5. Fahren Sie damit fort, bis eine Schale entstanden ist.
6. Räumen Sie den Arbeitsplatz auf.
7. Lassen Sie das Werkstück trocknen und brennen Sie es.

9.10.2 Schale als Innenabdruck einer Schale mittels Wulsttechnik

Eine Schale dieser Art aus Wulsttechnik eignet sich als Einsteigerwerkstück, da das Aussehen der Schale durch ihre Form vorgegeben ist und eine ansprechende Optik auch für sehr kritische Klienten sichergestellt wird. Das Arbeitsergebnis sieht ansprechend aus, auch wenn die Wülste unregelmäßig gearbeitet wurden und nicht „perfekt“ sind. Eine Schale frei zu modellieren besitzt einen deutlich höheren Schwierigkeitsgrad im Hinblick auf Herstellung, Kraftdosierung und Erzielen eines ansprechenden Gesamteindrucks.

Anleitung:

Fertigen Sie eine Schale mit einem Durchmesser von 20 cm mittels Wulsttechnik als Innenabdruck einer bereitgestellten Schale an. Die Schale besteht aus einzelnen Wülsten von 20 cm, die zu Schnecken gerollt und dann miteinander verstrichen werden. Damit sich Ihre Tonschale gut aus der Formschale lösen lässt, legen Sie Frischhaltefolie in die Form, bevor Sie beginnen. Achten Sie darauf, dass wenig Falten entstehen, damit keine ungewollten Abdrücke auf der Tonschale zu sehen sind.

Arbeitsschritte:

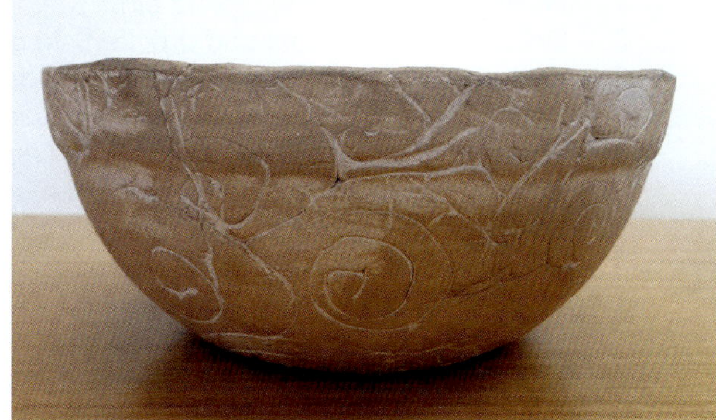

Schale aus „Schnecken"-Wülsten

1. Richten Sie den Arbeitsplatz ein.
2. Rollen Sie einen Klumpen.
3. Formen Sie den Klumpen durch Drücken mit der Hand zu einer Wulst bzw. Wurst von 20 cm.
4. Rollen Sie die Wulst gleichmäßig mit beiden Händen auf der Unterlage.
5. Bearbeiten Sie diese, indem Sie die Wulst mit den Fingerinnenseiten von den MCP-Gelenken bis zu den Fingerspitzen und zurück ausrollen.
6. Die Wulst sollte beim Ausrollen jeweils eine volle Umdrehung vollziehen.
7. Gleiten Sie beim Rollen von der Mitte der Wulst unter Fortsetzung der Rollbewegungen nach außen, zu den Enden der Wulst.
8. Legen Sie Klarsichtfolie in die Form, damit die Tonschale nicht haftet.
9. Rollen Sie die Wulst zu einer Schnecke auf und legen Sie sie in die Schale, die als Form dient.
10. Fügen Sie weitere Wülste hinzu, indem Sie die Kontaktflächen wie zuvor anritzen und anschlickern.
11. Achten Sie darauf, dass die Enden der jeweiligen Wülste nicht direkt übereinanderliegen, sondern wie beim Mauerbau versetzt.
12. Verstreichen Sie die Übergänge, insbesondere innen, zwischen den Wülsten zur Verstärkung der Verbindung mit einem Modellierholz.
13. Schneiden Sie die Wulstenden beim Verbinden schräg an.
14. Fahren Sie damit fort, bis eine Schale entstanden ist.
15. Räumen Sie den Arbeitsplatz auf.
16. Lassen Sie das Objekt trocknen und führen Sie anschließend einen Schrühbrand durch.
17. Tragen Sie mit Glasur eine Farbe auf.
18. Brennen Sie die Glasur.

9.10.3 Schale als Innenabdruck einer Schale mittels Plattentechnik

Anleitung:

Formen Sie eine Schale mittels Plattentechnik, indem Sie eine Platte aus Ton herstellen und diese im Anschluss an die Innenseite einer mit Folie ausgelegte Form bzw. Schale anpassen.

Arbeitsschritte:

1. Richten Sie den Arbeitsplatz ein.
2. Rollen Sie eine Kugel und drücken sie diese platt.
3. Nehmen Sie ein Nudelholz und rollen den Ton gleichmäßig dünn aus.
4. Schneiden Sie eine Platte mit den passenden Maßen mit Schablone oder Lineal aus. Beachten Sie den Aufschlag an Größe, der durch eine Schrumpfung beim Brennen einberechnet werden muss.
5. Streichen Sie eventuelle Faltungen im Ton aus.
6. Räumen Sie den Arbeitsplatz auf.
7. Lassen Sie das Objekt trocknen und führen Sie anschließend einen Schrühbrand durch.
8. Tragen Sie Farbe in Form einer Glasur auf.
9. Lassen Sie die Glasur einbrennen.

9.10.4 Fertigstellung einer Kiste mit Deckel mittels Plattentechnik

Das Anfertigen einer Kiste mit Deckel aus Ton vereint ausdruckszentriertes Arbeiten mit kompetenzzentrierten Anteilen durch das genaue Anfertigen nach Vorgabe, die Einhaltung der vorgeschriebenen Reihenfolge des Zusammenfügens sowie die Anwendung der – im Vergleich zur z.B. Daumenschale – komplexeren Plattentechnik. Ausdruckszentrierte Anteile können durch die Gestaltung der Schnittflächen des Deckels, das Anfügen von Zierobjekten an das Werkstück sowie die Oberflächengestaltung eingebracht werden. Durch Werkzeugeinsatz lässt sich physische Distanz zum Objekt geschaffen; jedoch findet i.d.R. bei der Verarbeitung trotzdem viel direkter Hautkontakt statt, wodurch psycho-vegetative und perzeptive Anteile des Menschen angeregt werden.

Anleitung:

Gestalten Sie eine Kiste mit Deckel mittels Plattentechnik. Die Maße der Kiste betragen 15 cm Länge, 9 cm Tiefe und 12 cm Höhe im Außenmaß. Die Wandstärke der Platte beträgt 0,5 cm. Fertigen Sie Schablonen aller Flächen an, die Sie aus Ton fertigen. Beachten Sie, dass der verwendete Ton um ca. 10 % beim Brennen schrumpfen wird. Die Deckelhöhe können Sie selbst wählen. Verwenden Sie zum Farbauftrag Glasur, damit die Kiste feuchtigkeitsabweisend wird.

Es werden 6 Platten benötigt.

Arbeitsschritte:

1. Richten Sie den Arbeitsplatz ein. Legen Sie die benötigten Materialien, Hilfsmittel und Werkzeuge bereit.
2. Fertigen Sie die Schablonen an.
3. Entscheiden Sie sich, ob Sie die Platten auf der Bodenplatte aufsetzen oder an anderen Seiten anfügen wollen. Es bietet sich an, die Seitenplatten seitlich der Grundplatte anzufügen. Beachten Sie, die Maße der Boden- und Seitenplatten dem Endmaß anzupassen.
4. Nehmen Sie einen Klumpen Ton und schlagen ihn.
5. Rollen Sie den Ton mit einem Nudelholz gleichmäßig dünn aus.
6. Schneiden Sie die benötigte Anzahl Platten mit den passenden Maßen mit Schablone oder Lineal aus. Beachten Sie den Aufschlag an Größe, der durch eine Schrumpfung beim Brennen einberechnet werden muss. Rechnen Sie je nach Tonsorte 1 cm mehr auf Ihre Maße an.
7. Lassen Sie die Platten lederhart trocknen.
8. Ritzen Sie mit einer Gabel die Verbindungsflächen an, tragen Sie Schlicker auf diese Flächen auf und verbinden sie.
9. Klopfen Sie die Verbundstellen mit einem Klopfholz fest, sodass der Schlicker herausquillt.
10. Lassen Sie den so entstandenen Kubus so weit trocknen, dass er für das Einritzen des Deckels fest genug ist und sich nicht durch Fingerkontakt eindrücken lässt.
11. Stellen Sie den Deckel her, indem Sie mit einem Messer die Kiste horizontal zur Bodenplatte ringsherum einschneiden. Nun können Sie den Deckel abheben.
12. Bearbeiten Sie die Schnittflächen mit Schwamm und Modellierholz, um eine Oberfläche ohne scharfe Kanten und Übergänge herzustellen.
13. Legen Sie zwischen Kiste und Deckel ein Papier, damit die beiden Hälften getrennt bleiben.
14. Fügen Sie nach Bedarf kleinere Objekte zur Oberflächengestaltung an die Kiste mittels Schlicker und Einritzen.
15. Lassen Sie das Objekt trocknen und führen Sie anschließend einen Schrühbrand durch.
16. Tragen Sie mit Glasur Farbe auf.
17. Lassen Sie die Glasur einbrennen.

9.10.5 Tier aus Ton (Skulptur)

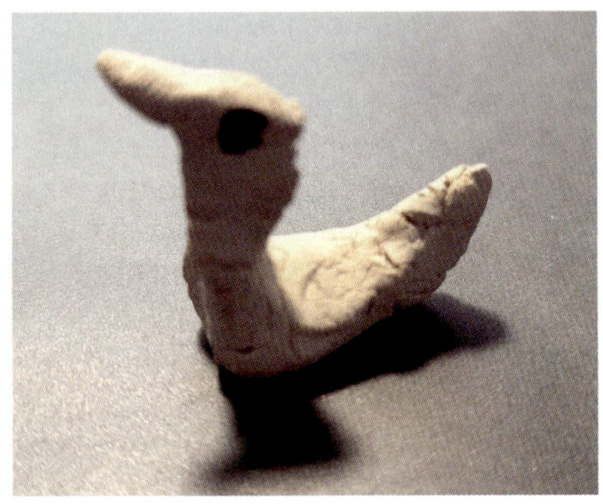

Ente aus Ton

Das Anfertigen einer Skulptur ohne Vorlage und mit Auswahl des Motivs durch den Klienten ist ausdruckszentriertes Arbeiten. Die instrumentellen Arbeitsfähigkeiten und die Kenntnis von der Anwendung verschiedener Techniken ist hier nur Mittel zum Zweck. Intrapsychische Prozesse müssen durch eine prozess- und ergebnisorientierte sowie ggf. autopsychisch orientierte Reflexion zum Ende der Einheit oder ggf. im Prozess erarbeitet werden. Wahrnehmungsorientierte, aber vor allem autopsychische Funktionen stehen im therapeutischen Fokus dieses Handwerks. Arbeiten Sie hierbei stets im sokratischen Dialog mit dem Klienten und erzwingen Sie nichts. Die nötigen Prozesse und Phänomene wie Objektbezug, Objektidentifikation, Regression, Übertragung und psychovegetative Reaktionen stellen sich in angemessenem, für den Klienten auch „erträglichem" Rahmen ein. Wenn der Klient nichts zu sagen hat, ist das auch eine Antwort, die so stehen gelassen werden kann, bis der Klient bereit ist zu sprechen. Nachfragen im sokratischen Dialog sind therapeutisch angemessen. Negative Emotionen, körperliche und psychische Beschwerden lassen sich auch durch Gestaltung ohne Verbalisierung verarbeiten und abbauen, sodass psychische Entlastung und Leichtigkeit eintreten kann.

Anleitung:

Fertigen Sie ein selbstgewähltes Tier aus Ton an. Bedenken Sie, Elemente, die weit vom Zentrum des Tieres entfernt sind, abzustützen. Angefügte Elemente verbinden Sie auf die übliche Weise durch Anritzen und Verbinden durch aufgetragenen Schlicker.

Arbeitsschritte:

1. Richten Sie den Arbeitsplatz ein. Legen Sie sich die benötigten Materialien, Hilfsmittel und Werkzeuge bereit.
2. Schlagen Sie den Ton, um Luftblasen, die zur Zerstörung des Objekts beim Brennen führen würden, zu verhindern.
3. Fertigen Sie das Tier aus Ton.
4. Lassen Sie das Objekt trocknen und führen Sie einen Schrühbrand durch.
5. Tragen Sie Farbe in Form einer Glasur auf.
6. Brennen Sie die Glasur.

9.10.6 Ein Nest oder „Safe-Place“

Ein Nest stellt im Sinne eines „Safe-Place“ einen sicheren Ort dar, den der Klient sich selbst schafft. Skulpturen, die Nester darstellen, dienen dazu, dem Klienten einen Raum von Schutz, Geborgenheit und Ruhe zu geben, der durch das Gestalten sichtbar und innerlich fühlbar wird.

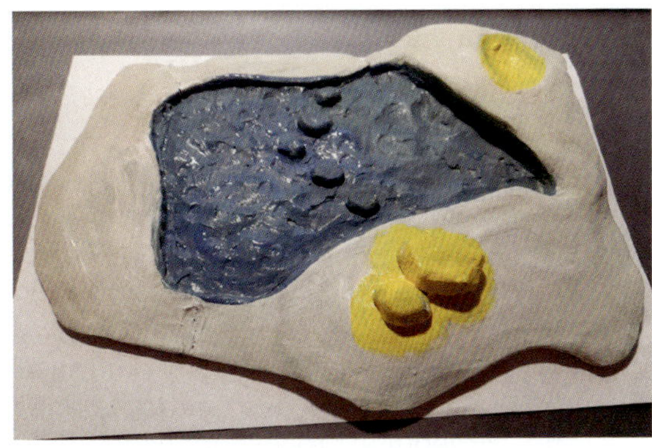

Herstellung eines „Safe-Place“

Das Nest kann frei gestaltet werden und inhaltlich so beschaffen sein, dass sich etwas Neues als Sinnbild für Freude und inneres positives Wachstum entwickeln kann.

Stellen Sie dem Klienten das therapeutische Angebot verbal vor, aber geben Sie ihm keine Arbeitsschritte vor. Der Klient entscheidet selbst, ob er das Nest farblich gestalten will und wo es sich befinden soll.

Für welche Klienten eignet sich die Herstellung eines „Safe-Place“?

Welche Voraussetzungen müssen vorliegen bzw. was sollte der Klient bereits kennen, damit diese Werkarbeit für ihn nicht emotional überfordernd ist? Der Klient muss bereits mit dem Arbeiten in der AZM und demzufolge mit der Reflexion und Auseinandersetzung mit Gefühlen und dem unerwarteten Aufkommen von Emotionen vertraut sein. Der Klient muss hiervon Kenntnis haben und darf nicht akut instabil sein. Des Weiteren muss er bereit sein, sich selbst kennenzulernen sowie Möglichkeiten wie dieses Angebot anzunehmen und umzusetzen, um seine Therapieziele zu erreichen.

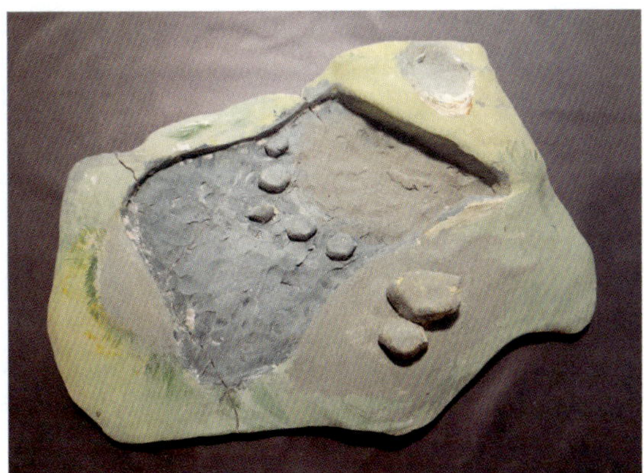

Ein fertiger Safe-Place lässt sich überall hin mitnehmen, solange bis der Klient seinen Safe-Place nicht mehr benötigt.

Anleitung:

Hier ist ein Klumpen Ton. Stellen Sie daraus einen Platz, an dem sie sich wohl fühlen, her. Alle Gefühle, die kommen, dürfen auch da sein. Wir können während dessen sprechen und auch zum Abschluss der Einheit. Wenn es Fragen gibt, können Sie diese jederzeit stellen.

Arbeitsschritte:

1. Richten Sie den Arbeitsplatz ein. Legen Sie die benötigten Materialien, Hilfsmittel und Werkzeuge bereit.
2. Schlagen Sie den Ton, um Luftblasen, die zur Zerstörung des Objektes beim Brennen führen würden, zu verhindern.
3. Fertigen Sie das Nest aus Ton.
4. Lassen Sie das Nest trocknen.
5. (Schrühbrand des getrockneten Objekts durch den Therapeuten)
6. Ergebnis-, prozessorientierte und autopsychische Reflexion
7. (Farbauftrag mittels Glasur – optional)
8. (Glasurbrand – optional)
9. Zum Abschluss des Projekts: Reflexion

9.10.7 Tier aus dem Nest schlüpfen lassen

In der Waldorfpädagogik dürfen laut Regula Rickert's „Lehrbuch der Kunst-Therapie" (S. 292) die Kinder aus Ton je ein Ei fertigen, aus dem sie dann ein Tier derart „herausschlüpfen" lassen, dass sie aus der Ei-Kugel ein Tier formen; die Tiere können dann auch in der Landschaft ihren Platz finden:
„Aus ihm darf sich das Unschuldig-Neue frei und ungehindert entwickeln. Jeden Tag gibt es eine neue Chance auf ein unentdecktes, neues Leben".

Anleitung:

Hier ist ein Klumpen Ton. Formen Sie ein Ei. Aus dem Ei schlüpft dann das Tier. Wenn es Fragen gibt, können Sie diese jederzeit stellen.

Arbeitsschritte:

1. Richten Sie den Arbeitsplatz ein. Legen Sie die benötigten Materialien, Hilfsmittel und Werkzeuge bereit.
2. Schlagen Sie den Ton, um Luftblasen, die zur Zerstörung des Objektes beim Brennen führen würden, zu verhindern.
3. Fertigen Sie das Tier aus Ton.
4. Trocknung und Schrühbrand des getrockneten Objekts
5. Ergebnis-, prozessorientierte und autopsychische Reflexion
6. (Farbauftrag mittels Glasur)

7. (Glasurbrand)
8. Zum Abschluss des Projektes: Reflexion

9.10.8 Ein Objekt aus Ton ungebrannt im Wasser auflösen

Zum Distanzieren, Trennen, Entlasten oder Hinter-sich-lassen von persönlichem Kummer und psychischen Beschwerden kann die gestaltete Figur, die den Schmerz symbolisiert, auch an einen durch den Klienten bestimmten Platz getragen, begraben, in den Fluss zum Auflösen gestellt oder durch ähnliche Rituale neutralisiert werden.

Was ist, wenn der Klient den Herstellungsprozess zwar als positiv wahrnahm, er das Objekt aber nicht leiden kann und nicht bei sich haben will?

Beachten Sie, dass ein durch den Klienten hergestelltes Objekt oder Teile des Objekts für diesen mit negativen Gefühlen oder auch Ängsten besetzt sein kann. Der Herstellungsprozess war im Sinne der „Therapieziele" für den Klienten erfolgreich. Er kann es aber nicht in seiner physischen und damit emotionalen Nähe dulden. Dann muss eine „Lösung" zur Aufbewahrung oder besser gesagt eine „Ablösung" von den Gefühlen und „Unschädlichmachung der Gefühle" gefunden werden, die Teil des Lösungsprozesses des Problems sind. Wo und wie das Objekt aufbewahrt oder aufgelöst wird, muss der Klient entscheiden!

Zur „Unschädlichmachung" des Objekts gibt es verschiedene Möglichkeiten:

- Ungebranntes Objekt im Wasser auflösen
- Objekt einschließen
- Objekt an einem für den Klienten sicheren Ort aufbewahren

10. EM Bildnerisches Gestalten

Kreativer Ausdruck und Mitteilung sind schon seit Jahrtausenden Grundbedürfnisse des Menschen. Von den Höhlenmalereien über die klassische Malerei inklusive Impressionismus und Expressionismus bis hin zu modernen Interpretationen wie Installationen und Collagen ist das bildnerische Gestalten Teil der kulturellen menschlichen Identität. Therapeutische Effekte und Wirkungen auf den Menschen als aktiven Schaffer und Rezipient, z.B. im Museum, sind seit Langem bekannt. Ein praktisch erfahrbares Beispiel für die Wirkung von Kunst ist die „Prinzhorn-Sammlung", die von Patienten in Nervenheilanstalten in einer Zeit hergestellt wurde, in der aktive Teilhabe nicht Therapiebestandteil psychisch erkrankter Menschen war, sondern vielmehr als schädlich abgelehnt wurde. Selbst in dieser Zeit zeigten sich positive Effekte. Darüber hinaus belegt dieses Beispiel, dass der Mensch sich i.d.R. intrinsisch motiviert ausdrücken will, selbst wenn er von außen eingeschränkt wird.
Die Menschen in Westeuropa haben im Allgemeinen ein sehr unterschiedlich ausgeprägtes Verhältnis zu Kunst und Bildnerischem Gestalten wie Malen. Die Meisten kennen es aus dem Kunstunterricht in der Schule mit kompetenzzentriertem Schwerpunkt. Andere malen frei als Hobby.

„Bildnerisches Gestalten" als Teil der „Bildenden Künste":

Parallel zum „Bildnerischen Gestalten" wird auch der Begriff „Bildende Kunst" seit dem frühen 19. Jahrhundert im deutschen Sprachraum als Sammelbegriff für die visuell gestaltenden Künste genutzt. Zu den Kunstgattungen der Bildenden Kunst zählten ursprünglich die Baukunst, Bildhauerei, Malerei, Zeichnung, Grafik und Fotografie sowie das Kunsthandwerk. Bildnerisches Gestalten beinhaltet:

- das bildhafte Gestalten in der Fläche: Zeichnen, Malen, Drucken, Collagieren und Schreiben
- das bildhafte Gestalten im Raum: Montieren, Installieren, Bauen, Formen und Konstruieren

In diesem Kapitel wird das Bildnerische Gestalten in der Fläche, meist auf Papieren, alternativ auf Pappe, Holz oder Keilrahmen thematisiert.

Bildnerisches Gestalten kann sowohl arbeitstherapeutisch kompentenzzentriert beim Herstellen von Skizzen oder zur Vorbereitung auf diese unterstützende Fertigkeiten eingesetzt werden. Häufig findet das Bildnerische Gestalten in den psychosozialen Behandlungsverfahren Anwendung, um mit den eigenen Gefühlen und intrapsychischen Prozessen in Kontakt zu treten und die Erlebnisfähigkeit zu steigern.

Im Bildnerischen Gestalten können die Anwendungen geschlossen oder unterschiedlich frei gestaltet werden. Auch die Wahl der Materialien, Farben und Hilfsmittel kann über das Arbeiten mit Händen, Pinseln, Kellen und diversen umfunktionierten Gegenständen wie Stempel je nach therapeutischem Schwerpunkt stark variieren.

Malen hat einen sehr individuellen Aufforderungscharakter. Je nach Bezug des Klienten zum Thema Bildnerisches Gestalten, positiven oder negativen Erfahrungen durch Kontakt zu diesem EM in der Schule durch den Kunstunterricht o.ä., den Möglichkeiten des Klienten, Gefühle auszudrücken sowie frei zu entscheiden und gestalten zu wollen, müssen die Themen unterschiedlich ausgerichtet sein im Hinblick auf die Kompetenzen im Bereich Arbeits- und feinmotorische Fertigkeiten, Malerfahrung sowie sozio-emotionale Fertigkeiten.

Je nach Individuum und Diagnose fällt es Menschen schwer, sich kreativ auszudrücken und das Geschaffene ggf. auch noch anderen, z.B. der Klientengruppe oder Menschen aus dem direkten sozialen Netzwerk, zu zeigen.
Bildnerisches Gestalten kann je nach Zielsetzung des Klienten in allen Behandlungsverfahren angewendet werden. Fast immer spielt dabei auch eine psychisch-funktionelle Komponente mit hinein. Deswegen wird dieses EM besonders häufig in der psychosozialen Behandlung angewendet.
Allgemein trauen sich bestimmte Menschen wenig zu, sich auszudrücken, zu gestalten und kreativ zu sein. Es werden intrapsychische Prozesse bewusst, Gefühle tauchen auf, Konfrontationen mit den eigenen Anforderungen an sich selbst oder auch dem Umgang mit gefühltem „Misserfolg", wenn die Idee nicht nach Vorstellung oder Vorlage in die Praxis umgesetzt werden kann, ausgelöst.
Auch Aspekte wie Frustrationstoleranz, Ideenentwicklung und Phantasie fließen in den Gestaltungsprozess als therapeutisches Element ein. Manche Klienten haben keine Ideen, trauen sich gar nicht erst zu beginnen. Andere wiederum sind sehr streng mit sich und scheuen deshalb neue Aufgaben. In der ausdruckszentrierten Arbeit ist es empfehlenswert, bei sehr zurückhaltenden Klienten, die sich nur schwer entscheiden können, zunächst einen nur geringen Entscheidungsradius und Spielrahmen in einem eng begrenzten Thema, das für den Klienten relevant ist, vorzugeben und die Anforderungen an den Selbstausdruck stufenweise zu steigern.
Die Reflexion ist ein entscheidender Teil des therapeutischen Prozesses, um dem Klienten intrapsychische Prozesse bewusst zu machen.
Eine große Leinwand von ca. 100 cm × 80 cm hat eine andere Wirkung auf den Menschen im Herstellungsprozess und in der Betrachtung als ein eher kleines Bild von 50 cm × 30 cm.

Die Kunst- und Gestaltungstherapie geht von folgender Annahme aus: „Der Akt, der das Innere in die äußere Welt bringt, modifiziert die Innerlichkeit, reinigt sich gewissermaßen von Spannungen und energetischen Staus, führt aus passiver Ohnmacht, Sich-Verschließen, in sinnvolles Handeln, das durch die Gestaltung mehr ist als Abreagieren, mehr als ein Ventil." (Schottenloher 1989, S. 11)

Es gibt Schnittstellen zur Kunsttherapie und Tiefenpsychologie, wobei in der Ergotherapie eine Bildbesprechung im Sokratischen Dialog nie direkt deutend durch den Therapeuten stattfindet. Auf die Reflexion und den Ablauf wird in diesem Kapitel noch genauer eingegangen.
Zuerst äußert sich der Klient zu seinem Bild. Der Therapeut kann Fragen dazu stellen und – falls der Klient sich nicht selbst dazu äußert – beschreiben, wie gewisse Elemente auf ihn wirken oder was ihm im Handlungsprozess bei der Objektherstellung aufgefallen ist.
Eine klassische Deutung von gestalteten Objekten durch den Therapeuten entfällt. Die Wirkung des Bildes auf den Therapeuten darf jedoch unter Einbeziehung der Grundregeln des Aktiven Zuhörens und der klientenzentrierten Gesprächsführung nach Rogers geäußert werden.

Therapeutische Effekte können durch Materialwahl, Maltechnik oder auch die Größe des Objekts gesteuert werden. Die Möglichkeit, therapeutische Effekte klientenzentriert zu steuern, sind vielfältig: Ein Stück Papier kann man reißen, falten, schneiden, knüllen, bemalen, einkleistern etc. – alles „mit unterschiedlicher Wirkung". Jedes Material bietet so eine Fülle von Erfahrungsmöglichkeiten für die verschiedenen Behandlungsmethoden. Sensomotorisch-perzeptive, motorisch-funktionelle, aber auch psychisch-funktionelle Behandlungsverfahren – inklusive wahrnehmungszentrierter Methode (WZM) – sind probate Mittel, um die Wahrnehmungsfähigkeit des Klienten zu fördern sowie im Sinne der Tiefenpsychologie und psychomotorischen Pädagogik Motion und Emotion zu verknüpfen und erfahrbar zu machen.

Bed-Side-Learning: Woran erkenne ich, dass der Klient wegen eingeschliffener rigider oder ängstlicher Verhaltensmuster Schwierigkeiten hat, ausdruckszentriert zu arbeiten?

Für Kinder ist es nicht immer wichtig, dass etwas Schönes beim Gestalten herauskommt. Mit zunehmendem Lebensalter ändert sich dies meist. Weiter kommen die Fixierung auf kompetenzzentrierte Aspekte, die Leistung, als wichtigstes Element der Handlung hinzu. Leistungsdruck, Selbstwertgefühl und – assoziiert damit – eigene, vielleicht uneffektive bzw. „unnötige" Erwartungen und Verhaltensmuster des Alltags werden im Bildnerischen Gestalten besonders deutlich. Emotionale Prozesse wie Angst, geringe Frustrationstoleranz, eingeschränkter Kontakt zum eigenen Gefühlsleben oder überhöhte Ansprüche zeigen sich deutlich u.a. in Ideenlosigkeit, Angst oder Zögern, etwas zu beginnen, darin, das Bild nicht gut zu finden, im Festhalten an genauen Vorgaben sowie dem Einfordern von Vorgaben und Regeln wie Malvorlagen oder die Vorgabe einer Technik. Eine abwertende, negative oder sehr strenge Haltung zeigt sich im Umgang mit Abweichungen von der Vorstellung des Bildes bzw. von der Skizze oder dem Vorbild, unabhängig davon, ob das Bild dem Klienten gefallen könnte. Die Handlung bereitet dem Klienten dann keine Freude. Teilweise wird das Malen von Klienten einfach abgelehnt, obwohl sie den Prozess interessant finden und der Kunst gegenüber nicht abgeneigt sind. Auch erfordert das Arbeiten ohne Schablone oder ähnliches eine höhere kognitive Leistung. Der Klient muss auf die eigene Vorstellungskraft (Imagination) und die „Macht der inneren Bilder“ zurückgreifen. „Sich zu zeigen“ bereitet vielen Menschen Angst. Die Therapie sollte hierbei wie immer gestaffelt von leicht nach schwer vorgehen: so wenig Struktur, also Vorgaben, wie möglich, so viel wie nötig.

10.1 Therapierelevanz: Bio-psycho-soziale Effekte auf den Menschen

- Physische Fähig- und Fertigkeiten wie Grapho- und Feinmotorik sowie Hand-Auge-Koordination können durch Bildnerisches Gestalten trainiert werden, z. B. in Form von Aufgabenstellungen wie Punkte-Verbindung, Erstellen von Skizzen nach vorgegebenen Maßen und Dimensionen eines zu gestaltenden Objekts.
- Gerade für Kinder oder Klienten mit wenig Sequenzierung der Bewegungen in der oberen Extremität bzw. en bloc Bewegungen, wie sie bei Kindern bis zu einem gewissen Alter physiologisch sind, eignet sich Malen aus der Schulter heraus mit großflächigen Bewegungen zur Sequenzierung von Bewegungsabläufen mit differenzierter Feinmotorik.
- Die Arbeitshaltung kann so gestaltet werden, dass motorisch-funktionelle Ziele durch die Setzung eines externen, nicht auf die Bewegung des Körpers gelegten Aufmerksamkeitsschwerpunkts trainiert werden. Zur Förderung der Compliance und Effektivität erarbeitet der Klient gemeinsam mit dem Therapeuten diese Zielsetzungen vorher im Diagnostikprozess mittels COPM. So können Ziele wie ökonomische Körperhaltung durch Handwerk in Kombination mit genauen und internalen Zielen leichter in den Alltag übertragen werden. Weiterhin trainiert der Klient die benötigten Bewegungsabläufe nicht durch Fokus auf den Körper, sondern auf das Objekt, so kann – aus lernpsychologischer Sicht – eine Handlung eher in den Alltag transferiert werden. Der Therapeut kann diagnostisch einschätzen, ob der Klient trainierte Bewegungs- und Handlungsschemata bereits verinnerlicht hat oder diese durch Nutzen von Schlüsselmomenten dem Klienten zum aktuellen Therapiestand vergegenwärtigen. Ebenso ist es sinnvoll, den Klienten situationsangemessen zu loben und somit dessen Motivation zu fördern, am Therapieziel weiter zu arbeiten. Handwerk ist Mittel zum Zweck.
- Der Klient kann im Herstellungsprozess und in der Reflexion mit seinem eigenen Gefühlsleben in Kontakt treten. C.G. Jung nannte dies die „Bildhaftigkeit des Unbewusstseins“.
- Weiterhin kann sich der Klient mit seinem Umgang mit psychischen Fertigkeiten wie z. B. Frustrationstoleranz, Ausdauer, Wünschen und Bedürfnissen auseinandersetzen. Wie immer steht im Vordergrund, ressourcenorientiert vorzugehen und die gesunden Anteile des Klienten zu fördern.
- Neue oder andere Ausdrucksformen sowie Hobbys können entdeckt und der Klient in die Lage versetzt werden, etwas über sich selbst zu lernen.
- Beim gemeinsamen Gestalten mit anderen Menschen kann der Klient sich über seinen Umgang mit anderen und sich selbst in Gegenwart von anderen

bewusst werden. Wo sind meine Grenzen in der Teamfähigkeit, welche Kompromisse bin ich bereit einzugehen? Kann ich für meine Interessen einstehen oder gebe ich immer nach? Außerdem ist es ein Erlebnis, mit einer anderen Person ein kreativ-ausdruckszentriertes Produkt herzustellen.

- Durch das gemeinsame Gestalten an einem Objekt mit einer anderen Person kann der Klient durch Lernen-am-Modell neue Handlungsweisen kennenlernen. Es ergeben sich durch die Zusammenarbeit neue Ideen und Perspektiven, von deren Existenz der Klient zuvor keine Kenntnis hatte. Mögliche therapeutische Angebote sind z.B. auf einem Bild gemeinsam malen, ein Bild mit einem gemeinsam gehaltenen Stift oder Pinsel malen sowie eine Collage aus ausgewählten Bildern erstellen.
- Für Klienten mit positiven Vorerfahrungen kann Bildnerisches Gestalten ein Mittel sein, sich nonverbal und dadurch in der Reflexion auch verbal dem Gegenüber mitzuteilen, psychische Spannungen abzubauen oder neue Energie im Sinne eines trophotropen Moments zu erhalten. Auch Ablenkung vom krankhaften Geschehen kann durch positiv besetzte Themen und Aufgabenstellungen geboten werden.
- Bei manischen bzw. bipolaren Klienten ist darauf zu achten, genug Struktur zu geben und den emotionalen Zustand des Klienten in der Planung und bei der Umsetzung genau zu beachten. Geben Sie „nur wenig“ Auswahlmöglichkeiten und schränken Sie die Materialauswahl ein, da anderenfalls das beschleunigte Verhalten verstärkt werden kann.
- Durch Themen mit rhythmisierendem Charakter hat der Klient die Möglichkeit, mit den Gedanken abzuschweifen und Gedanken nachzugehen, für die er sonst „keine Zeit“ hat. Das Gehirn funktioniert dann im Default-Netzwerk, kann entspannen und herunterfahren – ähnlich wie beim Yoga oder kognitiv-orientierten Entspannungstechniken.
- Das Arbeiten von innen nach außen fördert psychische Prozesse der Extroversion.
- Es können Gefühle und Bedürfnisse sowie allgemein Dinge ausgedrückt werden, die der Klient nicht verbalisieren kann.
- Bildnerisches Gestalten ist eine Möglichkeit, sich selbstwirksam zu erleben.
- Das Arbeiten von außen nach innen fördert eher die Introversion und Konzentration auf sich selbst.
- Ein großes Bild hat in seiner Endwirkung einen beeindruckenden Effekt auf den Klienten, der Zufriedenheit und Begeisterung über die eigene Leistung fördert.
- Der Umgang mit unbekannten Materialien wie z.B. Encaustik regt dazu an, auch unbekannte Dinge auszuprobieren und sich mehr zuzutrauen, wenn eine kognitive Transferleistung erforderlich ist. Für einen Brückenschlag zum Alltag kann dieser Effekt durch eine Reflexion verstärkt werden.
- Das Handwerk ist sehr flexibel. Je nach Material ist die Aufgabe wie beim Malen mit Stiften unterbrechbar oder beim Arbeiten mit Aquarellfarben, die mit Pinsel aufzutragen sind, nicht unterbrechbar.

- Der Therapeut kann dem Klienten eine Freude machen, indem er seine Neigungen und Hobbys als therapeutisches Mittel in die Therapie integriert, wenn dieser sich für Bildnerisches Gestalten interessiert.
- Viele Menschen vergessen ihre Kreativität im Alltag, weil sie nur funktionieren müssen. Das Angebot des Bildnerischen Gestaltens kann Reaktionen hervorrufen: „Ach, jetzt fällt's mir ein. Das hab‘ ich früher immer gern gemacht, aber ich hatte keine Zeit oder hab es ganz vergessen.“ Nutzen Sie das Innere des Klienten, greifen Sie seine Bedürfnisse auf und lassen Sie ihn längst Vergessenes oder Verdrängtes positiv entdecken, auch durch Reflexion. „Negative“ Gefühle müssen definitiv reflektiert, greif- und erlebbar gemacht werden, damit der Klient diese bewusst erleben, verarbeiten und ändern kann.
- Häufig haben Erwachsene die Fertigkeit, sich kreativ auszudrücken, verloren. Gerade bei psychischen Traumata fehlt ihnen eine Kanalisierungsmöglichkeit der Gefühle und Spannungen. Hier kann ausdruckzentriertes Arbeiten im Rahmen des Bildnerischen Gestaltens helfen, Spannungen abzubauen und die Fähigkeit wieder zu nutzen.
- Durch das Darstellen von „Problemen“, körperlichen oder seelischen Beschwerden können auch ohne verbale Thematisierung psychische Spannungen abgebaut werden und Erleichterung eintreten.
- Diagnostisch können z.B. im „Mannzeichen-Test“, „FEW-2“ oder „RAVIK“ verschiedene Bereiche der Wahrnehmungs- und Differenzierungsfähigkeit oder das Körperschema befundet werden.
- Gleichzeitig dient der Umgang mit dem Material auch immer als Probehandlung in einem anderen Setting zur Vorbereitung des Übertrags der Therapieziele in den Alltag des Klienten.

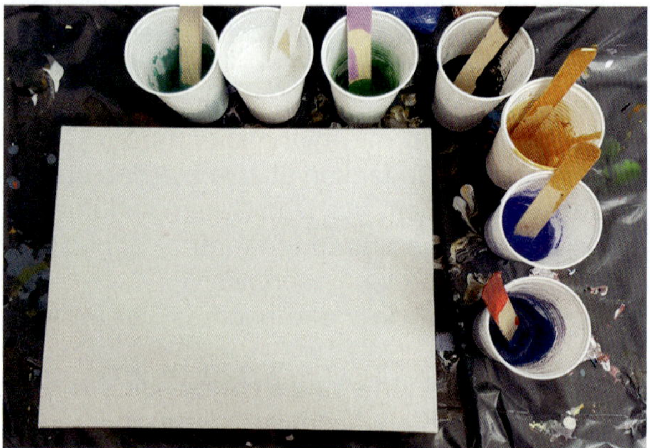

Ausdruckszentriertes Arbeiten ohne Vorgabe hat seinen festen Platz im EM Bildnerisches Gestalten.

- In der WZM kann der Fokus der Wahrnehmung des Klienten auf gewünschte Aspekte gelenkt werden. Der Klient kann Neues entdecken und seinen Wahrnehmungshorizont erweitern.
- In der WZM können Prozesse der Wahrnehmungsverarbeitung wie haptische und visuelle Aspekte der Materialien therapeutisch gefördert werden. Raue, glatte, spitze, weiche oder diverse Oberflächen und Formen können angeboten und Verwendung finden – je nach Zielsetzung des Klienten.
- Gestalten bietet dem Klienten einen tieferen Zugang zu seinem Werk. Aktuelle und tief im Unbewussten verschüttete Erlebnisse und Empfindungen kommen zur Sprache und fließen in die Gestaltung der nächsten künstlerischen Arbeit

ein. So entsteht ein Entwicklungsprozess, eine seelische Bewegung, die sich im Malprozess spiegelt und im Anschauen der Bilder immer wieder neu ausspricht.

Warum gibt es „Kunst“ in so vielen unterschiedlichen Therapieeinrichtungen und Professionen?

In Kunsttherapie, Gestaltungs-, psychoanalytisch geprägter Maltherapie, Gestalttherapie und im EM Bildnerisches Gestalten (BG) liegen Möglichkeiten, dem Klienten einen Zugang zu sich selbst und zu anderen Menschen zu zeigen sowie einen Ort zu schaffen, an dem Begegnungen stattfinden können. Die ersten drei Therapien erfordern ein zusätzliches Studium in der jeweiligen Disziplin, oft auf einem Psychologiestudium aufbauend. Das Bildnerische Gestalten ist in der Ausbildung – egal in welcher Form – zum/zur ErgotherapeutIn integriert. Kunsttherapie bezieht sich – je nach Ausrichtung – auf Therapieziele im psychischen Bereich auf Basis der Waldorfpädagogik von Rudolf Steiner und Kollegen, die den erlebten Eindruck und Prozess in der phänomenologisch-künstlerischen Vorgehensweise in den Vordergrund stellten (Fokus Handlung ▸ prozessorientierte Reflexion). Psychoanalytisch geprägte Maltherapie bzw. Kunsttherapie ist eher ergebnisorientiert deutend angelegt. Das ergotherapeutische Medium des Bildnerischen Gestaltens ist handlungsorientiert, häufig ausdruckzentriert und kann an die jeweilige Zielsetzung oder Thematik, die den Klienten bio-psychosozial beschäftigt, adaptiert werden.

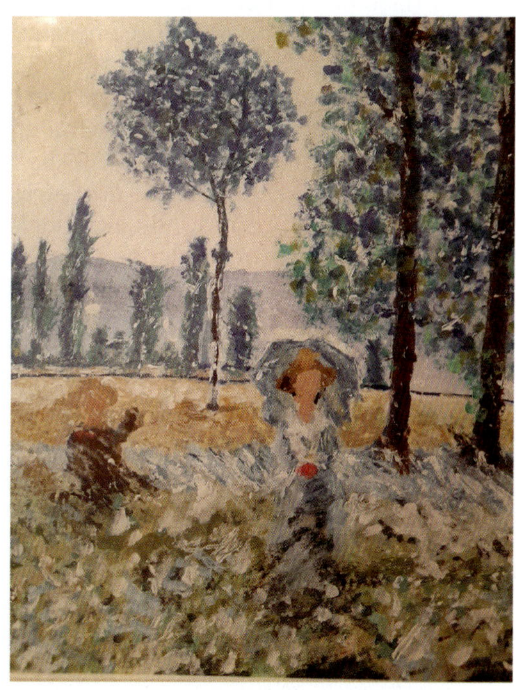

Impressionismus – Licht, Farbe und Gefühle; Beispiel für ausdruckszentriertes Arbeiten (nach Monet: „Felder im Frühling“)

10.2 Diagnostisch relevant: Die Phasen der Malentwicklung

Die Malentwicklung durchläuft bei den meisten Menschen verschiedene Phasen, die durch bereits vorhandene bzw. die Steigerung bio-psycho-sozialer Kompetenzen bestimmt sind. Wenn Sie beobachten, was der Mensch ausdruckszentriert malt, können Sie vorsichtig deuten, womit er sich innerlich beschäftigt bzw. welche Phase er auslebt. Thematisieren Sie dies jedoch nicht direkt. Nutzen Sie die Vorgehensweisen der Bildbesprechung und des „Sokratischen Dialogs", um nichts hineinzudeuten, das im Klienten nicht vorhanden ist. Beachten Sie hier auch den Wahrnehmungsfehler der Übertragung. Machen Sie sich als Therapeut mit diesem Fehler vertraut, damit er Ihnen möglichst nicht unbewusst passiert und Sie mit ihm bei Auftreten bewusst und reflektiert umgehen können.
Sich ausdrücken, mitteilen und verwirklichen als Grundbedürfnisse des Menschen werden auch beim Kinde sichtbar, wenn es mit Stiften und Farben arbeitet. Dabei lassen sich verschiedene Stadien der Malentwicklung beobachten. Diese sind auch bei erwachsenen Klienten festzustellen, wenn Sie mit verschiedenen Behandlungsverfahren arbeiten. Je ausdruckzentrierter, desto mehr tauchen i.d.R. auch gestalterische Elemente bzw. Maltechniken aus der frühen Kindheit auf. Je kompetenzzentrierter, desto realitätsbezogener bzw. fotorealistischer und detailreicher sind die Abbildungen. Diesen Umstand können Sie therapeutisch nutzen oder auch einfach nur beobachten und warten, ob der Klient beim „Ausleben früher Malkompetenzen" mit einem Anliegen auf Sie zukommt.

1. Phase: „Kritzelphase"

Bis zum Alter von drei Jahren befinden sich Kinder meist in der sogenannten Kritzelphase. Striche werden auf dem Papier durch rasches Hin- und Herfahren des Stifts ohne Absetzen erzeugt und Farben wahllos miteinander kombiniert. Konkrete Objekte sind meist noch nicht erkennbar und somit repräsentiert die Zeichnung vor allem den Schaffensprozess an sich. Im Laufe der Zeit sind in den Abbildungen immer mehr Konturen zu erkennen und es können erste Objekte ausgemacht werden. Menschen werden anfangs oft als „Kopffüßler" gezeichnet, da das Kind so malt, wie es seinen Körper von oben auf sich schauend sieht und noch über kein vollständiges Körperschema verfügt. Das Erfassen der eigenen Körperteile über das eigene Spiegelbild ist noch nicht möglich. Der Mensch muss erst lernen, sich selbst im Spiegel zu erkennen. Dies gelingt in den weiteren Stadien durch eine zunehmende Wahrnehmungs- und Differenzierungsfähigkeit mehr und mehr.

2. Phase: „Vorschemaphase":

Ab dem vierten Lebensjahr beginnt in der Regel die „Vorschemaphase". Die Zeichnungen wirken organisierter, die Farbgebung wird zunehmend realistischer. Die Erzähl- und Handlungsstruktur des Bildes nimmt zu. Es werden vermehrt zusammenhängende Szenen gezeichnet und es findet in verstärktem Maß eine Binnendifferenzierung statt: In den gezeichneten Flächen sind immer mehr Unterteilungen und Details erkennbar. Dem Kind wichtige Dinge oder Lebenwesen werden meist besonders groß dargestellt und stehen eher im Vordergrund des Bildes. Unwichtige Dinge oder auch Körperteile werden klein gezeichnet oder ganz weggelassen. Perspektive und räumliche Beziehungen stehen noch nicht im Vordergrund. Die Bildnisse ähneln den Zeichnungen und Gemälden aus dem Mittelalter, in der sich die Liturgie der Gestaltung ähnlich darstellt.

3. Phase: „Schemaphase“

Etwa ab dem fünften Lebensjahr tritt das Kind in die „Schemaphase“ ein: Die Bilder werden immer detailreicher, Größenrelationen zunehmend beachtet und auch die Farbgebung wird realistischer.

10.3 Komplexität der Technik

Die Komplexität bezüglich der kristallinen Kompetenzen des Klienten richten sich nach dem technischen Aufwand sowie Material- und damit verbundenem Zeitaufwand. Malen mit Acrylfarbe beinhaltet beispielsweise eher hohe Anforderungen im Vergleich zur Arbeit mit Mamorierfarbe als sogenannte Kleinsttechnik.
Die Höhe der Anforderungen an den psycho-emotionalen Bereich definiert sich eher durch das Gegenteil: Wenig oder keine Vorgaben bezüglich der genauen Gestaltung stellen hohe Anforderungen an die Ausdrucks- und Entscheidungsfähigkeit des Klienten, wenn dieser ohne direkte Führung vor einem leeren Blatt sitzt. Die Reflexion ist ein besonders ausführlich angewendeter Bestandteil der AZM und darf therapeutisch nicht vergessen werden.

10.4 Spezielle Fachbegriffe und funktionelle Details der Arbeitsmaterialien

Fachbegriffe	Verwendung und Wirkung
Zeichnen	Zeichnen mit verschiedenen Werkzeugen (Bleistift, Buntstift, Filzstift, Kreide, Ölkreide, Kohle …) auf unterschiedlichen Materialien (Zeichenblätter, Packpapier, Naturpapier, Karton, Tafel …)
Malen	Malen mit verschiedenen Werkzeugen (Pinsel, Spachtel, kleine Malerwalzen, Finger …) mit und auf unterschiedlichen Materialien (Fingerfarbe, Pigmentfarbe, Deckfarbe, Kleisterfarbe, Tusche usw. auf Zeichenblättern, Packpapier, Karton, Stoff, Glas …)
Papiergewicht/ Grammatur	Zum Auftragen der Farbe auf die Linoldruckplatte bzw. den Linolstempel ist ein Papier mit höherem Papiergewicht zu empfehlen, damit sich das Papier nicht wellt
Installation	eine aus Bild, Licht und/oder Ton geschaffene Kunst, die auf mehrere Sinnesmodalitäten wirkt
Acryl	Acrylfarben und -lacke sind Farbmittel, die auf Kunststoffdispersionen als Stoffgemisch basieren, mit Wasser verdünnbar sind und zu einer wasserfesten Schicht aushärten

Druck	Einfache Druckverfahren (Schablonendruck, Materialdruck, Kordeldruck, Stempeldruck ...) mit verschiedenen Materialien (Kork, Hartschaumstoff, Pappe, Bausteine ...), also eine Art Stempeldruck mit Hoch- oder Tiefdruck. Der Herstellungsprozess eines Stempels zum Drucken wird im Kapitel Linoldruck ausführlich behandelt. Hier spielt er eher hinsichtlich des ausdruckzentrierten Arbeitens im Gestaltungsprozess eines Objekts für Collagen oder ähnliches eine Rolle.
Kleinsttechnik des Bildnerischen Gestaltens	Gestalten durch verschiedene Verfahren wie Reißen, Schneiden, Kleben, Nähen ... Collage, Frottage, Spritztechnik, Applikation ...
Farbmittel	Alle Farben werden mit dem Oberbegriff „Farbmittel" bezeichnet. Sie unterscheiden sich in folgenden Oberkategorien: – nach der Löslichkeit: in Pigmente und Farbstoffe – nach der Herkunft: in natürliche und synthetische Farbmittel – nach der Farbe: in weiße, bunte, schwarze, Effekt- und Leuchtfarbmittel – nach chemischen Gesichtspunkten: in z.B. Elemente, Oxide, Sulfide, Chromate, polyzyklische, ionische und nichtionische Farbmittel
Dispersionsfarbe	Dispersionsfarben sind zäh- bis dünnflüssige Anstrichstoffe. Sie bestehen aus einer Dispersion (meistens einer Emulsion) aus Füllstoffen, Binde- und Lösungsmitteln, Pigmenten und Zusatzstoffen. In diesem allgemeinen Sinn handelt es sich bei der Mehrzahl der flüssigen Anstriche (Lacke, Farben) um Dispersionen. Umgangssprachlich ist damit handelsübliche Wandfarbe gemeint, wie sie in jedem Baumarkt zumeist unter dem Begriff Binderfarbe zu kaufen ist. Meist handelt es sich um Acryl- oder Kunstharzdispersionsfarben.
Epoxidharz	Für das bildnerische Gestalten wird Epoxidharz als Kunstharz zum Gestalten von Oberflächen in Form von Leinwänden und Möbeloberflächen oder zum Herstellen von plastischen Objekten verwendet.
Stukturpaste	Pasten und Farbverdicker eignen sich dazu, die Farben besser mit dem Spachtel aufzutragen.
Naturharze	Sie sind ein Stoffwechselprodukt vieler Bäume und werden im Bildnerischen Gestalten u.a. zum Herstellen von Firnissen für Gemälde verwendet. Anderweitig enthalten sie ätherische Öle und werden als Balsam in der Kosmetikindustrie und in der Kirche als Weihrauch verwendet.
Verdünnungsmittel	In der Öl- und Temperamalerei werden spezielle organische Lösemittel benötigt, um Malfarben und Hilfsmittel zu verdünnen und Arbeitsgeräte wie Pinsel oder Palettmesser zu reinigen.
Abtönung durch Abtönfarben	Mit Vollton-, Abtönfarbe oder Pigmentpräparationen lassen sich weiße Dispersionsfarben einfärben, um eigene Farben zu mischen oder sich im Baumarkt per Maschine nach Vorzeigen des Wunschfarbtons anmischen zu lassen.
Malerpalette	Das kleine Brettchen mit Loch für den Daumen dient als Fläche zum Mischen von meist Ölfarben.

Terpentin	Es ist ein Naturharz aus Bäumen, das u.a. als Binde- und Verdünnungsmittel von Ölfarben und als Firnis für Ölbilder dient. Außerhalb des Bildnerischen Gestaltens kommt es z.B. in Salben und als Kolophonium zum Einsatz. Terpentin oder Terpentinersatz ist weiterhin zur Reinigung von Pinseln nach dem Arbeiten mit Öl- und Temperafarbe wichtig, da sich die Farben sonst nicht lösen lassen. Teilweise wird extra Pinselreiniger angeboten.
Keilrahmen	Auf einen Holzrahmen gespanntes Leinen oder ähnlicher Stoff, der entweder beschichtet oder unbeschichtet sein kann. Unbeschichtete Leinwand hat den Vorteil, dass sie Farben wie Acryl oder Farben auf Wasserbasis besser aufnimmt als beschichtete Leinwand, die wasserabweisend ist.
Staffelei	Aufsteller zum Halten eines Keilrahmens für den Malprozess
RAL	Wird verwendet zur Definition und Festlegung von Farbtönen
Firnisse	Bestehend aus Harzen, erzeugen sie nach kompletter Trocknung des Ölbildes eine lackartige Schutzschicht auf der Oberfläche. Die Farbbrillanz kann dabei verstärkt (Glanzfirnis), beibehalten (Neutralfirnis) oder herabgesetzt werden (Mattfirnis).
Farbspektrum	Farbe wird in Wellen mit unterschiedlicher Frequenz und Amplitude ausgesendet und dadurch unterschiedlich wahrgenommen. 530 bis 590 Nanometer = gelb 490 bis 565 Nanometer = grün 390 bis 530 Nanometer = blau 440 bis 390 Nanometer = lila

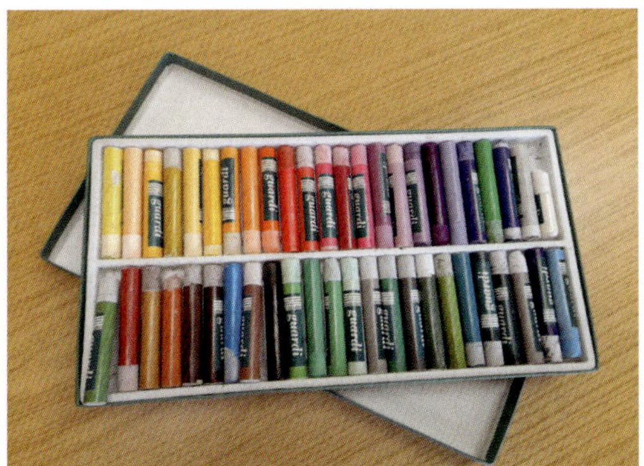

◄ *Künstler-Kreiden*

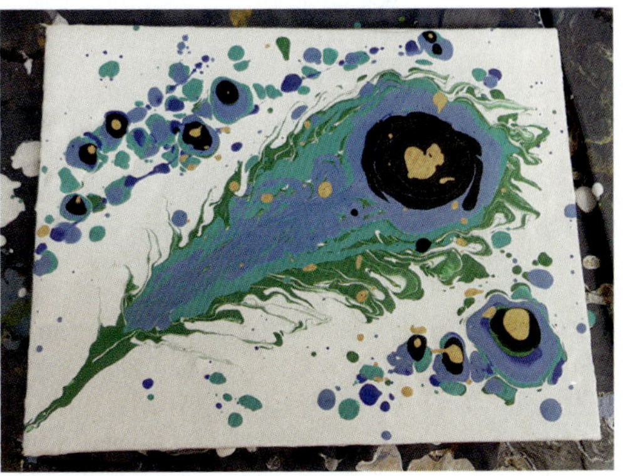

Schütttechnik mittels Acrylfarbe auf Keilrahmen ►

10.5 Materialkunde – welche Farben gibt es und was sind ihre therapeutischen Effekte?

Es gibt häufig beobachtete und sozusagen reguläre Effekte auf den Menschen. Allerdings kann der Effekt je nach Vorerfahrung, Volition und Persönlichkeit sowie physischer Sensibilität des Klienten stark variieren.

Art des Farbmittels	Verwendung	Allgemein beobachtbare therapeutische Wirkung
Acryl	Mit Pinsel, Spachtel oder ähnlichem wird die zählflüssige, viskose Farbe aus den Tuben auf einen Maluntergrund in Form einer Leinwand oder einen Holzuntergrund aufgetragen. Ausdruckzentriert kann Acryl als deutlich taktiler oder thermischer Reiz auch mit den Händen aufgetragen werden.	In der Regel eine als ästhetisch empfundene „glänzende“ Farbe, die sich mit Malwerkzeug leicht auf dem Untergrund verteilen lässt. Durch schnelles Auftragen und ohne lange Trockenzeiten lassen sich schnelle Erfolgserlebnisse schaffen. Wird mit kompetenzzentrierten Anteilen („ein Objekt gestalten wollen“) gearbeitet, sind zusätzliche Handlungsschritte nötig, sodass die Fertigstellung mehr Zeit in Anspruch nimmt als das Hantieren mit Buntstiften. Darüber hinaus kann das geschaffene Werk aufgrund der Trocknungszeit meist erst in der darauffolgenden Therapieeinheit durch den Klienten mitgenommen werden, sodass ein eher mittelbares Erfolgserlebnis zu verzeichnen ist.
Buntstifte	Angefangen von den ersten Malerfahrungen bis hin zu komplexen bildlichen Arrangements auf Papier	Einfache Anwendung und eine unmittelbare Reaktion (Farbe auf Papier durch bereits einen Kontakt mit dem Material), liefern schnelle Erfolgserlebnisse und steigern die Selbstwirksamkeitserfahrung
Filzstifte	Verfügt der Mensch bereits nach dem Training mit Bundstiften über eine adäquate Kraftdosierung, kann mit Filzstiften wie z. B. Fasermalern auf Wasser oder Alkoholbasis sowie mit „Copic-Stiften“ gearbeitet werden.	Der Gebrauch erfordert mehr Sorgfalt und Hand-Auge-Koordination als der Gebrauch von Buntstiften. Der Farbauftrag mit Filzstiften ist i.d.R. nicht korrigierbar, sodass zusätzlich die Planungsfähigkeit durch eine Skizze gefördert werden kann. Besonders gemalte Linien, die sich überlappen, verändern die Farbgestalt der ersten. Sie wird dunkler. Dies kann gewollt oder ungewollt sein. Bei ungeplanten, ungewollten Ergebnissen muss der Klient durch Regulierung von Frustration, kognitive Umstellungsfähigkeit und Ideation eine Lösung finden.

Wachs-malstifte	Eher naiv anmutende Malergebnisse, jedoch gleichzeitig einfach, deutliche Linien mit kräftigen Farben und somit ausdrucksstark. Durch den großen Durchmesser des Stifts ist dieser i.d.R. leicht händelbar. Auch bei geringer motorischer Fertigkeitsentwicklung kann im Faustgriff gemalt und ein den Klienten ansprechendes Ergebnis erzielt werden.	Affektiv stimulierend mit hohem Aufforderungscharakter; bei allen Altersgruppen beliebt; Wachsmalerei spricht auch Kleinkinder an.
Jaxon-Kreide	Kräftige, auch bei feinmotorischen Defiziten wie geringem Faustschluss und geringer Handkraft leicht aufzutragende Farben	Ein hoher Aufforderungscharakter durch Farbintensität besonders auf dunklem Papier sowie ein leichter, intuitiver Gebrauch spricht selbst ängstliche, reservierte Menschen mit oder ohne geringe motorische Kompetenz an.
Encaustik	Wachsplatten, die mit einem Encaustik-Bügeleisen oder Encaustik-Stift erwärmt und dann auf einer papiernen Oberfläche Glanzpapier aufgetragen werden	Durch das Auftragen mit einem Bügeleisen hat diese Form des Bildnerischen Gestaltens eher einen „verspielten“ Charakter, der sich anbietet, um spielerisches Gestalten, Neugier und das Ausprobieren von Neuem zu fördern. Durch die Zufälligkeit der Ergebnisse, die – für den Klienten öffentlich – vorher nicht genau abschätzbar sind, lässt sich der psychische Druck, etwas abzuliefern inklusive der Angst, im Bekannten verhaftet zu bleiben und „auf Nummer sicher zu gehen“, abbauen, sodass eher die lustorientierten Anteile zum Vorschein kommen. Es entsteht schnell ein Ergebnis, weshalb sich Encaustik als sogenannte „Kleinsttechnik“ auch für Einsteiger vor dem Hintergrund klientenzentriert festgelegter Therapieziele anbietet.
Kohle-stifte	Die Kohle wird als Stift oder als gepresste Kohle in braun, grau und Schwarztönen auf Papier aufgetragen. Dreidimensionale Effekte können durch Ausblenden mit dem Radierer bzw. Kautschukradierer oder auch mit Haarspray, das ebenfalls zum Fixieren der Kohle geeignet ist, erzielt werden.	Kohle wirkt durch i.d.R. vorhandene hellere oder weiße Flächen insgesamt sehr ausdrucksstark und kontrastreich.

10.6 Farbenlehre und die Wirkung der Farbe auf den Klienten

Farbe	Verwendung	Allgemein beobachtbare therapeutische Wirkung
Rot	– In der Gesellschaft wird Rot i.d.R. als Signalfarbe, zur Erzeugung von Aufmerksamkeit und zum Ausdruck starker Gefühle genutzt. – Grundfarbe und Komplementärfarbe des grünen Farbtons – Rote Gegenstände wirken schwerer, als sie sind.	– Erhöhung des Blutdrucks – Steigerung der Sympatikusaktivität, d.h. der Atmung und Vitalität sowie der Stimmung im Allgemeinen
Gelb	– Grundfarbe – Warnungen und Gefahren werden in Gelb dargestellt. – Strahlend	– Stimmungsaufhellend, aber auch teilweise beschleunigend – Gelb hat eine ambivalente Wirkung: „die Farbe des Neides", aber auch des chinesischen Kaisers" – Wachheit, Klarheit, Einsicht, Geist, Inspiration, Intellekt, Freundlichkeit, Leichtigkeit, Leichtsinn und Offenheit sind Themen, die mit Gelb assoziiert sind – Gelb regt u.a. die Verdauung an und aktiviert den Solarplexus
Orange	– Zu Werbezwecken zur Fokussierung und Herstellung wird Orange häufig verwendet.	– Wirkt aktivierend auf das Vegetativum inklusive Blutdrucksteigerung, Aktivierung der Nebennieren, Hebung der Stimmung – Sinnhaft zur Reduzierung allgemeiner psychischer Ermattung, Appetitlosigkeit, Depression und Anregung von Wachstumsprozessen im Körper (Haut, Haare, Nägel, …)

Grün	– Hinweise oder Gebote werden gern in grün dargestellt wie bei z.B. Ampel, Notausgänge, Weinflaschen. – Grün vermittelt Gesundheit und Natürlichkeit. – Heilberufe werden oft in der Farbe Grün beworben und präsentiert.	– Grün wird von vielen Menschen gern gemocht, mit Natur und entspannter Aktivität assoziiert. – Die Wirkung auf das optische System ist eher entspannend bzw. konzentrationsfördernd, da Grün viele Farbeffekte wie z.B. das Rot im OP neutralisiert, das die Augen durch den Nachhall der roten Farbe auf weißem Grund zusätzlich anstrengen würde. – Schultafeln waren grün gestaltet, da durch die optisch-anatomisch gegebene Schwäche des Sehsystems grün deutlich besser ausgeglichen wird als ein weißer Hintergrund, auf dem jede Kontrastfarbe bei vorheriger Betrachtung eines anderen Gegenstands wahrgenommen wird. – Grün stabilisiert den Kreislauf, wirkt entzündungshemmend, senkt den Blutdruck und wirkt heilsam bei seelisch bedingten Herzerkrankungen.
Blau	– Gebote werden in blau dargestellt. – Fluggesellschaften und ähnliche Unternehmen greifen gern auf Blau im Marketing zurück. – Blaue Gegenstände wirken leichter, als sie sind, besonders gilt dies für Hellblau. Die Industrie nutzt Blau als Farbe für Light- und Diätprodukte.	– Blau wirkt durch seine hemmende Wirkung auf den Sympathikus beruhigend. So senkt Blau den Blutdruck, reduziert aber auch die psychische Leere oder das Gefühl von Leere und Weite, z.B. in einer Landschaft zur „Blue Hour“ verstärkt. – Blau wirkt kühlend. – Blau signalisiert Freiheit und – in Kombination mit Pastell – Leichtigkeit und Verspieltheit. – Farbe der Introspektion
Magenta	– Zur Gestaltung von ästhetischen Arrangements wie z.B. Blumenbouquets wird Magenta gern verwendet, ebenso als frühlingshafte, eher auffällige Farbe in der Mode	– Magenta wirkt durch die Assoziation mit der Markenfarbe eines bekannten Kommunikationsunternehmens eher modern und kommunikativ.

Lila	– In der Gesellschaft wird Lila für besondere und geistige, religiöse Anlässe sowie als Modefarbe für Kleidung verwendet. – Einsatz für „Einschlafmedikamente" oder „Frauenprodukte" wie Kontrazeptive	– Lila ist eine – je nach Zeitgeist – beliebte Farbe. Mysteriöse, heilige oder sakrale Gegebenheiten werden durch Lila unterstrichen. So wird in vielen Kirchen zu besonderen Festen die Farbe Lila getragen. – Lila wirkt mystisch, extravagant und eher dunkel, beruhigt das Nervensystem und fördert den Schlaf. Lila dämpft wie Blau eher das – ggf. überaktive – sympathische Nervensystem und wird deshalb auch von Menschen mit Psychose häufig präferiert.
Türkis	– Eher sommerlich leichte Arrangements in Räumen oder auch „outdoor" in z.B. modernen Urlaubsorten, die sich an ein junges Publikum richten, werden häufig in einer Mischung aus Türkis und Weiß gestaltet, um dem Ganzen Leichtigkeit, Modernität und Erdung zu verleihen.	– Farbtöne wie Türkis oder Petrol wirken durch den Grünanteil im Blau weniger kalt. Viele Menschen mögen Türkis, weil die Farbe ins „Auge springt, auffällt", ohne mit der Zeit zu aufdringlich zu werden.
Braun	– Braun wird besonders im häuslichen Umfeld zur Innendekoration durch Wandfarben oder Möbel verwendet.	– Braun wirkt eher schwer, in Räumlichkeiten auch teilweise bedrückend oder erdrückend. Konträr vermittelt Braun aber auch Wärme und Geborgenheit. – Gerade in der Kindheit ab 4 Jahren wird Braun deutlich abgelehnt. Im späteren Erwachsenenalter ab 40 Jahren nimmt die Beliebtheit leicht zu, reicht aber nicht an die Popularität eines Blau, Rot oder Orange heran. – Abgeschwächtes Braun in Form von Cappuccino, Beige oder ähnlichen Erdtönen ist wesentlich beliebter als Braun in RAL.
Weiß	– Weiß entsteht durch die Mischung aller Farben zu gleichen Teilen. Durch Prismen kann Weiß wieder in seine Bestandteile – die Spektralfarben – zerlegt werden. – Farbe der Hochzeiten, Feierlichkeiten und Reinheit – Krankenhäuser verwenden i.d.R. viel Weiß, um Sauberkeit und Hygiene darzustellen.	– Weiß erfreut sich allgemeiner Beliebtheit, besonders in Kombination mit einer weiteren Farbe; Es vermittelt Reinheit, verstärkt Kontraste und erhöht dadurch bei Kombination die Aufmerksamkeitswirkung der anderen Farbe.

Grau	– Gestaltung sachlicher Objekte und Räume wie z.B. Bankräume	– Grau wirkt seriös und reduziert die Geschwindigkeit psychischer Prozesse. Es kann Stimmungen dämpfen, allgemein den Affekt „trüben" und für eine eher traurige, gedämpfte Stimmung sorgen. Zugleich vermittelt Grau Seriosität und Ästhetik.
Schwarz	– Signalfarbe in Kombination mit einer Grundfarbe – Seriöse und ernsthafte Inhalte werden in Schwarz dargestellt.	– Schwarz wirkt elegant, schwer bzw. bei alleiniger Gegenwart schwermütig, drückt je nach Situation Trauer oder auch Freude aus – je nach Bedeutung des Augenblicks bzw. Anlasses (das „kleine Schwarze" Kleid). – Schwarz, z.B. in einem abgedunkelten Raum, kann nicht dauerhaft gesehen werden. Die Eigenaktivität produziert sichtbare Reize. – Traumata werden oft schwarz dargestellt. – Schwarze Gegenstände wirken kleiner als in Realität. Das Zeichnen mit Schwarz unterstützt die Sachlichkeit. – Schwarz wird in Kombination mit aufdeckenden Verfahren bei der Therapie von Neurosen eingesetzt. Kontraindiziert ist der aktive Einsatz bei akuten Psychosen und Traumata.
Pastell	– Durch den hohen Weißanteil entstehen Pastelltöne wie z.B. Flieder, Hellblau oder auch Mintgrün	– Pastell schwächt die Wirkung der jeweiligen Farbe und macht sie leicht, weniger ernsthaft und eher „niedlich". Pastell wirkt entspannend. Besonders für Säuglinge und Kleinkinder wirken diese Farben ansprechend und werden entsprechend häufig zur Ausstattung von Kinderzimmern verwendet. Auch in der Innenarchitektur lassen sie Räume größer und behaglich („hygge") erscheinen.

Welche Faktoren beeinflussen die Wirkung der Farbe?

- Kräftige Farben bzw. Intensität der Farben
- Komplementärfarben
- Hoher Kontrast
- Schwarz-weiß-Zeichnungen
- Pastell
- Die Volition, Habituation und Individuation des Individuums

Farben, die teilweise negative Wirkungen bei bestimmten Krankheitsbildern (akute Psychosen und Neurosen) haben können[4]:
Farben wie Lila, Gelb und Schwarz werden laut allgemeiner therapeutischer Ansicht eher von Menschen mit psychischer Instabilität, wie sie bei einer Psychose, Depression oder Borderline-Persönlichkeit vorliegt, oft sehr gemocht. Hier gilt es, als Therapeut aufzupassen und regulierend u.a. durch Einschränkung des Angebots dieser Farben vorzugehen. Teilweise werden diese Farben allerdings auch wegen ihrer Wirkung auf den Klienten präferiert. Genaue wissenschaftliche Elaborationen, wie und warum Farben ihre Wirkung auf den einzelnen (psychotischen) Klienten entfalten, sind notwendig. Der Therapeut sollte reflektieren und hinterfragen, ob diese externe Regulierung des Klienten angemessen und hilfreich sein kann.

10.7 „Werkzeugkunde" – Klassische Mittel zum Farbauftrag

Art des Mittels zum Farbauftrag	Allgemein beobachtbare therapeutische Wirkung
Spachtel	Große Flächen können relativ schnell gestaltet werden. Durch ein schnelles Erfolgserlebnis, die Gestaltung und Nutzung des Spachtels, das Abstreifen der Farbe auf dem Untergrund, werden autopsychische, ausdruckszentrierte Anteile der Persönlichkeit wie der Wille, sich auszuprobieren und intuitives Arbeiten, gefördert.
Borstenpinsel	Durch die im Vergleich zum Haarpinsel Widerstand bietenden festen Borsten vermittelt der Borstenpinsel mehr Sicherheit beim Farbauftrag. Mit ihm fällt es leichter, Farbe punktgenau aufzubringen und Linien zu zeichnen. Die Linien werden i.d.R. bei geringer Kraftdosierung ebenmäßiger und gerader als beim Malen mit dem Fächerpinsel.

4 Der Lüscher-Test liefert ausführliche Deutungen zu Farben und ihren Kombinationen untereinander.

Haarpinsel	Durch seine Haare ist der Pinsel flexibler und weicher. Somit lassen sich auch weichere, fließendere Linien malen. Ungleichmäßigkeiten in der Kraftdosierung werden eher sichtbar, sodass das Malen mit diesem Pinsel eine größere feinmotorische Kompetenz erfordert als das Hantieren mit dem Borstenpinsel.
Fächerpinsel	Malpinsel mit Bürsten in Form eines Fächers, um sowohl breite als auch sehr schmale Flächen mit nur einer Art Pinsel zu malen. Besonders in der Malerei mit Öl oder Acryl lassen sich Strukturen wie Tannenzweige oder Nadelbäume leicht darstellen.
Naturmaterialien	Sie regen die kogntive Flexibiltät an, da der Klient sich den Gebrauch und die ggf. verschiedenen Anwendungsmöglichkeiten überlegen muss. Durch die Zweckentfremdung eines vertrauten Gegenstands sammelt der Klient eine neue Erfahrung mit etwas Bekanntem, das durch die Vertrautheit und den Witz des Entfremdens des Gegenstands Affekte auslöst, die Neugier weckt und den Erfolgsdruck senkt. Durch das Senken des Erfolgsdrucks wird der Sympathikus so weit gehemmt, dass zuerst die Wirkung des Parasympathikus eintritt, die sonst ggf. durch den Sympathikus als „Fright-, Fight- oder Flight-Nervensystemanteil" blockiert wird.
Hände	Fingermalfarben oder auch andere flüssige bzw. viskose Farben eignen sich gut, um wahrnehmungszentriert und ausdruckszentriert zu arbeiten. Meist ähnlich ist der Charakter der Herstellung einer Höhlenmalerei oder einer abstrakten Abbildung.

10.8 Praktische Durchführung des Bildnerischen Gestaltens – Farbmittel, Mal- und Kleinsttechniken im Überblick

Es gibt eine Vielzahl unterschiedlicher Farbmittel, also Farben in unterschiedlichen Zusammensetzungen, Konsistenzen und Eigenschaften. Damit gehen unterschiedliche Auftragetechniken einher.

10.8.1 Ölmalerei auf Leinwand

Was ist Ölfarbe?

Allgemeine Wirkung auf den Klienten:

Ölmalerei wirkt meist feierlich, schwer, bedeutend, historisch, als Material der Kunst im klassischen Sinne. Da viele bedeutende Gemälde und auch abstrakte Kunstwerke mit Ölfarbe gemalt wurden sowie aufgrund des aufwendigen Herstellungsprozesses, der meist einen mehrschichtigen Farbauftrag mit zusätzlicher Trockenzeit zwischen den einzelnen Teilschritten des Farbauftrags benötigt, schwingt bei der Ölmalerei oft etwas Kunstfertiges, Opulentes mit, das auch bei relativ geringer Malerfahrung ein auf das Umfeld beeindruckendes Ergebnis liefert. „Wow, sowas kannst Du!“ oder ähnliche Aussagen werden den Klienten, selbst bei geringer Identifikation mit dem Objekt, positiv bestärken. Abstrakte, mit relativ wenig Aufwand gemalte Bilder können auf dem Kunstmarkt sehr wertvoll sein. Auch in Möbelhäusern erzielen Drucke von Ölbildern recht hohe Preise. Der materielle Wert kann, abgesehen von den intrapsychischen Prozessen des „Liebgewinnens“ des in der Therapie gefertigten Bildes, eine das Selbstbewusstein steigernde Wirkung haben und den Klienten zusätzlich ermuntern. Die langen Trocknungszeiten (ca. 1 Stunde nach einer Farbschicht von 0,2 mm) setzen natürliche, dem Material geschuldete Pausen, ermöglichen aber auch, dass sich Farbaufträge noch deutlich länger als bei einem Acrylbild mit kurzer Trockenzeit verändern lassen. Geduld, Frustrationstoleranz, Innehalten, Betrachten, sich Zeit nehmen (müssen) und die Möglichkeit, sich bei dem jeweiligen Farbauftrag einer flüssigen, viskosen Farbe Zeit zu lassen, sind einige der Besonderheiten und positiven Eigenschaften der Ölmalerei.

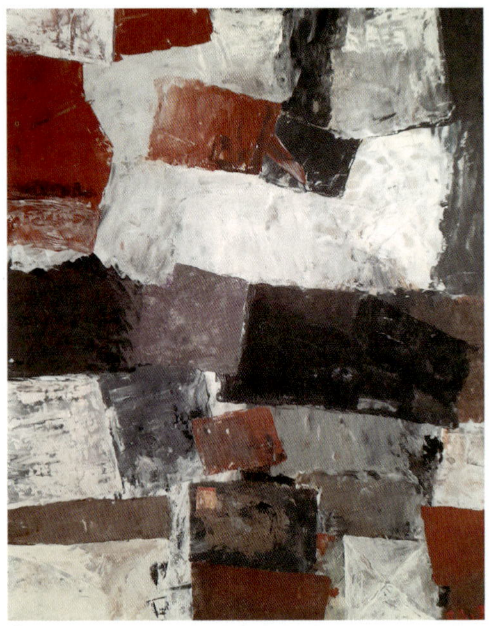
Ölmalerei

Die Reinigung der Materialien ist zeitintensiv und benötigt zusätzlich Terpentin. Dies sorgt i.d.R. dafür, dass sich der Klient genau damit auseinandersetzt, wie viele Pinsel (oder Ähnliches) und Farben er einsetzen wird. Der Reinigungsprozess von Objekten kann auch zu einem Reinigungsprozesse für die Psyche werden. Auch motorisch ist der Reinigungsvorgang relativ aufwendig, sodass dessen bio-psycho-soziale Wirkung auf den Klienten nicht unterschätzt und als aktiver Teil der Therapie betrachtet wird.

Handwerkliche Voraussetzungen für das Arbeiten mit Öl- und Acrylfarben:
Als Basisausstattung für den therapeutischen Einsatz von Öl- oder Acrylfarben empfiehlt sich ein Set, das aus folgenden Ingredienzen besteht. Jegliche Firmenangaben sind Beispielwahlen. Bei der Produktwahl entscheiden Sie, welche Farben für Ihren therapeutischen Einsatz sinnvoll ist.

1. Eine Auswahl der Farbtöne als Basis für das Malen mit Öl und Acryl:
   - Elfenbeinschwarz (Norma® PROFESSIONAL 704)
   - Titanweiß (Norma® PROFESSIONAL 114)

- Kadmiumgelb mix (Norma® PROFESSIONAL 240)
- Krapprot (Norma® PROFESSIONAL 318)
- Preußischblau (Norma® PROFESSIONAL 418).
- Zitronengelb (Norma® PROFESSIONAL 236)
- Kadmiumrot mix (Norma® PROFESSIONAL 248)
- Ultramarinblau hell (Norma® PROFESSIONAL 404)
- Chromoxidgrün feurig (Norma® PROFESSIONAL 502)
- Saftgrün (Norma® PROFESSIONAL 514)
- Lichter Ocker natur (Norma® PROFESSIONAL 600)
- Siena gebrannt (Norma® PROFESSIONAL 610) und
- Umbra gebrannt (Norma® PROFESSIONAL 624)

2. Passende Pinsel oder Materialien zum Farbauftrag
3. Passender Untergrund, z.B. stabile Leinwand o.ä.
4. Reinigungsmittel für die Pinsel

Durchführung:

1. Richten Sie den Arbeitsplatz ein. Legen Sie die benötigten Materialien, Hilfsmittel und Werkzeuge bereit.
2. Malen Sie eine grobe Skizze, etwa mit Zeichenkohle.
3. Tragen Sie die Farbe in Schichten auf, beginnend mit dem Hintergrund, und lassen Sie die Farbschicht anschließend trocknen, wenn sich die oberhalb aufgetragenen Farben mit dem Untergrund nicht vermischen sollen.
4. Beachten Sie die Trocknungszeit (Versehen Sie das Bild anschließend ggf. mit Schlussfirnis).
5. Zum Abschluss des Projekts erfolgt die Reflexion.

✍ Die Farbe kann mit Pinseln, Stempeln oder Malmessern aufgetragen werden. Sie trocknet auch in dünnen Schichten teilweise mit Rissen.

🕐 Die Trockenzeit ist lang, mehrere Stunden bei einzelnen Schichten. Bis ein mit Ölfarben gemaltes Bild vollständig getrocknet ist, kann es mehrere Monate dauern.

Die getrocknete Farbe ist leicht glänzend und bildet einen elastischen Film auf dem Malgrund.

✓ Das Gestalten von Ölbildern dauert i.d.R. mehrere Einheiten. Gemischte Farben, die noch einmal benötigt werden, können mit Plastikfolie abgedeckt oder in kleinen Behältern mit Deckel aufgehoben werden, um sie später weiter zu verwenden.

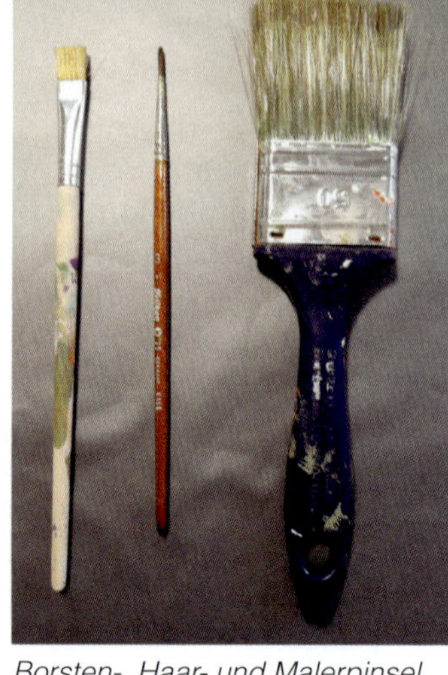

Borsten-, Haar- und Malerpinsel von links nach rechts

Reinigen des Pinsels:

Ölfarben lassen sich mit Wasser und Seife allein nicht reinigen. Sie benötigen ein Lösungsmittel wie z. B. Terpentin. Reinigen Sie die Pinsel sorgfältig, bis keine Farbrückstände mehr vorhanden sind. Trocknet die Ölfarbe einmal fest, ist der Pinsel meist unbrauchbar.

Techniken der Ölmalerei

1. Prima-Technik

Mit der sogenannten „Prima"-Technik wird die Farbe in einem einzigen Malgang, also in einer Therapieeinheit auf den Untergrund aufgetragen. Der Farbauftrag erfolgt also nicht in mehreren Schichten mit Hinter- und Vordergrund. Diese Technik eignet sich therapeutisch ideal, um audruckszentriert zu arbeiten wie z. B. beim Gestalten eines Farbfensters oder dem Darstellen einer Stimmung bzw. eines Gefühls in Farbe.

2. Schichtenmalerei

Bei der Schichtenmalerei und der Lasurmalerei werden die Ölfarben in mehreren Arbeitsgängen aufgebracht: mal mit dünnen, lasierenden, mal mit dickeren, deckenden Farbschichten. Dieser Vorgang erfordert wegen des höheren technischen Aufwands und der Trocknungszeiten meist mehrere Einheiten und gibt dem Klienten so die Möglichkeit, biopycho-soziale Ziele zu erreichen und sich mit therapeutischen Themen auseinander zu setzen, die z. B. eine „Pro- und Kontra-Abwägung" in einer Situation erforderlich machen oder auch emotional komplexer sind. Auch physische Fertigkeiten können bei dieser Technik intensiv trainiert werden, da die grob-, feinmotorischen und koordinativen Fähigkeiten meist deutlich stärker beansprucht werden als z. B. bei der Prima-Technik.

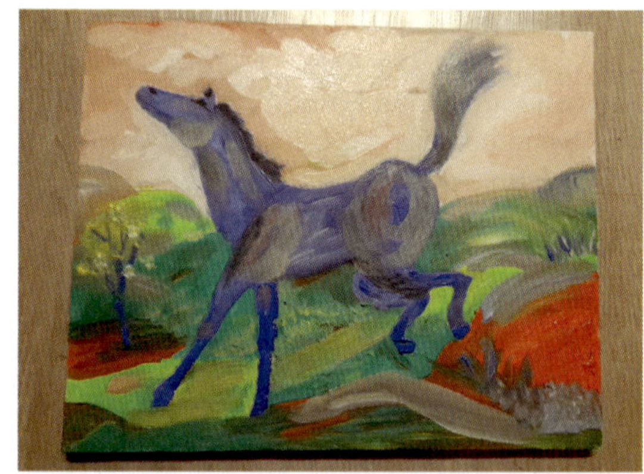

Prima-Technik

10.8.2 Acrylmalerei auf Leinwand

Was ist Acryl?

Acrylfarben und -lacke sind Farbmittel, die auf Kunststoffdispersionen basieren. Sie bestehen aus Farbpigmenten, Bindemittel aus Kunstharz und Wasser sowie Lösungsmittel, hier meist Wasser. Die Farben sind häufig mit Wasser verdünnbar und härten zu einer wasserfesten Beschichtung aus. Daneben gibt es auch Acryllacke, die auf organischen Lösungsmitteln basieren. 1934 entstand bei BASF die erste gebrauchsfertige, wässrige Acrylharzdispersion.

Allgemeine Wirkung auf den Klienten:

Acryl verfügt über eine von Natur aus wertige Optik. Viele moderne Kunstwerke wurden wegen der einfachen Verarbeitung mit Acryl gemalt. Insgesamt wirken die Farben etwas leichter, weniger „herrschaftlich“ und modern und weisen einen hohen Aufforderungscharakter zur Verarbeitung auf.

Durchführung:

Acrylfarbe kann als Alternative oder Ergänzung zur Ölfarbe und mit den meisten hier üblichen Maltechniken verwendet werden.

Die Farbe lässt sich auf jeden fettfreien Malgrund (z.B. Leinwand, Holz, Metall) auftragen.

 Die Farbe kann mit Pinseln, Stempeln oder Malmessern aufgetragen werden und trocknet auch in starken Schichten ohne Risse.

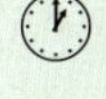 Die Trockenzeit der reinen Acrylfarbe ist sehr kurz, kann aber mit Malmitteln künstlich verlängert werden.

 Die getrocknete Farbe ist leicht glänzend und bildet einen elastischen Film auf dem Malgrund.

Weitere Techniken, die besonders für Acrylmalerei geeignet sind:

1. Schütt-Technik

Bei der Schütt-Technik wird die Farbe durch Farbverdünner stark verflüssigt und dann mit einem Becher auf die Leinwand oder das Holz geschüttet. Der Prozess ist in der Handlung des Herstellens stark ausdruckzentriert. Bis auf die Farbwahl ist das Ergebnis wenig planbar, was therapeutisch im Sinne von psychisch-funktionellen Zielen zur Ich-Stärkung, kognitiven Flexibilität, Erleben von Freude am Prozess u.a. genutzt werden kann. Bewegungsabläufe sind eher grobmotorisch über das Schultergelenk ausgerichtet, wobei die Griffformen des Faustgriffs beim Halten des Bechers ein zentrales Bewegungselement der Technik sind.

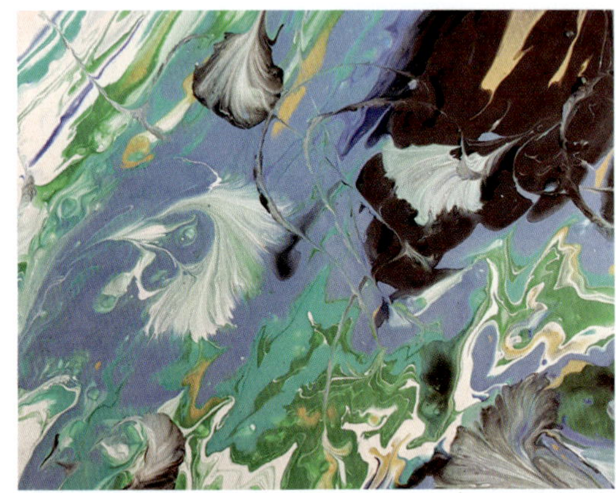

Schütt-Technik

2. Hinter-Glas-Malerei

Hinter dem Glas zeigt sich nach der Fertigstellung das Bild. Beim Herstellungsprozess mit dem Pinsel ist zu beachten, dass Details im Vordergrund zuerst gemalt werden müssen. Daher stellt die Hinter-Glas-Malerei kognitiv u.a. in Bezug auf die Planungsfähigkeit, das logische Vorstellungsvermögen sowie räumlich-visuell und räumlich-konstruktiv hohe Ansprüche an den Klienten und vereint viele kompetenzzentrierte Aspekte mit ausdruckszentrierter Arbeit.

Reinigung des Materials:

Acrylfarben lassen sich mit Wasser und Seife reinigen.

10.8.3 Malen mit Kreide auf Leinwand, Papier oder Holz

Was ist Kreidemalerei?

Kreide ist eine Erde, die als Öl- oder Pastell-Kreide am Stück oder mittlerweile auch als Kreidestift verwendbar ist. Kreidestifte sind den meisten auch von kunstvoll beschriebenen Schiefertafeln im Gastronomiebereich bekannt.

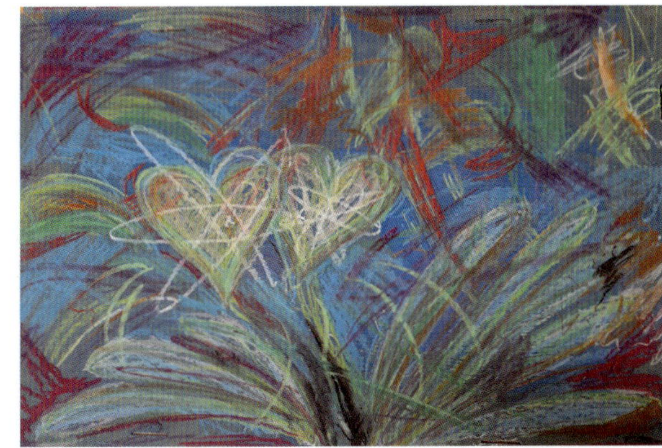

Kreidemalerei

Allgemeine Wirkung auf den Klienten:

Kreiden sind anzuwenden wie Bunt-, Filz- oder Wachsmalstifte. Ihre Wirkung ist jedoch intensiver, fast beeindruckend. Da das Material an sich im Alltag nicht so häufig verwendet und gesehen wird, erscheint es allein dadurch besonders.
Pastellkreiden sind nicht nur pastellfarben und mit Wasser vermalbar, sondern in jedem Farbton vorhanden. Die Farben haben eine hohe Leuchtkraft und lassen sich auch von Klienten mit geringer Kraftdosierung oder Kraft in der oberen Extremität leicht mit geringem Reibungswiderstand auftragen. Der Aufforderungscharakter beim Malen ist aufgrund der intensiven Farben sehr hoch. Schnelle Erfolgserlebnisse sind möglich, da im Vergleich zum Buntstift schnell Flächen gefüllt werden können. Auch auf schwarzen Untergründen lassen sich beeindruckende und schnelle Effekte erzielen.

Ölkreiden sind im Vergleich zu Pastellkreide schwerer anwendbar. Die Farben haben durch die Inhaltsstoffe Öl und Wachs einen wasserabweisenden Charakter, sodass es seltener gelingt, Farbschichten übereinander aufzutragen. Da die untere Schicht die obere Farbe abweist, sind Ölkreiden für sehr feine Details eher ungeeignet. Die Bilder haben einen leichten, flüchtigen Charakter. Eine genaue Planung und Vorerfahrung im Malen sind sinnvoll, damit der Prozess die Frustrationstoleranz nicht zu sehr beansprucht. Viele alte Meister der Romantik und des Impressionismus haben mit Öl gemalt. Bekannte Künstler sind Auguste Renoir, Pablo Picasso oder auch Henri de Toulouse-Lautrec. Bilder aus Ölkreide haben einen ganz eigenen, zarten, pastelligen Charme, ähnlich einem Bild, das mit Wachsmalstiften gemalt wurde.

Die Technik des „Letterings", bei der die Buchstaben besonders schön und kunstvoll gestaltet werden, ist aktuell sehr modern und beliebt. Lettering entspricht in etwa der modernen, zeitgeistlichen Form der Kalligraphie. Diese Gestaltungsform kann ebenfalls als Therapiemittel genutzt werden. Die Kreidestifte werden dafür ähnlich verwendet wie Fasermaler. Jedoch muss der Farbauftrag i.d.R. langsamer erfolgen, damit genug Farbe auf den Untergrund gelangt und das Ergebnis gleichmäßig aussieht. Bei dieser Technik stehen neben der ausdruckszentrierten Arbeit kompetenzzentrierte, ggf. auch arbeitstherapeutische Aspekte im Vordergrund. Sorgfalt, Genauigkeit und Koordination der einzelnen Körperbereiche und Graphomotorik sind beispielhaft als Fähig- und Fertigkeiten zu nennen. Die Zielsetzung muss klientenzentriert und ressourcenorientiert-kooperativ SMART formuliert sowie transparent gestaltet sein.

Durchführung:

Kreide kann als Alternative oder Ergänzung zu Wachs-, Filz- und Bundstiften mit den meisten hier üblichen Maltechniken verwendet werden.

1. Richten Sie den Arbeitsplatz ein. Legen Sie die benötigten Materialien, Hilfsmittel und Werkzeuge bereit.
2. Malen Sie bei Bedarf eine grobe Skizze, etwa mit Zeichenkohle.
3. Malen Sie das Bild.
4. Zum Abschluss des Projekts erfolgt die Reflexion.

Die Farbe kann auf jedem fettfreien Malgrund (z.B. Leinwand, Holz, Metall) verwendet werden.

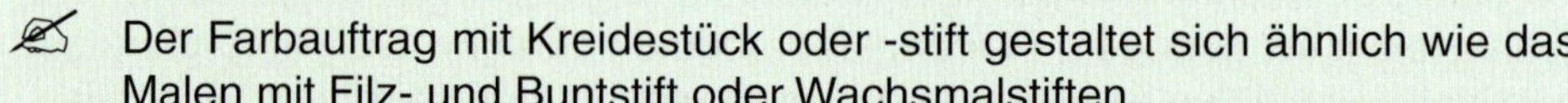

Der Farbauftrag mit Kreidestück oder -stift gestaltet sich ähnlich wie das Malen mit Filz- und Buntstift oder Wachsmalstiften.

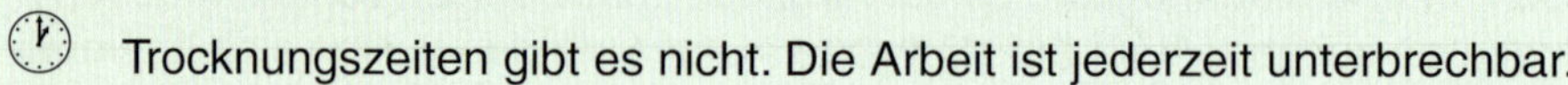

Trocknungszeiten gibt es nicht. Die Arbeit ist jederzeit unterbrechbar.

Besonders ist, dass Kreiden aus gepresstem Pulver nach Fertigstellung fixiert werden müssen, da sie sich sonst weiterhin verwischen lassen. Die Strahlkraft nimmt nach dem Besprühen mit Haarspray (mit ca. 30 cm Abstand zum Objekt) zu.

10.8.4 Kohlezeichnungen

Kohle besteht aus verbranntem Holz. Sie existiert ähnlich wie Bleistifte in verschiedenen Härtegraden und Helligkeitsstufen von weich und sehr dunkel bis hellgrau und fest. Teilweise gibt es auch bräunliche Farbtöne.

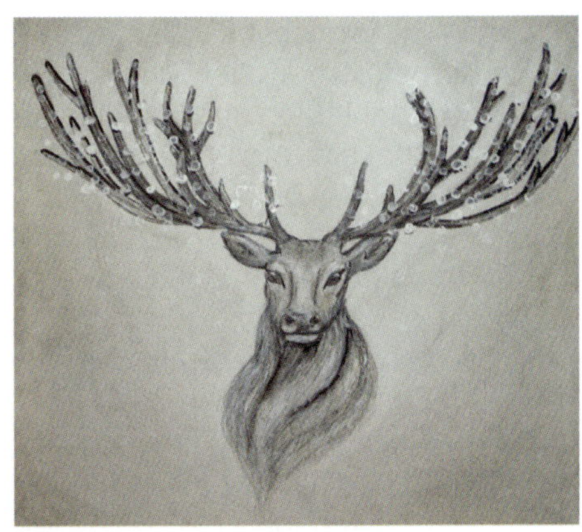

Kohlemalerei kombiniert mit Malen mit einem CD-Marker

Allgemeine Wirkung auf den Klienten:

Kohlezeichnungen wirken durch den Schwarz-Weiß- und Grau-Kontrast seriös und laden im Zeichenprozess zum Reflektieren und Gedanken machen bzw. Nachdenken ein. Transzendente innerpsychische Erlebnisse oder Träume lassen sich so – die Introspektion fördernd – darstellen.

10.8.5 Kleinsttechniken des Bildnerischen Gestaltens

Zu den Kleinsttechniken zählen alle Techniken, die sich auch noch bei geringer Arbeitsfähigkeit bzw. geringer Belastbarkeit umsetzen lassen. Die Herstellung erfordert einem geringen zeitlichen Aufwand von meist unter 15 Minuten, um ein Ergebnis bzw. fertiges Produkt herzustellen. Die handwerkliche Vorbereitung – bei wenig selbstständigen Klienten oder denjenigen, bei denen der Vorbereitungsprozess keine therapeutische Rolle spielt – ist auch für den Therapeuten unter 15 Minuten zu schaffen. Allerdings bedarf die Umsetzung durch das wiederholte Herstellen der einzelnen Objekte auch Ausdauer und Geduld.

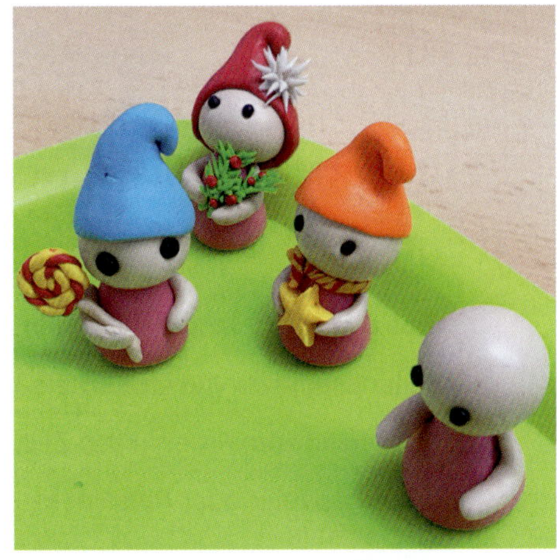

Fimo, ähnlich wie Ton, abermganz anders in Konsistenz und optischer Wirkung

Die Vorteile bestehen darin, dass sie für Klienten mit geringer Belastbarkeit und/oder geringer Vorerfahrung bzw. bio-psycho-sozialen Voraussetzungen eine Möglichkeit bieten, schnelle Erfolge zu verzeichnen sowie Überraschung und Freude beim Herstellen vieler Variationen des Erstobjekts zu erfahren. Beispielsweise lassen sich für Klienten, denen dies wichtig ist, z. B. mit Marmorier-Technik viele Ostereier zum Dekorieren des Osterstrauchs herstellen, die ansprechend aussehen und nicht unbedingt „wie selbstgemacht" aussehen. Vielen Klienten ist es wichtig, auch bei Einschränkungen ein Produkt herzustellen, das „gut aussieht“. Sie wollen kein Mitleid im Sinne von „Das ist doch schon ganz gut“, sondern lieber ein erstauntes „Wow. Das hast Du gemacht? Ich dachte, das wäre gekauft.“ Ein therapeutisches Kernelelement der Kleinsttechniken ist, dass sie auf Wiederholungen von Bewegungsabläufen und Handlungen ausgerichtet sind. Die Wiederholungen sorgen für Rhythmisierung und unterstützen die innere und äußere Strukturierung.

Beispiele sind:

- Glas- und Keramikmalerei mit Porzellanmarkern
- Kratztechnikbilder
- Encaustik
- Knülltechnik
- Airbrush-Technik
- Mandala-Malen
- Malen-nach-Zahlen und Bildvorlagen
- Marmorier-Technik
- Gestalten mit Stempeltechnik
- Drucke (siehe Kapitel Linoldruck)
- Fimo

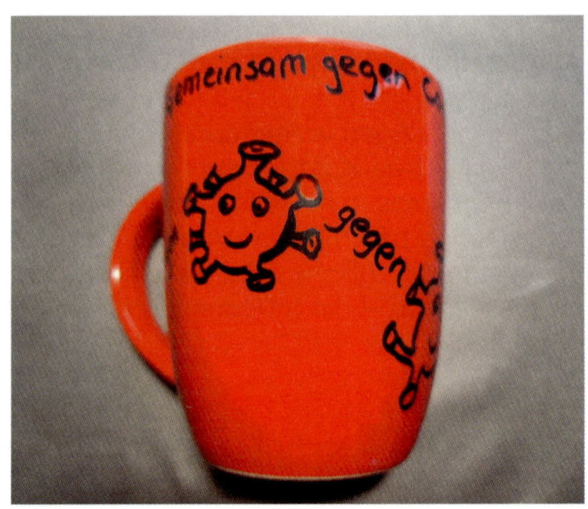

Eine mit Porzellanmarker bemalte Tasse – geringer technischer Aufwand, große Wirkung

10.9 Materialliste: Werkzeuge, Hilfsmittel und Zubehör

Material	Anzahl
Pinsel in verschiedenen Größen und Formen	n. B.
Zeitungsausschnitte und Kataloge	1
Klebeband zum Fixieren des Zeitungspapiers/Plastikfolie auf der Arbeitsfläche	1
Zeitungspapier oder Plastikfolie zum Abdecken der Arbeitsfläche gegen Verschmutzung	1
Papier als Gestaltungshintergrund	1
Farbe dem Anlass entsprechend	1
Malerpalette zum Auftragen von Öl-, Acryl- oder Gouache-Farbe	1
Adapter/Griffverdickungen für Pinsel und Stifte bei Einschränkungen der Feinmotorik, des Faustschlusses oder der Muskelkraft sowie Kraftdosierung	1
Bleistift in verschiedenen Härtegraden	1

Kohlestifte in verschiedenen Härtegraden	1
Rutschfeste Unterlage	1
Schwämme zum Tupfen o.ä. Farbauftrag beim Bildnerischen Gestalten	1
Spachtel in verschiedenen Größen zum Auftragen von zähflüssigen Farben	1
Kohlepapier oder Pauschpapier zum Motivübertrag	1
Pinselreiniger	1

10.10 Planung: Überlegungen vor Beginn des Bildnerischen Gestaltens

Planungspunkt Form und Gestaltung – Grundsätzliche Fragestellung zu Beginn:

- Was für ein Werkstück wird hergestellt?
- Welchen Zweck bzw. welches therapeutische Ziel soll das Werkstück erfüllen?
- Welche Vorkenntnisse hat der Klient?
- Welche Maßnahmen des Arbeitsschutzes sind notwendig?
- Welche Maßnahmen der therapeutischen Adaption und/oder der Ökonomie sind erforderlich?
- Wie und mit welchem therapeutischen Schwerpunkt (kompentenzzentriert, motorisch-funktionell, sensomotorisch-perzeptiv, also auch neurologisch orientiert bis ausdruckszentriert, psychisch-funktionell) soll die Herstellung erfolgen?

Planungspunkt Durchführung des Bildernischen Gestaltens – Grundsätze der Bearbeitung:

Praxis-Tipp: Planen Sie für die Herstellung des Bildes bzw. des Objekts durch den Klienten Zeit für regelmäßige Zwischenreflexionen und die Abschlussreflexion ein, auch wenn psychisch-funktionelle Ziele und Prozesse eigentlich nicht im Vordergrund der Therapie stehen. Dieses EM ist sehr ausdruckszentriert. Somit gelangen beim Klienten oft Dinge zum Ausdruck, bei denen er emotionalen Support durch Reflexion benötigt, aber auch Fortschritte in seiner neuromuskuloskelettalen Zielsetzung erkennen kann.

- Wählen Sie ein Ergotherapeutisches Mittel des Bildnerischen Gestaltens.
- Besonders wenn der Klient als EM ein Bild darstellen möchte, sollten Sie planen, wie viele Therapiestunden zur Umsetzung insgesamt sinnig sind und das Projekt ggf. einem geringeren Zeitrahmen anpassen.
- Planen Sie die Umsetzung bzw. welche Vorbereitungen Sie treffen müssen.

- Planen Sie für jede Therapieeinheit eine Reflexionszeit am Ende der Einheit ein, deren Dauer 10 Minuten betragen sollte. Fällt Sie kürzer aus, kann der Klient sich damit auseinandersetzen, welche Gedanken er zur Folgeeinheit hat.
- Welche Materialien, Werkzeuge sowie Mittel und Medien werden benötigt? Kontrollieren Sie, ob ggf. Farben und Kleber noch flüssig sind oder aufbereitet werden müssen.

Arbeitstherapeutische Richtlinien zum Bildnerischen Gestalten:

- Erfragen Sie, ob Einschränkungen wie Allergien gegen bestimmte Materialien vorliegen?
- Sind ausreichend Platz und viel Licht (aber keine direkte Sonneneinstrahlung) vorhanden?
- Sorgen Sie für eine gute Belüftung besonders beim Arbeiten mit Öl-, Acrylfarben oder Markern auf Alkoholbasis.
- Der Arbeitsplatz sollte angemessen organisiert und adaptiert sein – keine unnötigen Materialien auf dem Tisch
- Wenden Sie Arbeitsschutzmaßnahmen an.
- Die Materialien befinden sich in den beschrifteten Schränken.
- Säubern Sie benutztes Werkzeug und sortieren Sie es zurück.

Planungspunkt Arbeitsplatz (AP):

1. Ein Arbeitsplatz zum Herstellen des Bildes oder Objekts
2. Ein Platz zum Trocknen des Bildes

Planungspunkt Arbeitsschutz:

Eine physische Verletzungsgefahr für die Haut ist eher gering. Wichtig beim EM Bildnerisches Gestalten ist der Schutz der Atemwege sowie der Augen, besonders beim Arbeiten mit Lösungen wie Terpentin. Verunreinigungen in den Augen durch Spritzer der Lösung müssen immer ärztlich behandelt und dokumentiert werden. Vermerken Sie auch kleine Zwischenfälle im Unfallbuch der DGUV, damit im Fall der medizinischen Weiterbehandlung die Berufsgenossenschaft den Klienten als Vorteilsnehmer unterstützt und gegen Sie als Therapeut keine Regressanforderungen gestellt werden können.

10.11 Praxis: Arbeitsschritte und Ablauf des Bildnerischen Gestaltens anhand von Beispielen

Die vorgestellten Beispiele steigern sich vom Angebot für „Einsteiger“ bis hin zu hohen Anforderungen an psychisch-funktionelle Anteile des Klienten. Zusätzlich ist angegeben, für welche ergotherapeutische Methode sich die Ausführung des Bildnerischen Gestaltens in der Regel anbietet.

10.11.1 Schreibtanz

Zielgruppe: Kinder- und Jugendliche oder Klienten, die graphomotorische Prozesse automatisieren wollen. Weiterhin ist der Schreibtanz auch zur Automatisierung von Bewegungsabläufen für Klienten mit neurologischen Problematiken wie Zustand nach Schlaganfall oder Schädel-Hirn-Trauma gut geeignet.

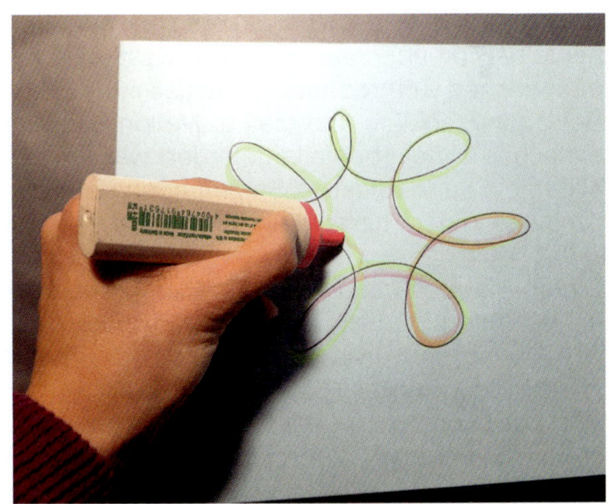

Beispiel zum Schreibtanz – wiederholtes Nachverfolgen der Linien ohne Absetzen des Stifts. Schreibtanz ist auch für Klienten mit Koordinationsstörungen und extrapyramidalen Störungen wie z. B. nach Apoplex gut geeignet.

Beim Schreibtanz findet das Zeichnen i.d.R. einfacher, zusammenhängender Formen und Muster statt. Vorgegebene oder selbstgezeichnete Objekte werden nun mit weiteren Farben oder derselben wiederholt nachgespurt. Die Automatisierung des fließenden Ablaufs von Bewegungen steht im Vordergrund.
Der Schreibtanz ist ein eher niederschwelliges Angebot an psychisch-funktionelle Anteile des Klienten und kompetenzzentriert auf die Förderung der graphomotorischen bzw. feinmotorischen Fähigkeiten ausgerichtet. Er dient zusätzlich der Automatisierung von Bewegungsabläufen über das „Muskelgedächtnis“, das neurologisch auf den afferenten und efferenten Kleinhirnbahnen sowie efferenten extrapyramidalen Bahnen und Basalganglien beruht.
Dazu dienen zusammenhängende Motive – ähnlich wie bei der lateinischen Schreibschrift – aus Spiralen, Kreisen, Schlaufen und liegenden Achten. Ausdruckszentriertes Arbeiten kann durch ein inhaltliches, gestalterisches Thema in das Bild eingebracht werden. Meist erhöht dies auch den Aufforderungscharakter, stellt den Menschen aber auch vor die – vorher beschriebenen – intrinsischen Herausforderungen der Entscheidungsfindung, Kreativität und Flexibilität.

Arbeitsschritte:

1. Stellen Sie Awareness beim Klienten her, indem Sie den Schreibtanz und seine Zielsetzung erklären und den Klienten sich dazu äußern lassen.
2. Der Klient erhält ein auf ihn abgestimmtes Arbeitsblatt mit vorgegebenen Motiven und kann dies dann zusätzlich ergänzen.
3. Wiederholtes Nachspuren der Linien mit einem Stift
4. Abschluss des Motivs
5. Prozessorientierte Reflexion
6. Ergebnisorientierte Reflexion, autopsychische Reflexion im Hinblick auf Identifikation o.ä.

10.11.2 Variante des Schreibtanzes: Schreibtanz mit Musik

Die oben genannten Effekte der Rhythmisierung und Affektivität können durch – vom Klienten gewählte Musik – verstärkt werden. Durch die eigene Auswahl wird zusätzlich die Selbstwirksamkeit gefördert. Eine positive affektive Komponente bewirkt über das Limbische System in Kombination mit der Aktivierung der motorischen Zentren einen zusätzlichen Effekt. Der Übertrag in den Alltag der Bewegungsabläufe und die Motivation zum Eigentraining kann durch Musik als einfaches Mittel ebenfalls gefördert werden. „Make it play, make it fun.“ – Musik allgemein kann affektive Stimmungen deutlich beeinflussen. Nutzen Sie diesen Umstand in der Therapie und überall dort, wo Sie Menschen erreichen wollen.

Bieten Sie als Therapeut dem Klienten verschiedene Musikstücke zur Auswahl an. Beachten Sie dabei den Effekt, den Sie dadurch erreichen wollen. Musik kann den Menschen aktivieren oder das vegetative Nervensystem herunterregulieren, je nach Schnelligkeit (Beats per Minute – BPM), Rhythmus (wie z.B. Reggae, Hip Hop oder Popmusik) oder Instrument. Ambiente-, Klassik- und „Soundtrack“-Musik wirken eher beruhigend und ausgleichend. Wichtig zu beachten ist, dass dem Klienten keine Musik angeboten wird, die er ablehnt.

10.11.3 Beispiel „Malen mit selbst hergestellten Pinseln“

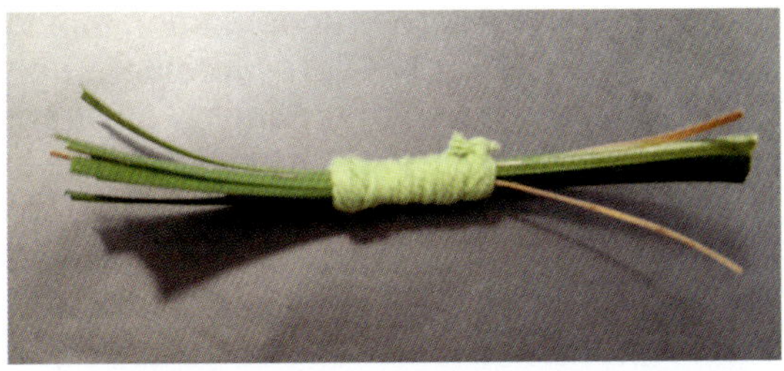

Selbst hergestellter Pinsel aus Blättern einer Zimmerpflanze und etwas Wolle

Diese Aufgabe eignet sich für ein längeres Projekt, da sie mehrere Therapieeinheiten umfasst. Die Aufmerksamkeit des Klienten und die Umsetzung seiner Therapieziele lassen sich messbar auf den Alltag des Klienten übertragen. Dieser erhält die Aufgabe, außerhalb des therapeutischen Settings Materialien zu sammeln. Er erfährt so Autonomie und Selbstständigkeit und kann dafür bei der nächsten Therapieeinheit durch den Therapeuten gelobt werden.

Anleitungsbeispiel des Therapeuten:

Das Thema lautet: „Pinsel selbstgestalten und damit auf Aquarellpapier mit Wasser-, Aquarell- oder Acrylfarben malen.“
Gehen Sie in Parkanlagen, im Garten oder Wald auf die Suche nach verschiedenen Materialien wie z.B. Tannenzweige, Gräser, Binsen, Federn, Stroh. Brechen Sie diese auf die gewünschte Pinsellänge und bringen sie diese zum nächsten Ergotherapietermin mit. Gestalten Sie daraus Ihre eigenen Pinsel mit Basteldraht. Darauffolgend können Sie Ihr Bild mit Wasser- oder Acylfarbe auf Aquarellpapier gestalten.

Arbeitsschritte:

1. Erhalt und Besprechung der Aufgabe
2. Information des Klienten, dass eine Reflektion stattfindet
3. Material außerhalb der Ergotherapie sammeln
4. Material zur Ergotherapie mitbringen
5. Arbeitsplatz einrichten inklusive Bereitlegung des Materials
6. Herstellungsprozess des Pinsels
7. Malen eines Bildes
8. Reflexion

10.11.4 Beispiel „Hände bemalen“ für Collage

Dieses therapeutische Angebot kann alle vier Methoden der Ergotherapie – die AZM, KZM, IZM und WZM – vereinen, benötigt allerdings einen entsprechend langen Zeitraum. Es kann parallel (allein) gearbeitet werden oder auch Partner- bzw. Gruppenarbeit stattfinden. Collagen beinhalten eine eigene Komponente: die Gruppe als Ganzes für das Individuum, die Struktur der Gruppe für das Individuum, das Rollengefüge und das Verhalten des Einzelnen in der Gruppe und schließlich auch den Integrationsprozess sowie das Verweilen in der Gruppe als soziologische Aspekte. Zusätzliche positive Effekte können lerntheoretisch durch die Modellfunktion („Lernen am Modell“) und den Austausch mit anderen Peers („instrumentelle Konditionierung“, „vom Wissen anderer profitieren und neue Lösungen finden“) entstehen.

Anleitungsbeispiel des Therapeuten:

Bemalen Sie Ihre Hände mit flüssigen Farben. Anschließend wird die Hand fotografiert, das Bild ausgedruckt und mit den weiteren Bildern der Gruppe auf eine große Holzplatte gefügt. Die Holzplatte können Sie im Nachhinein, um die Hände herum, gemeinsam gestalten.

Arbeitsschritte:

1. Erhalt und Besprechung der Aufgabe
2. Information des Klienten, dass eine Reflektion stattfindet
3. Deutliches Hervorheben des Therapeuten, dass es kein richtig oder falsch gibt
4. Arbeitsplatz einrichten inklusive Auswahl der Stifte
5. Herstellungsprozess
6. Reflexion

10.11.5 Bilder mit Farbauftrag auf Papier oder Leinwand gestalten

Steigern Sie den Anteil und die Anforderung der ausdruckszentrierten Anteile durch die Stellung des Themas von wenig bis hoch ausdruckszentriert. Die Anforderungen können durch Materialauswahl und Farbauswahl bzw. die Beschränkung der Auswahlmöglichkeiten gesteigert werden.

Eine Auswahl nach Grad der Ausdruckszentriertheit – von leichten bis hin zu schweren Motivstellungen:
- Zeichnen Sie ein „Kirchenfenster“, „Farbfenster“ bzw. „Buntglasfenster“, eine „Fingerübung“, „Lightshow“ oder ein „Feuerwerk“ in vorgegebenem Rahmen.

- Zeichnen Sie einen Baum (alternativ noch ausdruckszentrierter und direkter: „Ich als Baum“ als Metapher für die Klärung des eigenen Selbstbildes des Klienten).
- Zeichnen Sie einen Ort, an dem Sie sich wohl fühlen. Es kann auch ein ausgedachter Ort sein; Anlehnung an den „Safe-place“.
- Zeichnen Sie sich selbst.
- Zeichen Sie einen Teil an sich, den Sie nicht mögen.
- Zeichnen Sie etwas, dass Sie nicht mögen.
- Malen Sie sich selbst (häufig wird, wenn es um das Körperbild geht, auch auf das EM Ton zurückgegriffen).
- Malen Sie ein Tier (häufig wird, wenn es um die Thematisierung körperlicher und seelischer Beschwerden geht, auch auf das EM Ton zurückgegriffen, ohne dass der Klient sich dazu verbal äußern muss).

Beispiel: Ich als Baum

Das Thema „Ich als Baum“ setzt sich direkt mit dem Ich und dem eigenen Selbstbild auseinander. Es ist ein emotional deutlich anstrengenderes Thema als die Gestaltung z.B. eines Farbfensters.

Anleitungsbeispiel des Therapeuten:

Malen Sie sich als Baum. Welcher Baum wären Sie und in welcher Landschaft würden Sie stehen? Welche Jahreszeit ist es?

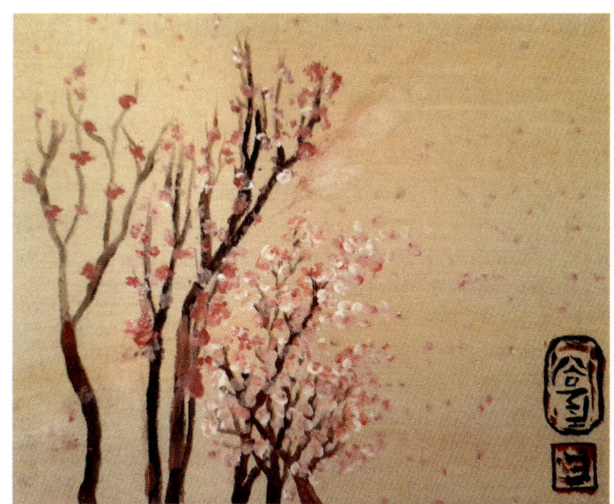

Eine Interpretation ist nur durch Reflexion mit dem Maler des Bildes möglich.

Beispiel „Farbfenster“

Das Thema „Farbfenster“ ist kompetenzzentriert und niederschwellig. Mit dem Farbfenster wird i.d.R. begonnen, wenn der Klient mit Gegenständen ausdruckszentriert bildnerisch arbeiten will. Kleinsttechniken oder wahrnehmungszentrierte Aufgaben sind meist vorgeschaltet, um auf Seiten von Klienten mit ablehnender Haltung eine mentale Grundvoraussetzung und Compliance zu schaffen.

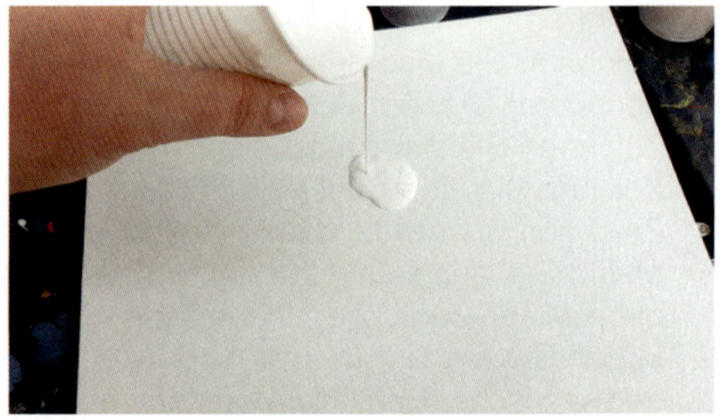

Farbe auf Leinwand – Was wird passieren?

Anleitungsbeispiel des Therapeuten:

Der nonverbale, demonstrative Anteil der Anleitung des Therapeuten stellt sich wie folgt dar: Der Therapeut hat einen vorbereiteten Untergrund mit den Rahmenlinien des zu gestaltenden „Farbfensters“. Er schildert die Anleitung nach der Gesprächsführung nach Rogers, wartet also ab, beobachtet die Reaktion des Klienten und greift sie ggf. durch die therapeutische Technik des „Spiegelns“ nonverbal auf. Zu Beginn des ausdruckszentrierten Arbeitens muss der Therapeut den Klienten ermutigen, indem er vermittelt: „Es geht.“

Der verbale Anteil der Anleitung des Therapeuten lautet: Das hier ist der Umriss eines Farbfensters. Die Art der Farben sind Buntstifte oder Yaxon-Kreiden. Der Rahmen des Fensters ist vorgegeben. Alternativ können Sie auch Acrylfarbe auf Keilrahmen wählen. Sie können das Fenster nun gestalten. Im Anschluss sprechen wir in der Reflexion über das Bild und den Herstellungsprozess.

Arbeitsschritte:

1. Erhalt und Besprechung der Aufgabe
2. Information des Klienten, dass eine Reflektion stattfindet
3. Deutliches Hervorheben des Therapeuten, dass es kein richtig oder falsch gibt
4. Arbeitsplatz einrichten inklusive Auswahl der Stifte
5. Herstellungsprozess
6. Reflexion

11. EM Pappe und Papier

Papier ist ein unentbehrlicher Bestandteil unseres täglichen Lebens, denn jeder braucht Papier jeden Tag. Die Höhe des Papierverbrauchs lässt Rückschlüsse auf den Zivilisationsgrad einer Gesellschaft zu. Die Industriestaaten verfügen über Papier in großer Vielfalt und ausreichender Menge für viele Lebensbereiche. Der Werkstoff Holz, der weiter zu Papier und Pappe verarbeitet wird, ist aus den verholzten Epithelzellen der Bäume gewonnen. Papier findet als universeller Werkstoff nicht zuletzt wegen seiner ökologischen Vorteile Verwendung als Baustoff im Möbel- oder Fahrzeugbau. Ob für Kleidung, Wohn-Accessoires oder Objekte – permanente Neuentwicklungen vermitteln den Eindruck, dass es für den Einsatz von Papier keine Grenzen gibt.

11.1 Therapierelevanz: Bio-psycho-soziale Effekte auf den Menschen

- Das EM Pappe und Papier wird sehr häufig wegen seiner hohen Anforderungen an den Klienten in der Arbeitstherapie eingesetzt.
- Handwerk mit Pappe und Papier wie z.B. das Herstellen von Schachteln mit Deckel oder das Buchbinden gehört zu den anspruchsvollsten in Bezug auf Arbeitsfertigkeiten wie z.B. Sorgfalt, Genauigkeit, Ausdauer und auch Frustrationstoleranz. Das Abmessen hat äußerst präzise zu erfolgen. Zum Markieren der Größen kommt kein Bleistift zum Einsatz, sondern die Maße werden anhand von Metalllineal und Cuttermesser sofort nach Aufmaß zugeschnitten. Das übliche Arbeiten mit Schere und Bleistift ist beim Zuschnitt häufig zu ungenau. Die Arbeit muss millimetergenau durchgeführt werden, sonst ist das Ergebnis „schief" – sowohl optisch als auch in seiner Funktion (Der Deckel mit Spiegel muss genau auf den Kistenboden passen – sonst schließt er nicht.).
- Auch kreative Aspekte wie die Gestaltung des Bezugspapiers sind entsprechend der Therapieziele in das EM Pappe und Papier integrierbar.
- Das Herstellen von Büchern ist eine alte Technik, bei der viele Handlungsschritte und Details berücksichtigt werden müssen, um ein durchschnittlich ansprechendes Endprodukt zu erzielen. So muss zum Beispiel die Laufrichtung des Papiers beim Einkleben der Deckpapiere berücksichtigt werden, damit es nicht wellig wird. Die Laufrichtung der Einhängpapiere eines Notizbuchs müssen ebenfalls vertikal ausgerichtet sein, sonst wellen sich die zu beschriftenden Seiten.
- Die Arbeit findet mittels diverser Hilfsmittel und Werkzeuge wie z.B. Cuttermesser, Falzbein oder Metallineal statt, die alle korrekt angewandt werden müssen, um einen optimalen und funktionellen Output zu erzeugen.
- Das Buch muss zwischen Lumbeckbretter gepresst werden. Auch hier ist für einen gleichmäßigen Druck zu sorgen, da ansonsten die Papiere ähnlich wie bei einem ungleichmäßig belegten Hamburger hinausgepresst werden, ungleichmäßig aufeinander liegen oder der Buchrücken schief ist.

- Das Buchbinderleinen ist preisintensiv. Auch deshalb muss es vorab in der Planung genau berechnet werden. Wird es zu breit oder zu lang, erscheinen erhabene Überstände unterhalb des Bezugspapiers.
- Die räumlich-visuellen Fertigkeiten sind bei der Planung der Skizze inklusive der Berechnung der Maße der Bezugspapiere der einzelnen Pappen der Kiste auf ein Höchstmaß gefordert. Dieses ergotherapeutische Medium wird aufgrund seiner Komplexität hinsichtlich der kognitiven, auch mathematischen Fertigkeiten gern in der Eingangsdiagnostik in der Arbeitstherapie verwendet.
- Es besteht Verletzungsgefahr beim Arbeiten mit dem Cutter-Messer. Die Klienten sollten deswegen immer unter Aufsicht mit dem Therapeuten in mittelbarerer Nähe arbeiten und psychisch stabil sein.
- Die Herstellung insgesamt ist zeitintensiv und i.d.R. ermüdend, da ein hohes Maß an Konzentration über einen längeren Zeitraum gehalten werden muss, um ein Vorankommen in der Tätigkeit zu sehen.
- Pausen können nach Beendigung eines Schnitts relativ flexibel durchgeführt werden.
- Die Identifizierung mit dem Objekt zeigt sich mittel bis gering, da die Objekte üblicherweise günstig zu kaufende Alltagsartikel sind. Allerdings kann die persönliche Bedeutung und Identifizierung mit dem Objekt durch Verwendungszweck und Farbgebung erhöht werden.
- Das EM Pappe und Papier ist insgesamt ein anspruchsvolles und komplexes Handwerk, das dennoch meist im Nachhinein geliebt wird. Auch in der Ausbildung der Therapeuten findet es i.d.R. wegen seines Anspruchs zum Ende der Erprobung der Handwerksmedien statt.

11.2 Komplexität der Technik

Die Komplexität sowie der technische, zeitliche und Materialaufwand richten sich nach Größe des Objekts sowie der Einzelteile und ist vor dem Hintergrund, dass dieses Handwerk oft viele verschiedene, genau einzuhaltende und in Präzision durchzuführende Handlungsschritte erfordert, insgesamt eher als hoch einzuschätzen. Arbeitsschritte lassen sich erleichtern und vereinfachen, indem Herstellungsschritte abgenommen werden. So können z.B. die Papiere eines Notizbuchs bereits gekauft und dem Klienten als Ringbuch bereitgestellt werden, damit er nicht alle Papiere in „5 cm-Stapeln“ oder mit der Schneidemaschine zuschneiden muss. Ganz vereinfacht kann ein bestehendes Notizbuch z.B. mit Einschlagpapier beklebt werden. Beim Herstellen einer Kiste lassen sich die Pappteile und Skizze, die genaue Anzahl und Maße der Einzelteile bereitstellen, sodass der Klient nicht noch die Berechnung der Kiste durchführen muss.

11.3 Spezielle Fachbegriffe und funktionelle Details der Arbeitsmaterialien

Fachbegriffe	Verwendung und Wirkung
Laufrichtung	Richtung, in die das Papier leicht zu zerreißen ist und in die alle Schnitte laufen sollten
Buchbinderleinen	Leinenverbundgewebe, das zum Verbinden der einzelnen Buchpappen dient
Gaze	Das eigentliche Buch wird durch den netzartigen Gaze-Stoff mit dem Buchrücken je auf Vor- und Rückseite des Buchinhalts (der Papiere) mit dem Einbundpapier verbunden. So entsteht das fertige Buch.
Einhängepapier	Die Innenseiten der Buchdeckel sowie die Vor- und Rückseite der einzubindenden Papiere werden durch Einhängepapier verbunden. Es hat eine gestreifte Struktur und ein höheres Gewicht als normales Papier, um belastbar genug zu sein, alle Seiten zu halten.
Papierstärke	Sie bezieht sich auf das Gewicht eines DIN A0-Bogens und wird in Gramm pro Quadratmeter angegeben („Grammatur"). Beispiel: Ein DIN A0-Bogen wiegt 80 Gramm. Diese Grammzahl dient als Stärkebezeichnung und bleibt auch nach dem Zerschneiden des DIN A0-Bogens für alle anderen Formate bestehen. Die Pappstärke wird dagegen in mm angegeben.
Bezugpapier	Papier zum Bekleben der außen sichtbaren Zier-Bestandteile von Buch oder Kiste

11.4 Werkzeugkunde

Werkzeug	Verwendung
Schneidemaschine	Standgerät mit Klinge zum manuellen Schneiden von Pappe oder Papierstapeln
Cuttermesser	Zum genauen Zuschnitt einzelner Papiere
Metalllineal	Beim Schneiden mit dem Cuttermesser muss ein Metalllineal verwendet werden. Andere Lineale würden zerschnitten oder eingeritzt werden und somit nicht zu einem optimalen Arbeitsergebnis führen.
Lumbeckbretter	Zwei verbundene Bretter, die als Presse für die Bücher oder Blätter funktionieren
Falzbeil	Flacher Stab mit Spitze zum Glätten von Papieren oder zum Herstellen von „scharfen" exakten Faltungen

11.5 Werkstoffkunde

Eine Auswahl an wichtigen Sorten, ihre Eigenschaften und hauptsächliche Verwendung:

- Schreibpapier holzfrei, gute Oberflächenleimung, satiniert, zum Schreiben und Kopieren, für Schneide-, Falz- und Faltarbeiten
- Zeitungsdruckpapier stark holzhaltig, weißgrau, vergilbt rasch, raue Oberfläche, für Zeitungsdruck, Kurzzeitpublikationen, Kaschieren, Pappmaché
- Transparentpapier holzfrei, sehr dicht, radierfest, durchscheinend, hohe Festigkeit, als Einlagen für Fotoalben, zum Abpausen von Vorlagen, für Tuschezeichnungen
- Seidenpapier holzfrei oder holzhaltig, flexibel, hauchdünn, leicht, meist farbig, für Transparentbilder, Schmuckpapier, Verpackung, Dekoration
- Zeichenkarton holzfrei, sehr fest, hochverleimt, für räumliche Gestaltungsaufgaben, Modellbau, künstlerische Arbeiten
- Fotokarton fest, widerstandsfähig, matt, rau, meist schwarz, braun oder chamois, für Passepartouts, Fotoalben
- Chromokarton holzhaltig, mittelfest, einseitig mit einer glatten Schicht veredelt, zur Verpackung von Kosmetikartikeln, Dekoration, für Postkarten
- Schachtelkarton fest, meist einseitig glatt, hochglänzend beschichtet, für Schachteln, Dekorationen
- Graupappe mittelgrau, aus Altpapier und Zellulose, glatte Oberfläche, elastisch, für Schachteln, Mappen, Buchdeckel, als Träger für Bezugspapiere

- Holzpappe weiß, holzhaltig, rau, nicht elastisch, nicht falzfest, für Einlagen, Bildrückwände, Unterlagen
- Wellpappe meist braun oder grau, fein- oder grobwellig, 2-, 3- oder 5-lagig, für Verpackung, Werkarbeiten, räumliche Konstruktionen
- Strohpappe gelbbraun, rau, sehr brüchig, nicht falzfest, für Bildrückwände, einfache Schachteln, Rückseite von Mal- und Zeichenblöcken

11.6 Praktische Durchführung – Arbeiten mit Pappe und Papier

Das Durchführen dieser Arbeit besitzt verschiedene Abschnitte:

1. **Berechnung der benötigten Teile anhand der Art des Objekts:**
   Ziel der Berechnung ist, eine genaue Anzahl der Bestandteile mit den passenden Maßen anhand einer schriftlichen Liste zum Abhaken zusammenzustellen, um eine optimale Herstellung des Objekts zu ermöglichen.

2. **Zuschnitt der Einzelpappen, Leinenstücke, Gazestücke, Bezugspapiere und ggf. Einhängpapiere:**
   - Zuschnitt mithilfe von Metalllineal und Cuttermesser
   - Abzählen aller Teile auf Vollständigkeit und ordnungsgemäße Ablage

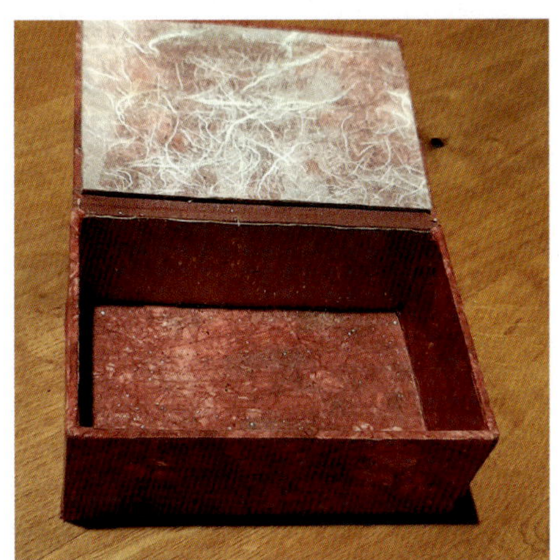

Kiste mit Spiegel aus Seidenpapier

Grundsätze beim Hantieren mit Pappe und Papier:

- Schnitt möglichst entlang der Laufrichtung
- Gleichmäßiger, sparsamer Kleberauftrag über die gesamte Fläche, damit das Papier gleichmäßig fixiert wird und der Kleber nicht herausquillt
- Zuschnitt mit Cuttermesser und Metalllineal
- Auf den Gefahrenschutz achten, da mit scharfen Gegenständen wie Cuttermesser, Schneidemaschine, aber auch dem Papier selbst gearbeitet wird.

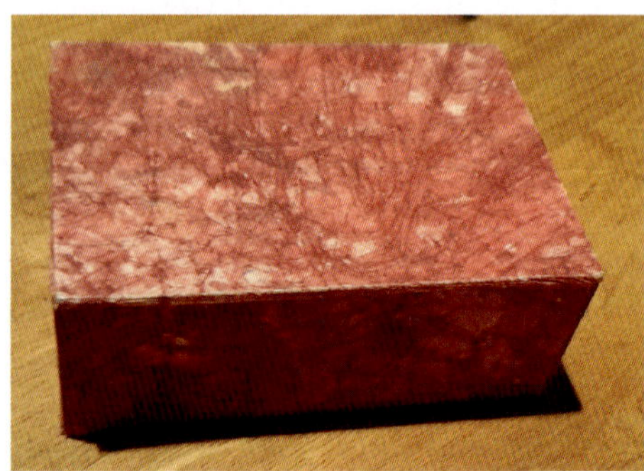

Kiste aus Pappe

Aufgrund der Nutzung von Klebstoffen ist der entsprechende Arbeitsschutz wichtig: Sorgen Sie für einen angemessen belüfteten Arbeitsplatz.

Basisarbeitsschritte Kistenherstellung:

- Berechnung der Maße des Objekts
- Berechnung der einzelnen Teile aus Pappen, Papieren, Gaze und Buchbinderleinen
- Verbindung der Pappen mit Buchbinderleinen
- Beziehen der Pappen mit Bezugspapier

Basisarbeitsschritte Buchherstellung:

- Berechnung der Maße des Objekts
- Berechnung der einzelnen Teile aus Pappen für die beiden Außenseiten, den Buchrücken, Einhängepapieren, „Normalpapier", für den Buchinhalt Gaze und Buchbinderleinen

Herstellen des Buchumschlags bzw. Hardcovers:

- Verbindung der Pappen und des Buchrückens mit Buchbinderleinen

Praxis-Tipp: Beachten Sie genau die Abstände zwischen Buchdeckeln und Buchrücken. Der Buchrücken muss sich zum Schluss tatsächlich auf dem Rücken des Einbands befinden, also genau so dick sein wie der Buchinhalt.

Herstellen des Einbands bzw. des Buchinhalts:

- Zuschnitt der Papiere in Laufrichtung mit der Schneidemaschine
- Zusammennähen der Papiere an der Längsseite oder Zusammenkleben der Papiere, sodass der einzuhängende Papierbock entsteht
- Platzierung der Gaze auf dem Papierrücken, der dann in den Buchumschlag eingefügt wird

Zusammenfügen von Einband und Cover:

- Durch Einhängepapiere, deren Laufrichtung ebenfalls vertikal ausgerichtet sein muss, werden die beiden Teile (Einband und Cover) verbunden.
- Zuerst eine Innenpappe des Covers einkleistern
- Eine Hälfte des Einhängepapiers genau aufkleben
- Sodann die Papierband-Außenseite einkleistern
- Das Ganze, wie beim Aufklappen, vorsichtig kippen, damit das Buch „Spiel“ hat und vollständig geöffnet werden kann. Wird der Papierstapel genau neben die Mitte geklebt, wird das Buch sich nicht vollständig öffnen lassen. Der Bewegungsrahmen des Buches ist daher vor Fixierung auszuprobieren.
- Beide Teile sind nun verbunden und werden zwischen den Lumbeckbrettern für 12 Stunden + gepresst.

11.7 Materialliste: Werkzeuge, Hilfsmittel und Zubehör

Material	Anzahl
Arbeitsauftrag und Anleitung	1
Skizze	1
Radiergummi	1
Bleistift	1
Papier zur Anfertigung einer Skizze	1
Metalllineal	1
Lumbeckbretter	2
Falzbein	1
Cuttermesser	1
Buchbinderleim	1
Schneidemaschine	1
Nadel	1
Garn	1

11.8 Planung: Überlegungen vor Beginn der Papp- und Papierbearbeitung

Planungspunkt Arbeitsschutz: Welche Maßnahmen des Arbeitsschutzes sind wichtig?

- Sorgen Sie für eine angemessene Beleuchtung des Raums.
- Durch das Verwenden von Cuttermessern und der Schneidemaschine besteht erhöhte Verletzungsgefahr. Dies sollten Sie bei der Instruktion der Klienten berücksichtigen. Weiterhin ist das Handwerk für akut eigen- und fremdgefährdete Klienten wegen des Werkzeugeinsatzes im Allgemeinen wenig geeignet.

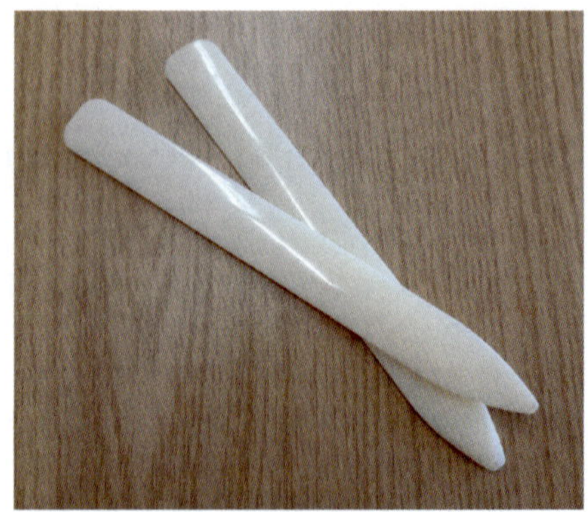

Falzbein für scharfe, exakte Faltungen

Planungspunkt Form und Gestaltung:

- Was für ein Werkstück wird hergestellt?
- Welchen Zweck soll das Werkstück erfüllen?

Planungspunkt Skizze:

In der Arbeitstherapie empfiehlt sich eine schematische Skizze mit genau festgelegtem Aussehen des Objekts, genauen Maßen sowie der Auflistung der einzeln herzustellenden Bestandteile. Zur Veranschaulichung eignet sich ein Foto des entsprechenden Objekts.

Planungspunkt Durchführung der Papp- und Papierbearbeitung:

- Welche Maßnahmen des Arbeitsschutzes sind notwendig?
- Welche Maßnahmen der therapeutischen Adaption und/oder Ökonomie sind erforderlich?
- Wie soll die Herstellung erfolgen – manuell und/oder durch Einsatz elektrischer Werkzeuge?

Praxis-Tipp: Die Wahl orientiert sich auch im EM Pappe und Papier an der individuellen Zielsetzung des Klienten, seinem beruflichen Hintergrund und der Volition. Zu beachten ist, dass sehr zwanghafte Klienten oder auch solche mit einem übersteigerten Leistungsanspruch gegen sich selbst dieses Handwerk nur adaptiert erhalten sollten: Pathologische Anteile des Selbstbildes können sich verstärken und bei anankastischen Klienten besteht die Gefahr, dass diese nicht ins eigentliche Handeln kommen, weil sie oft durch ihre Zwänge, Sorgfalt und Genauigkeit dominiert werden.

- Welche Werkzeuge und elektrischen Maschinen werden verwendet?
- Prüfen Sie das Papier auf Faserrichtung bzw. Laufrichtung und mögliche Fehler.
- Schneiden Sie immer entlang der Faserrichtung des Materials.

Arbeitstherapeutische Richtlinien zur Papierbearbeitung:

- Sorgen Sie für einen angemessen organisierten, adaptierten Arbeitsplatz – keine unnötigen Materialien auf dem Tisch.
- Denken Sie daran, Arbeitsschutzmaßnahmen anzuwenden.
- Es ist darauf zu achten, dass sich die Materialien in den beschrifteten Schränken befinden.
- Die Schneidemaschine wird nur nach Absprache benutzt.

Planungspunkt benötigter Arbeitsplatz (AP):

- ein Arbeitsplatz zum Anfertigen der Skizze und anschließend zum Zuschnitt der Bestandteile
- ein Arbeitsplatz zur Anwendung der Schneidemaschine
- ein Arbeitsplatz zur Verwendung und anschließenden Lagerung der Lumbeckbretter (ggf. Regal)

Planungspunkt Reflexion:

Das EM Pappe und Papier zeigt sich in der Reflexion ähnlich wie das EM Holz: Es ist meist kompetenzentriert und dementsprechend eher ergebnisorientiert ausgerichtet. Zentral ist das Besprechen und Analysieren von Arbeitsfähigkeiten wie z.B. die Einhaltung von Vorgaben, die Nutzung von Kulturtechniken, Sorgfalt, Genauigkeit oder auch Ausdauer.

11.9 Praxis: Ablauf der Arbeit mit Pappe und Papier – arbeitstherapeutisch ausgerichtet

In diesem Praxisteil werden einzelne Arbeitsschritte zur Umsetzung vorwiegend in der Arbeitstherapie und damit kompetenzzentriert dargestellt. Das Medium Pappe bzw. Papier ist technisch anspruchsvoll und erfährt für die Klienten am ehesten eine Vereinfachung durch Vorfertigung von Bestandteilen.

11.9.1 Kiste mit Deckel und Innenspiegel

Das Herstellen einer Kiste mit Deckel ist ein räumlich-visuell sowie räumlich-konstruktiv anspruchsvolles Werkstück. Soll um die Ecke geklebt werde, ist bei der Berechnung der Buchbinderleinen die Breite der Pappe von 3 cm miteinzuberechnen. Ein Überstand von 0,5 cm sollte nicht überschritten werden. Auch die Papiere sollten die Grundmaße der Pappe + die Dicke + 5 mm für das Umschlagen auf die andere Seite nicht überschreiten.

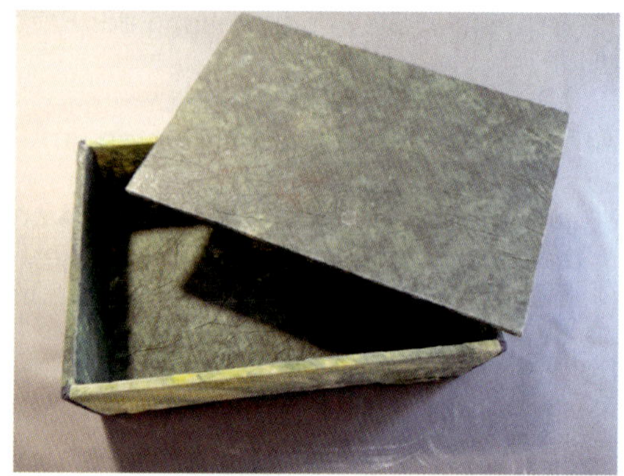

Pappkorpus vor dem Bezug mit Bezugspapier

Anleitungsbeispiel des Therapeuten:

Stellen Sie eine Kiste her mit Deckel und „Spiegel", das heißt einem Pappstück, das innen bündig mit dem Kisteninnendurchmesser abschließt. Die Maße betragen 15 cm Länge, 6 cm Höhe und 6 cm Breite. Der Zeitrahmen beträgt 3 Therapieeinheiten à 60 Minuten.

Arbeitsschritte:

1. Richten Sie den Arbeitsplatz ein.
2. Berechnen Sie die Maße des Objekts.
3. Berechnen Sie sodann die einzelnen Teile aus 7 Pappen, 11 Papieren, 1 Gaze und 10 + 6 Buchbinderleinen.
4. Verbinden Sie die Pappen mit Buchbinderleinen.
5. Beziehen Sie die Pappen mit dem Bezugspapier.
6. Räumen Sie den Arbeitsplatz auf.

11.9.2 Buch mit genähtem Rücken

Das Herstellen eines Buchs ist vielschrittig und zeitaufwendig, da dieser Prozess einer Handarbeit wie früher gleichkommt. Nicht umsonst waren Bücher früher auch ohne Inhalt so teuer.
Soll um die Ecke geklebt werden, ist bei der Berechnung der Buchbinderleinen die Breite der Pappe von 3 cm miteinzuberechnen. Ein Überstand von 0,5 cm sollte nicht überschritten werden. Auch die Papiere sollten die Grundmaße der Pappe + die Dicke + 5 mm für das Umschlagen auf die andere Seite nicht überschreiten.

Anleitungsbeispiel des Therapeuten:

Stellen Sie ein Buch her. Der Papiereinband wird mittels Rundstich genäht. Die Maße betragen 15 cm Höhe, 6 cm Länge und 3 mm Breite. Die Einhängepapiere sollen 14 cm hoch und 5,5 cm breit sein. Der Abstand der Papiere nach oben und unten beträgt jeweils 0,5 cm. Der Zeitrahmen beträgt 3 Therapieeinheiten à 60 Minuten.

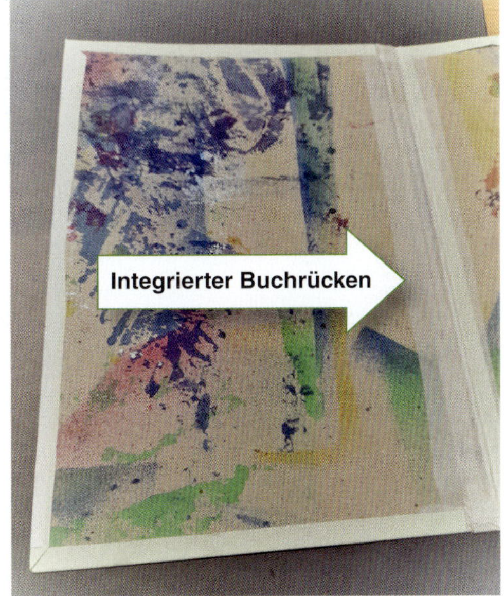

Herstellung des Covers mit Buchbinderleinen (Schritt 8 und 9)

Arbeitsschritte:

1. Richten Sie den Arbeitsplatz ein.
2. Berechnen Sie die Maße des Objekts.
3. Berechnen Sie die einzelnen Teile aus 2 Hardcoverpappen, 1 Pappbuchrücken, 3 cm Höhe Papiereinhang, 1 Gaze und 2 + 2 Buchbinderleinen.
4. Schneiden Sie die Papiere mittels Schneidemaschine.
5. Nähen Sie die Papiere auf einer Längsseite mit Nadel und Garn zusammen.
6. Kleben Sie die Gaze auf die genähte Längsseite.
7. Kleben Sie den Buchrücken in der Breite des Hefts (Papiereinhang) mittig auf die Gaze.
8. Verbinden Sie die Pappen mit Buchbinderleinen von innen und dann von außen.
9. Beziehen Sie die Pappen mit dem Bezugspapier.
10. Verbinden Sie Papierheft und Cover durch die Einhängepapiere in horizontaler Papierfaserrichtung.
11. Kleben Sie das Bezugspapier auf das Hardcover.
12. Räumen Sie den Arbeitsplatz auf.

Praxis-Tipp:

- Klienten mit Essstörungen wie z.B. Anorexia nervosa sind oft sehr genau und selbstkritisch bis zur „Zerfleischung“. Geben Sie ihnen deswegen keine Aufträge, die zu sehr auf Sorgfalt und Genauigkeit abzielen. Buchbinden können Sie trotzdem einsetzen, indem Sie dem Klienten einen bereits zugeschnittenen, gekauften Block zum Einhängen in das Buchcover oder ein Notizbuch, das beklebt werden kann, zur Verfügung stellen und damit die Anforderung reduzieren. Diese Klienten empfinden oft viel Freude, wenn sie einen praktischen Alltagsgegenstand wie ein Notizheft herstellen.
- Die Frustrationstoleranz können Sie im weiteren Therapieverlauf schulen. Fördern Sie zuerst die positiven, resilienten Anteile bzw. beginnen Sie mit dem forcierten Schaffen von Erfolgserlebnissen. Das Erfahren von Selbstwirksamkeit und die entsprechende Erwartung sollten i.d.R. das primäre Therapieziel sein, bevor kompetenzzentrierte Aspekte eingebracht werden. Messen, bewerten und urteilen tun diese Klienten meist automatisch und entsprechend der Diagnose in einem übertriebenen Ausmaß.
- Gerade diese Klienten sind in ihrem Selbstbewusstsein schwach, verlangen nach Messbarem und sind „nie zufrieden“. Symptome wie diese, die meist auf einer tiefen Erschütterung von Identifikation und Kontrolle der eigenen Lebensumstände beruhen, können reguliert werden. Erinnern Sie, dass jedes Verhalten bzw. jede Eigenschaft nach einem Jahr Ausübung Persönlichkeitsbestandteil wird, jedoch auf gleiche Weise auch wieder abgebaut bzw. überlernt werden kann.

12. EM Kleinsttechniken: Drahtbaum aus Metall

Metall ist ein kompetenzzentriertes Medium. Der Mensch verwendet es bereits seit Tausenden von Jahren zur Herstellung von Alltags- und Ziergegenständen.

12.1 Therapierelevanz: Bio-psycho-soziale Effekte auf den Menschen

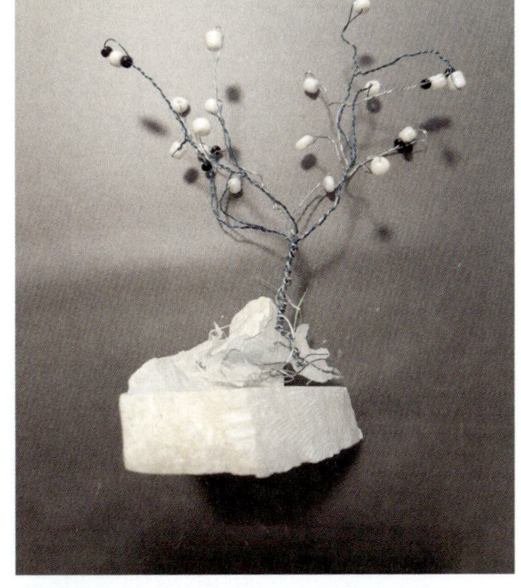

Drahtbaum

- Das Hantieren mit ca. 0,5 mm dünnem Basteldraht ist eine feinmotorisch orientierte Tätigkeit.
- Damit ein Baum entsteht, müssen diverse Äste gedreht werden. Das Drehen der beiden Drahthälften muss präzise erfolgen und erfordert ein hohes Maß an Kraftdosierung in den Fingerspitzen und im Handgelenk. Teilweise ist auch statische Arbeit im Schultergelenk nötig.
- Da der Baum mit Perlenblättern diverser Formen und Farben, mit einem bunten Steinfuß sowie aus farbigem Draht hergestellt werden kann, ist diese aktivierende, rhythmisierende Kleisttechnik auch ausdruckszentriert einsetzbar.
- In 45 Minuten lässt sich ohne Vorerfahrung i.d.R. ein fertiges Ergebnis herstellen.
- Das EM verbindet feinmotorische Anforderungen beim Drehen der Äste mit räumlich-konstruktiven Anteilen beim Verbinden und Ansetzen der einzelnen Äste zu einem fertigen Baum, der mit einer Heißklebepistole auf einen Stein geklebt wird.
- Aktivierend wirkt auch, dass der Klient sich einen Stein von einem Spaziergang außerhalb der Therapie mitbringen kann. So gelingt ein Übertrag hin zu mehr Achtsamkeit im Alltag.

12.2 Praktische Durchführung – Basistechnik

1. Schneiden Sie den Basteldraht auf eine Höhe von z.B. 35 cm Länge zu.
2. Falten Sie den Draht in der Mitte und fügen Sie – bei Bedarf – eine oder mehrere Perlen ein.
3. Drehen Sie beide Drähte in sich selbst (Zwirbeln).
4. Entscheiden Sie, wo ein Ast endet.
5. Nehmen Sie die eine Hälfte des Drahts und halbieren Sie ihn möglichst nah am Gedrehten, sodass ein zweiter Ast entsteht.

6. Verbinden Sie beide Äste wieder durch Zwirbeln zu einem.
7. Zwirbeln Sie, bis der Draht komplett in sich gedreht ist.
8. Wiederholen Sie diesen Vorgang, bis Sie ca. 5 Äste haben.
9. Diese Äste verzwirbeln Sie einen nach dem anderen zu einem dicken Stamm.
10. Kleben Sie den Baum mit einer Heißklebepistole auf einen Stein.

12.3 Materialliste: Werkzeuge, Hilfsmittel und Zubehör

Material und Werkzeug	Verwendung
Basteldraht	Herstellen des Baums
Bunte Perlen	Verzierung des Baums
Schmuck- oder Seitenschneider	Zuschnitt des Drahts
Klebepistole	Aufkleben des Baums auf einen Stein
Schmuckzange	Zum Formen und Biegen des Drahts

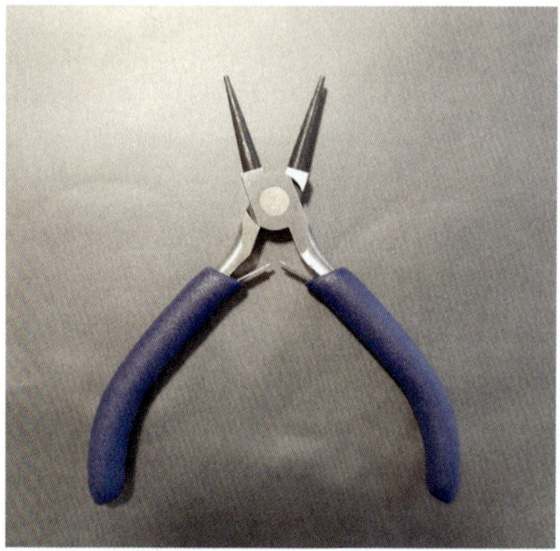

Schmuckzange

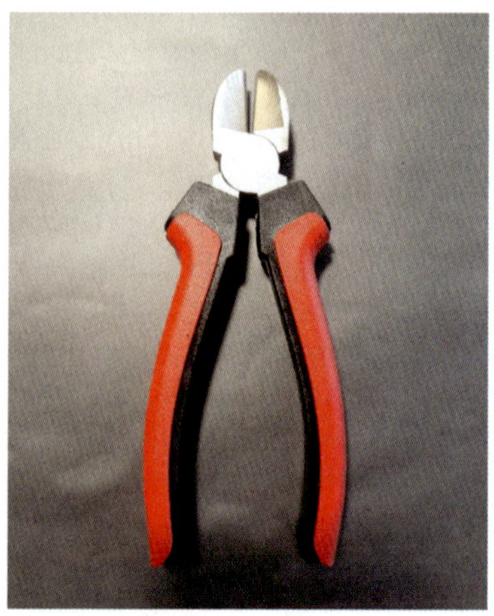

Seitenschneider

Praxis-Tipp:

- Achten Sie darauf, dünnen Basteldraht und keinen Gartendraht zu verwenden. Letzterer ist zu unflexibel und erfordert sehr hohen Krafteinsatz.
- Besonders Klienten mit Erkrankungen des rheumatischen Formenkreises können Sie durch diese Kleinsttechnik Grundsätze des ökonomischen Krafteinsatzes wie Hantieren zur Körpermitte (um eine Ulnardeviation zu vermeiden) oder auch eine leichte Flexion der MCP-, PIP- und DIP-Gelenke optimal vermitteln: Dies gelingt, da der Aufmerksamkeitsfokus gleichzeitig auf Hände und Objekt gerichtet ist.
- Ein ökonomischer Krafteinsatz der Hand- und Fingergelenke lässt sich motorisch und kognitiv durch zahlreiche Wiederholungen, Schmerzreduktion und Gelenkschutz aufgrund regelmäßiger Pausen sowie Erfolgserlebnisse bei Fertigstellung gut implementieren.

13. EM Kleinsttechniken: Bommeltiere aus Wolle

Im Rahmen von Kleinsttechniken, die wegen ihrer geringen Anzahl von Arbeitsschritten und relativ niedrigen handwerklichen Anforderungen schnell zu Erfolgserlebnissen führen, eigen sich Bommeltiere aus Wolle ideal, um auch Erwachsene, die wenig Berührung zum Handwerk haben, leicht zu motivieren, etwas herzustellen: Ein Bommeltier geht schnell, ist nicht kompliziert und jemand, der das hergestellte Objekt zu schätzen weiß, ist oft auch schnell gefunden – ob als Bommel für Mützen, als Rückspiegeldekoraktion oder Schüsselanhänger – DIY-Produkte sind beliebt und werden auch von Anderen wertgeschätzt, wodurch der Klient zusätzlich eine emotional positive Rückmeldung erfährt. Außerdem wissen viele nicht, dass und wie leicht man Bommel herstellen kann, sodass diese Objekte aus Wolle noch „anspruchs- und wertvoller" wirken.

13.1 Therapierelevanz: Bio-psycho-soziale Effekte auf den Menschen

- Das Herstellen eines Bommels aus einem Wollfaden ist wie jede Kleinsttechnik zeitlich schnell zu erlernen und umsetzbar bei ansprechendem Output.
- Die Tätigkeit ist durch das Wickeln der Wolle um die doppeltgelegten Schablonen feinmotorisch und rhythmisierend.
- Ein praktischer Nutzen bzw. hoher Aufforderungscharakter entsteht durch die Verwendung als Mützenbommel, Bommeltier als Schlüsselanhänger oder kleines Geschenk etc.

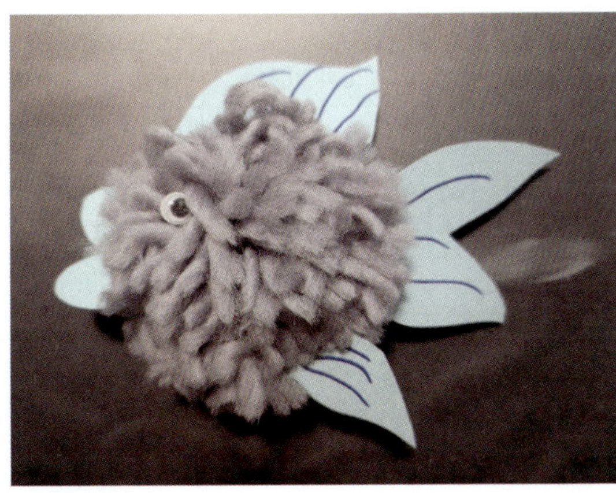

Bommeltier

- Kompetenzzentrierte Anteile liegen vor, wenn die beiden Schablonen aus Pappe (3 mm Dicke) ebenfalls hergestellt werden.

13.2 Praktische Durchführung – Basistechnik

1. Die Schablonen sind zwei Kreise, die jeweils in der Mitte ein Loch sowie an einer Stelle einen Schlitz haben.
2. Legen Sie beide Schablonen aufeinander.
3. Umwickeln Sie die Schablonen mit den Fäden eines Wollknäuels mit entsprechend viel Wolle. Je mehr Wolle verwendet wird, desto dicker wird auch Ihr Bommel. Schneiden Sie den Faden ab.

4. Ist das Loch in der Mitte „voll“ bzw. der Bommel voluminös genug, schneiden Sie einen zweiten Faden von 15 cm Länge ab.
5. Fügen Sie diesen Faden zwischen beide Schablonen, ziehen ihn von beiden Seiten fest und verbinden ihn durch einen Doppelknoten.
6. Schneiden Sie die Bommel auf der Außenseite des Kreises auf.
7. Schneiden Sie den Bommel in die gewünschte runde Form.
8. Bei Bedarf können für ein Bommeltier Wackelaugen, Arme und Beine aus Papier oder Stoff sowie eine Aufhängung aus einem Wollfaden angefügt werden.
9. Räumen Sie den Arbeitsplatz auf.

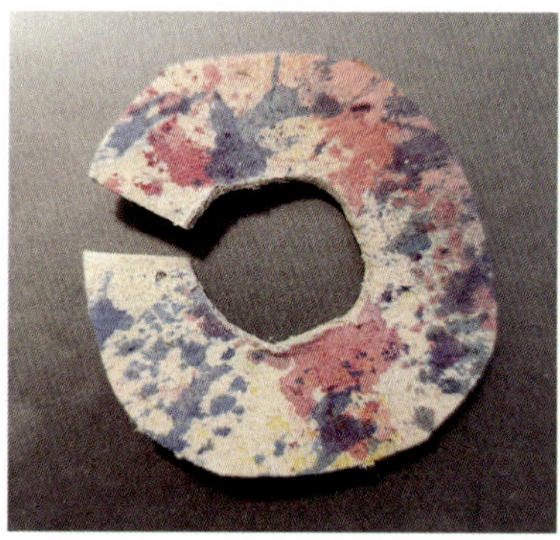

Schablone für Bommel – leicht aus Pappe anzufertigen

13.3 Materialliste: Werkzeuge, Hilfsmittel und Zubehör

Material und Werkzeug	Verwendung
Wolle	einziger Bestanteil des Bommels
2 Schablonen aus Pappe	Gerüst zur Herstellung des Bommels
Schere	Zuschnitt der Wollfäden
Bleistift	Aufmalen der Schablonen auf Pappe
Bei Bedarf: Wackelaugen, Papier und Stoff	Körperteile der Bommeltiere werden aus Stoff, Papier und Wackelaugen hergestellt

14. EM Makramee

Makramee ist eine aus dem Orient stammende Knüpftechnik zur Herstellung von Ornamenten, Textilien oder Schmuck. Im Arabischen bedeutet das Wort migramah „Weben".
Beim Durchführen von Makramee gestaltet man das Werkstück nicht nur durch seine Form, sondern auch durch die Gestaltung der Knoten.
Beliebte Objekte aus Makramee sind Traumfänger, Armbänder, Halsketten, Ohrringe, Gürtel, Tragenetze, Taschen, Wandvorhänge, Hängematten oder Blumenampeln mit mehreren Haltesäulen.

14.1 Therapierelevanz: Bio-psycho-soziale Effekte auf den Menschen

- Makramee ist ein sehr weiches, wenig Widerstand bietendes, warmes Material. Das Garn ist formbar, wodurch es eine physische Gestalt, einen Sinn und Verwendungszweck erhält. Die Klienten sammeln dadurch Selbstwirksamkeitserfahrungen.
- Erfolgserlebnisse finden mittelbar statt. Die Technik der einzelnen Knoten muss zuerst erlernt werden. Des Weiteren ist das Eintreten eines Erfolgserlebnisses von der Größe und Komplexität des Objekts abhängig. Kleine Projekte wie z.B. Armbänder und Traumfänger führen schnell zum Erfolg, da die Umsetzung und Gestaltung relativ schnell gelingt und wenig Vorbereitung nötig ist.
- Objektbezug und somit die Stärkung der Ich-Fähigkeiten können leicht hergestellt werden, da bei entsprechenden Materialien und deren selbstständiger Auswahl schnell ein Identifizierungsprozess eintritt. Einige Gegenstände können auch getragen werden wie Taschen und Gürtel. Durch den praktischen Verwendungszweck und die Gestaltung fällt die Identifikation mit dem Objekt (und im Umkehrschluss die Identifikation über das Objekt mit sich selbst) leichter.
- Die Knoten müssen „gleichmäßig" angefertigt werden, damit z.B. die verschiedenen Schnüre eines Werkstücks gleich lang sind und das Objekt nicht schief wird. Hierfür ist eine entsprechende Kraftdosierung notwendig.
- Bis das Objekt fertig ist, sind häufige Wiederholungen der einzelnen Knoten erforderlich. Hierdurch wird das motorische Lernen angeregt und Feinmotorik sowie Geschicklichkeit optimal gefördert und gesteigert. Gleiches gilt für den Einsatz verschiedener Gebrauchsgriffe wie Pinzetten-, Spitz-, und Schlüsselgriff, das Zuschneiden der Fäden sowie das Durchführen der Knoten in einem relativ geringen Radius.
- Beim Knüpfen werden besonders die Daumenmuskulatur durch Daumenopposition und die Mm. Interossei durch Abspreizbewegungen aller einzelnen Finger aktiviert.
- Grobmotorisch werden die Muskulatur des Schultergürtels sowie die Rumpfstrecker und beim Herstellen größerer Objekte mit langen Fäden über 1 m insbesondere der M. Latissimus dorsi beansprucht.

- Das Arbeiten kann im Sitz oder Stand mit den entsprechenden Effekten der Steigerung von Ausdauer und Belastbarkeit erfolgen.
- Bimanuelles Hantieren und somit Hand-Hand-Koordination ist beim Durchführen des Knüpfens ohne Adaption und Hilfsmittel zwingend notwendig. Klienten mit Hemiparese oder Neglect sind im Sinne von Forced-Use auf die Verwendung beider oberer Extremitäten angewiesen.
- Taktil wirken auf die Fingerkuppen intensive Reize ein, die je nach Material noch gesteigert werden können. So lässt sich auch die Oberflächensensibilität im Herstellungsprozess fördern.
- Die Tätigkeit ist jederzeit unterbrechbar, ohne dass das Werkstück Schaden nimmt. Regelmäßige und selbstgewählte Pausen sind je nach individueller physischer Belastbarkeit und psychischer Ausdauer des Klienten möglich.
- Lernfähigkeit ist gefragt. Durch häufiges Wiederholen werden über das kleinhirn-orientierte motorische Lernen neue Lernkreisläufe aktiviert, sodass dass kognitiv Erlernte verinnerlicht und ähnlich wie beim Schreiben lernen abgespeichert werden kann.
- Durch die Anwendung verschiedenster Knoten werden Umstellungsfähigkeit und kognitive Flexibilität beim Herstellen aktiviert.
- Sobald die Herstellungsweise der Knoten erlernt ist, ist die Tätigkeit gleichzeitig rhythmisierend und beruhigend,
- Die Handlung ist strukturiert, selbst wenn ohne Vorlage frei gearbeitet wird: Die Durchführung der Knoten ist immer gleich. Der Grundaufbau ist trotz der Möglichkeit zum kreativen Ausdruck immer identisch.
- Trotz der Struktur, die die Knoten vorgeben, besteht in einem festgelegten, geschützten Rahmen die Möglichkeit zum kreativen Ausdruck, also auch ausdruckszentriert zu arbeiten. Dies geschieht durch: Farb- und Materialwahl, Wahl von Dekorationselementen wie Perlen oder Federn, Wahl der Knoten, verschiedene Gestaltungsmöglichkeiten (vom Gürtel über Tragenetze bis hin zu rein dekorativen Elementen wie Wand- und Türvorhänge oder Traumfänger, deren Endergebnis einem Mandala gleicht).
- Die Herstellung eines Gegenstands im Ring, z.B. eines Traumfängers, hat besondere emotionale Qualitäten. Die erforderliche Technik ist selbst bei geringer Vorerfahrung leicht zu erlernen und sehr rhythmisierend: Man arbeitet im Kreis von außen nach innen mittels ähnlicher Bewegungsabläufe. Dies hat einen beruhigenden, die Umwelt und andere Aktivitäten vergessende Wirkung. Wer einmal nicht an etwas denken will, sollte einen Traumfänger herstellen. Ist man bei der Herstellung abgelenkt, sollte die Handlung unterbrochen werden, denn auf das Finden der „nächsten Einstichstelle" des Fadens muss man sich relativ intensiv konzentrieren.
- Räumlich-visuelle Fähigkeiten und räumlich-konstruktive Fertigkeiten werden beim Herstellen sämtlicher Werkstücke gefördert, je komplexer – also z.B. je mehr Haltestränge –, desto intensiver.
- Ein hohes Maß an Konzentrationsfähigkeit ist beim Erlernen der Knoten erforderlich, während später bei Automatisierung des Herstellens der Knoten ein mittleres Maß an Konzentration ausreicht. Für das alleinige Herstellen der

Knoten wird insgesamt wenig psychische Kapazität benötigt, ähnlich wie beim Stricken.

- Sorgfalt, Genauigkeit und Merkfähigkeit sind in einem mittleren Ausmaß von Nöten, aber deutlich weniger erforderlich als beim EM Pappe und Papier, wo jeder Millimeter zählt. Die Form der Knoten kann immer noch durch entsprechenden Zug verändert werden. Auch Fehler sind beim Knoten kaum möglich, da der Knoten dann einfach nicht gelingt. Allerdings ist Sorgfalt in Kombination mit Kraftdosierung beim Herstellen ähnlich aussehender Werkstücke und Bestandteile in einem höheren Maß gefragt.

14.2 Komplexität der Technik des Knüpfens

Die Komplexität, der technische und zeitliche Aufwand sowie der teils recht hohe Materialbedarf – an Garn – richtet sich nach Größe des Objekts sowie nach Anzahl und Komplexität der Knoten. Die Schwierigkeitsgrade variieren von leicht beim Traumfänger über einen mittleren Schwierigkeitsgrad beim Herstellen einer Tasche bis hin zu schwer wie beim Herstellen eines Wandvorhangs, einer Hängematte oder Blumenampel.

14.3 Spezielle Fachbegriffe und funktionelle Details der Arbeitsmaterialien

Fachbegriffe	Verwendung und Wirkung
Trägerfäden	Zwischen den Arbeitsfäden, in der Mitte des späteren Werkstücks gelegene Fäden, um die die Knoten befestigt werden. Sie verlaufen gerade und werden nicht zum Knoten genutzt.
Arbeitsfäden	Mit ihnen werden die Knoten gemacht. Sie sind der sichtbare Teil des Werkstücks.
Picots	Durch Arbeitsfäden gebildete Zier-Schlaufen („Ohren"), die entstehen, wenn man diese nicht komplett festzieht.
Knoten	Durch Aneinanderreihung Herstellung des Werkstücks

14.4 Knotenkunde – Welche Knoten gibt es?

Im Folgenden sind einige Knoten und ihr möglicher Verwendungszweck aufgeführt. Die genaue Durchführung ist in der anschließenden Knüpfanleitung beschrieben.

Art des Knotens	Verwendung
A) Doppelter halber Schlag – horizontal	– Startknoten, um Arbeitsfäden mit der Halterung zu verbinden – Zierknoten
B) Doppelter halber Schlag – vertikal	– Zierknoten
C) Beidseitiger doppelter Schlag – vertikal	– Variation von A) und B) – Zum Zusammenführen von Fäden, z.B. nach dem Knüpfen der vier Haltestränge einer Blumenampel
D) Weberknoten bzw. Kreuzknoten	– auch mit Picots möglich – mehrere Weberknoten erzeugen ein plattes Band – gut geeignet zum Knoten von Gürteln oder Armbändern
E) Variation Weberknoten mit Picots	– Dekorativer Zierknoten
F) Wellenknoten	– erzeugt ein spiralförmiges Muster, sodass durch seine Verwendung eine Helix entsteht – gut geeignet zum Herstellen von Armbändern und Halsketten, Taschengriffen und Haltesäulen von Blumenampeln
G) Rippenknoten – vertikal, horizontal und diagonal	– Zierknoten – zum Verbinden mehrerer Haltefäden
H) Überhandknoten	– Abschlussknoten, der klassische „einfache" Knoten
I) Abbindknoten	– Abschlussknoten – Klassischer Schlingenknoten mit entsprechender Länge der Wicklung

14.5 Knüpfanleitung der Makrameeknoten

A) Knoten Typ Doppelter halber Schlag – horizontal

Er dient als Befestigungsknoten für Aufhängungen, z.B. für Wandbehänge.

Durchführung:

1. Bilden Sie eine Schlaufe, indem Sie den Faden „abknicken".
2. Legen Sie die Schlaufe vor den Haltefaden oder die Aufhängungsstange. Alternativ können Sie das Muster ändern, indem Sie die Schlaufe hinter die entsprechende Aufhängung legen.
3. Führen Sie beide Fadenenden durch die Schlaufe.
4. Ziehen Sie den Knoten fest.

Bebilderte Anleitung:

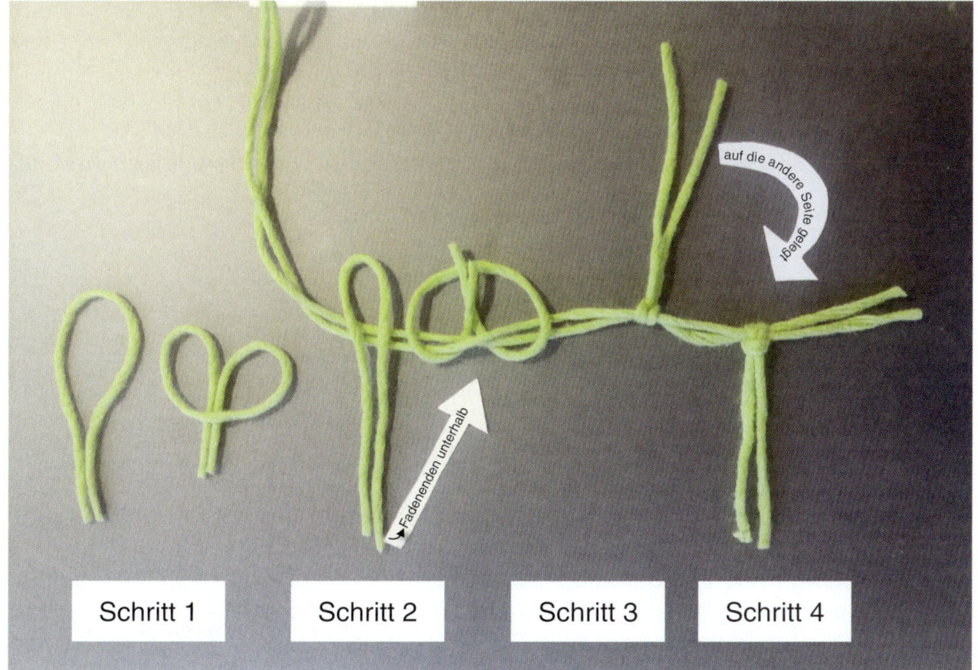

Doppelter Schlag horizontal

B) Variation als Doppelter halber Schlag – vertikal

Durchführung:

1. Der Arbeitsfaden wird neben die rechte Halteschnur geführt.
2. Der Arbeitsfaden wird von rechts nach links unter dieser wieder zurückgeführt, sodass sich in der Arbeitsschnur eine Schlaufe bildet.
3. Anschließend führen Sie die Arbeitsschnur unter der Leitschnur hindurch nach oben und sodann wieder nach links.
4. Ziehen Sie den Knoten fest. Das Ganze klappt natürlich auch gut von rechts nach links.

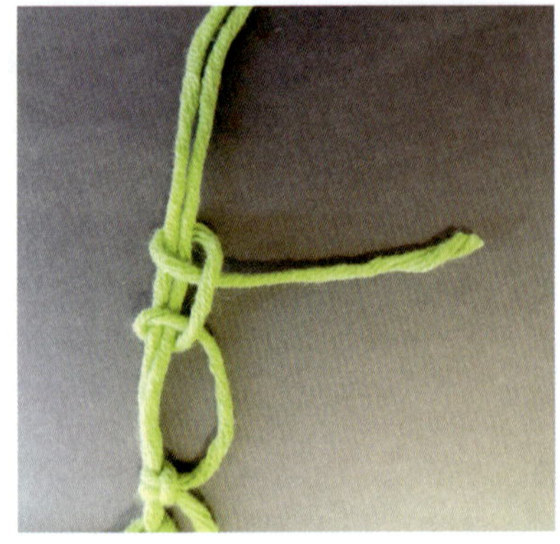

Durchführungsprozess „doppelter Schlag"

C) Variation als Beidseitiger doppelter Schlag – vertikal

Für diesen Knoten benötigen Sie vier Schnüre.

Durchführung:

Führen Sie den Knoten abwechselnd mit dem rechten und dem linken Arbeitsfaden aus.

D) Weberknoten

Der Weberknoten ist einer der wichtigsten Knoten im Makramee.

Durchführung:

1. In der Mitte liegen meist zwei Haltefäden.
2. Links und rechts daneben befindet sich je ein Arbeitsfaden.
3. Der linke Faden wird nach rechts vor die Haltefäden gelegt, sodass eine Schlaufe entsteht.
4. Der rechte Faden wird analog dazu hinter die Haltefäden nach links gelegt, sodass ebenfalls eine Schlaufe auf der rechten Seite entsteht.
5. Durch die Schlaufe wird der linke Faden (der Faden aus Schritt 3.) nach hinten durch die Schlaufe gelegt.
6. Parallel dazu wird der rechte Faden von hinten durch die Schlaufe nach vorn bewegt.
7. Sodann sind die Fadenenden festzuziehen.
8. Nun wird der links gelegene Faden hinter die Haltefäden und der rechte Faden von vorn vor die Fäden nach links gelegt, und der hintere, linke Faden wird

nach vorn durch die Schlaufe nach rechts bewegt. Der rechte Faden wird nun durch die Schlaufe nach hinten gefädelt.
9. Beide Fäden werden festgezogen.

E) Variation als Weberknoten mit Picots

Durchführung:

Die Schlaufen entstehen, wenn man den nächsten Knoten tiefer ansetzt, sodass sich beim Hochschieben die Arbeitsfäden zu Schlaufen, sog. Picots, ausbilden.

Bebilderte Anleitung:

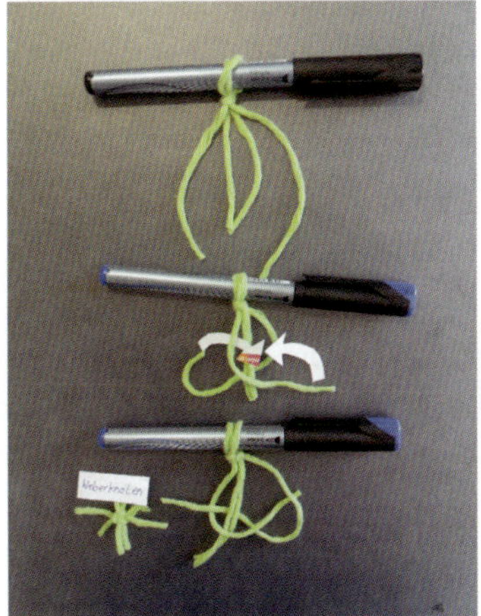

Durchführung des Weberknotens

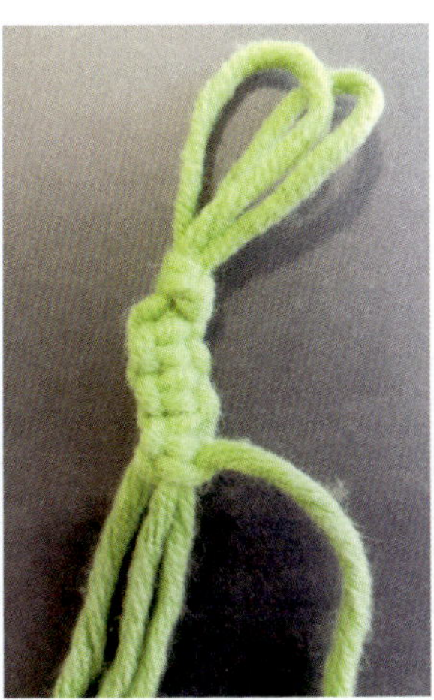

Band aus Weberknoten

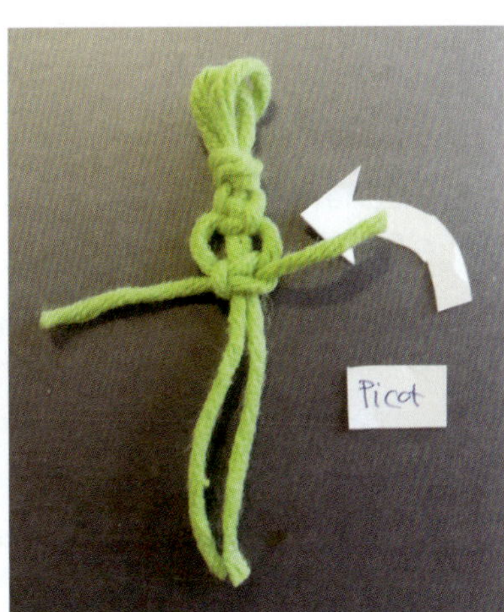

Weberknoten mit Picots

F) Wellenknoten

Der Wellenknoten ist durch die Spiral- oder Helixform sehr dekorativ. Von der Herstellung her ähnelt er dem Weberknoten, mit dem Unterschied, dass immer der Arbeitsfaden einer Seite vor den Haltefäden liegt. Beginnt man mit dem linken Arbeitsfaden vor den Haltefäden und bleibt der rechte dahinter, ist die Reihenfolge gleichbleibend.

Durchführung:

1. In der Mitte liegen meist zwei Haltefäden.
2. Links und rechts daneben befindet sich je ein Arbeitsfaden.
3. Der linke Faden wird nach rechts vor die Haltefäden gelegt, sodass eine Schlaufe entsteht.

4. Der rechte Faden wird analog dazu hinter die Haltefäden nach links gelegt, sodass ebenfalls eine Schlaufe auf der rechten Seite entsteht.
5. Durch die Schlaufe wird der linke Faden (der Faden aus Schritt 3.) nach hinten durch die Schlaufe gelegt.
6. Parallel dazu wird der rechte Faden von hinten durch die Schlaufe nach vorn bewegt.
7. Ziehen Sie die Fadenenden fest.
8. Wiederholen Sie Schritt 3 bis 7.
9. Beide Fäden werden festgezogen.

G) Rippenknoten – vertikal, horizontal oder diagonal

Ein Rippenknoten wird mit zwei halben Schlägen geknüpft. Er ist gut geeignet, um mehrere Fäden benachbarter Stränge durch einen breiten „Balken“ zu verbinden. Der Rippenknoten bietet sich an für Netze, Wandbehänge oder Taschen. Es wird etwas Übung benötigt, bis das Ergebnis gleichmäßig aussieht. Die veränderte Lage des Rippenknotens entsteht dadurch, dass der Leitfaden diagonal positioniert wird.

Beim vertikalen Rippenknoten bildet die linke Schnur den Arbeits- und nicht den Leitfaden. Der rechts gelegene Faden ist nun der Leitfaden. Die Herstellung des Knotens funktioniert genauso wie beim Ausführen eines „halben Schlags“.

Durchführung des horizontalen Rippenknotens:

1. Befestigen Sie z.B. 4 Fäden durch Schlaufen, durch die die Enden des jeweiligen Fadens gezogen werden (Knoten halber Schlag – horizontal), am Haltebalken.
2. Nehmen Sie den Faden (nun Leitfaden) links außen und lege ihn vor alle anderen Fäden nach links.
3. Wickeln Sie nun den jeweils rechts gelegenen Faden im halben Schlag (Merkspruch: „Faden vor den Leitfaden, hinter den Leitfaden für die erste Schlaufe und nun vor den Leitfaden nach hinten durch die unten gebildete Schlaufe nach vorn – festziehen“).
4. Verfahren Sie mit dem nächsten, weiter rechts liegenden Faden genauso, bis alle Fäden um den Leitfaden gewickelt worden sind.

Bildliche Anleitung zur Herstellung des Rippenknotens:

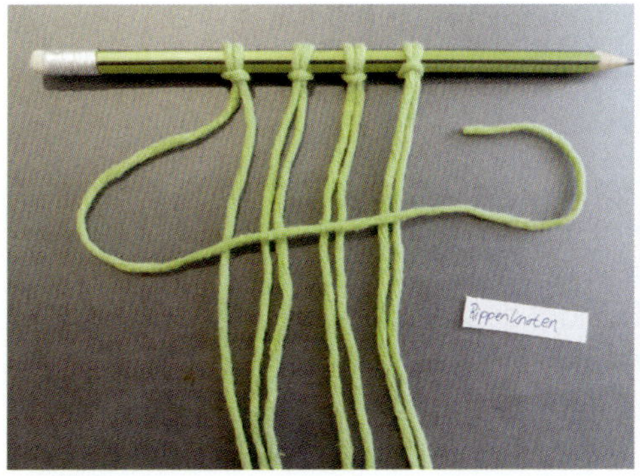

Schritt 2

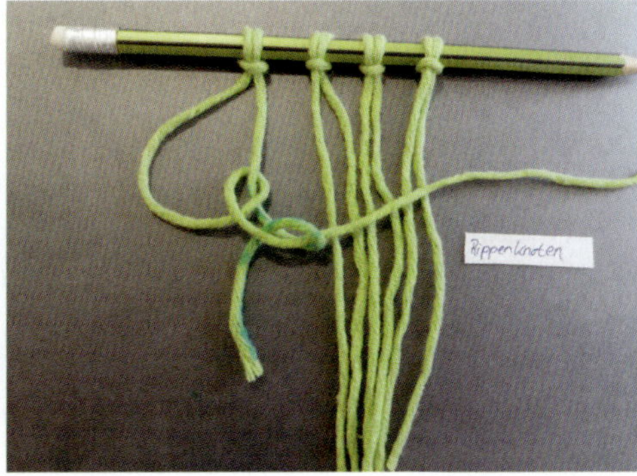

Schritt 3

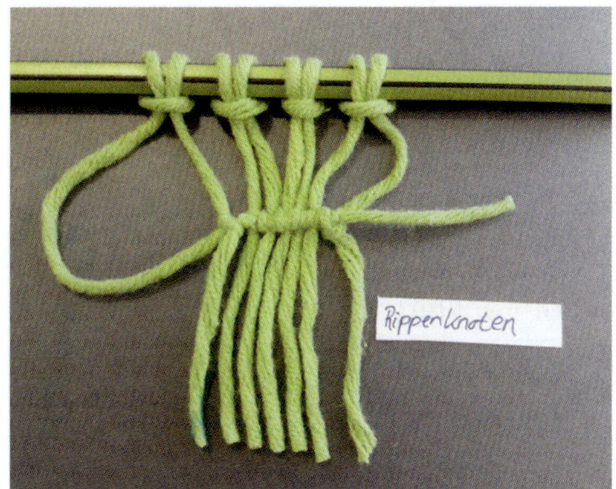

Fertiger Rippenknoten

H) Überhangknoten einfach – der Abschlussknoten

Dieser klassische „einfache Knoten“ dient als Abschluss, z. B. damit sich die Enden des Fadens nicht aufribbeln.

Durchführung:

1. Das Fadenende wird nach oben gelegt, sodass sich eine Schlaufe bildet.
2. Das Fadenende wird nun über den Faden, unter ihn und von unten nach vorn durch die Schlaufe bewegt und festgezogen. Vor dem Festziehen sieht der Knoten wie eine Brezel aus.
3. Ziehen Sie den Faden fest.

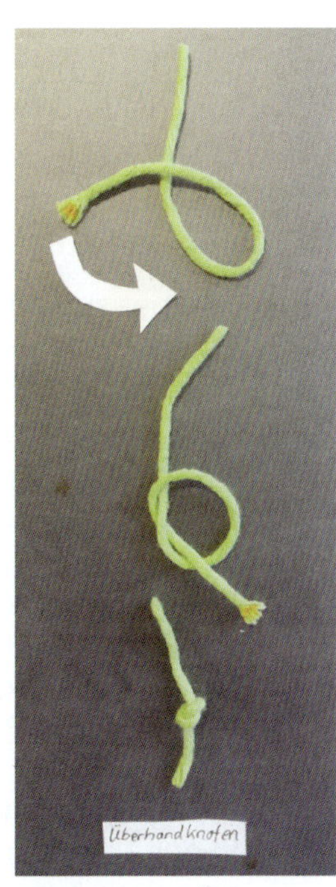

Durchführung Überhandknoten

l) Abbindknoten

Der Abbindknoten eignet sich gut als Abschlussknoten für Blumenampeln. Es werden mehrere Schnüre gebündelt und dekorative Schlaufen gebildet.

Durchführung:
1. Mit dem Arbeitsfaden wird eine Schlaufe nach unten (Ende des geplanten Knotens) gelegt.
2. Das Ende des Arbeitsfadens muss lang genug überstehen.
3. Wickeln Sie den Faden fest um das Bündel aus den weiteren Fäden.
4. Das Ende des Arbeitsfadens wird durch die Schlaufe gezogen. Ziehen Sie am Fadenende, bis die Schlaufe im Knoten verschwunden ist.
5. Schneiden Sie die überstehenden Enden ab.

14.6 Materialliste: Werkzeuge, Hilfsmittel und Zubehör

Material	Anzahl
Wolle oder Garn, auch Makramee- oder Wurstgarn	n. B.
Schere	1
Aufhängung für die Haltefäden, ggf. Tür- oder Fenstergriff	1
Stopfnadel	1
Ringe für Traumfänger	1
Kleber zum Fixieren des Anfangs- und Abschlussknotens auf Haltestange oder Ring	1

14.7 Planung: Überlegungen vor Beginn des Knüpfens

Planungspunkt Form und Gestaltung:
Planen Sie die künstlerische Gestaltung unter Berücksichtigung von ggf. verschiedenen Garn- oder Wollsorten, Farbwahl und die mögliche Wahl der Dekorationselemente wie Perlen, Anhänger aus Makramee, Federn oder Perlen.

Planungspunkt Skizze:
In der Arbeitstherapie empfiehlt sich eine schematische Skizze mit genau festgelegtem Aussehen der Knoten oder eine rein schriftliche Auflistung der Knoten. Zur Veranschaulichung eignet sich ein Foto des entsprechenden Objekts.

Planungspunkt Durchführung des Knüpfvorgangs:
Zu Beginn des Knüpfens muss eine Aufhängung geschaffen werden. Hierfür eignet sich insbesondere der „doppelte halbe Schlag – horizontal", um z.B. die Innenschnüre für einen Wandvorhang an der Haltestange befestigen zu können. Überlegen Sie sich, was Sie ggf. nutzen wollen.

Planungspunkt benötigter Arbeitsplatz (AP):
Der Arbeitsplatz besteht aus einem Tisch oder auch Sitzkissen sowie dem Fußboden oder einem Beistellhocker zur Ablage der Arbeitsmaterialien.

14.8 Arbeitsschritte und Ablauf des Makrameeknüpfens anhand von Beispielen

In den folgenden Beispielen werden Objekte mit unterschiedlichem Schwierigkeitsgrad in der Herstellung gezeigt. Die ersten Zwei weisen einen geringeren Schwierigkeitsgrad und zeitlichen Aufwand auf, wohingegen sich die Blumenampel als drittes Beispiel im Aufwand als deutlich komplexer erweist. Bemerkenswert ist, dass alle Objekte über ähnliche Knoten verfügen können, sich aber äußerlich deutlich unterscheiden.

14.8.1 Traumfänger

Anleitung:
Um einen runden Traumfänger herzustellen, benötigen Sie einen Reifen oder Ring in gewünschter Größe sowie Wolle oder Garn. Zur Dekoration können Sie Perlen, Federn oder andere Elemente nutzen.

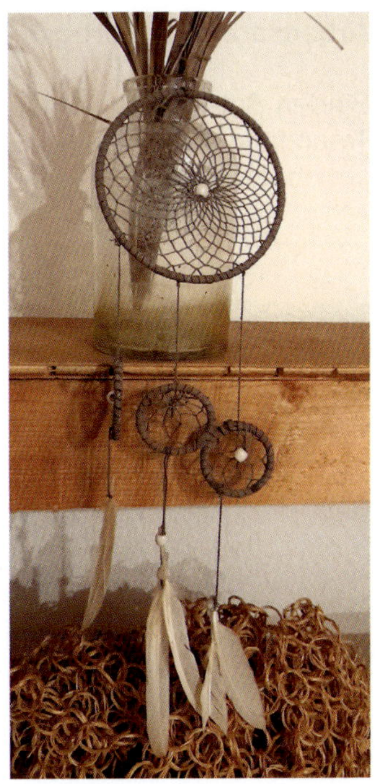
Fertiger Traumfänger

Arbeitsschritte: Ring-Mandala

1. Arbeitsplatz einrichten
2. Knoten an einer Stelle am Ring
3. Fixieren des Knotens mit Kleber
4. Wickeln des Garns um den Reifen: von vorn hinter den Reifen und nun von hinten nach links innen, sodass eine Schlaufe entsteht.
5. Ziehen am Faden zum Straffen des Geflechts
6. Weiterhin Schlaufen um die bereits entstandenen Schlaufen ziehen (also Wiederholungen von Schritt 3 + 4)

7. Nach der ersten Reihe: Faden von hinten durchziehen und Knoten binden
8. In der Mitte entsteht eine Öffnung, ggf. mit einer Perle dekorieren.
9. Verknoten des Fadens und Fixieren des Knotens mit Kleber
10. Anhängen von Schnüren aus Perlen, Federn oder Makramee-Elementen

Arbeitsschritte: Anhänger für Traumfänger in Blattform

1. Schneiden Sie einen Faden auf die entsprechende Länge zu.
2. Nehmen Sie den Faden doppelt, um ihn zu verdicken. So kommt der Knoten besser zur Geltung.
3. Setzen die den ersten Knoten Typ „Doppelter halber Schlag – horizontal" ca. 8 cm vom Fadenende entfernt.
4. Knüpfen Sie ca. 13 weitere Knoten.
5. Jeden zweiten Knoten auf die linke Seite herüberlegen (alternativ: von Anfang an Knoten auf der Vorderseite und danach auf der Rückseite knüpfen)
6. Die Fadenenden werden aufgeribbelt, sodass der Faden in seine einzelnen Stränge zerfällt.
7. Schneiden Sie die Fäden in die gewünschte Form.
8. Räumen Sie den Arbeitsplatz auf.

Arbeitsschritte: Fertigstellung des Traumfängers

Binden Sie den Anhänger oder auch mehrere an die Unterseite des Rings des Traumfängers. Versehen Sie den Traumfänger zum Aufhängen mit einer Schnur am oberen Ende. Fertig ist der Traumfänger.

Bebilderung zum Herstellen des Anhängers des Traumfängers

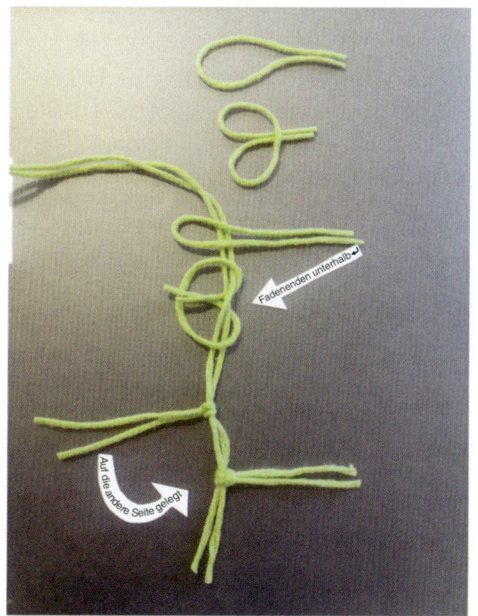

Schritte 1–3

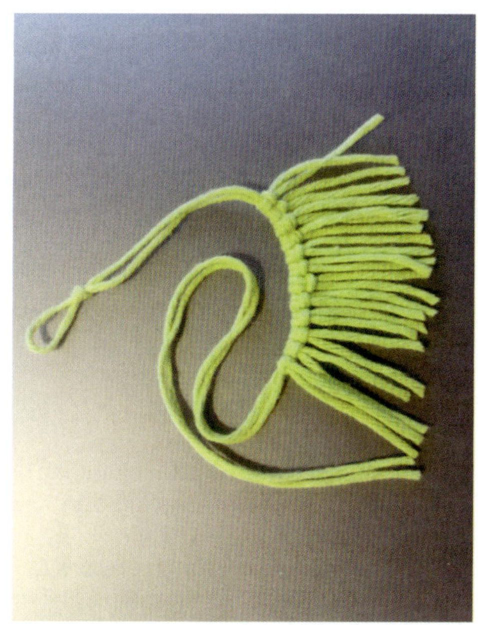

Schritt 4

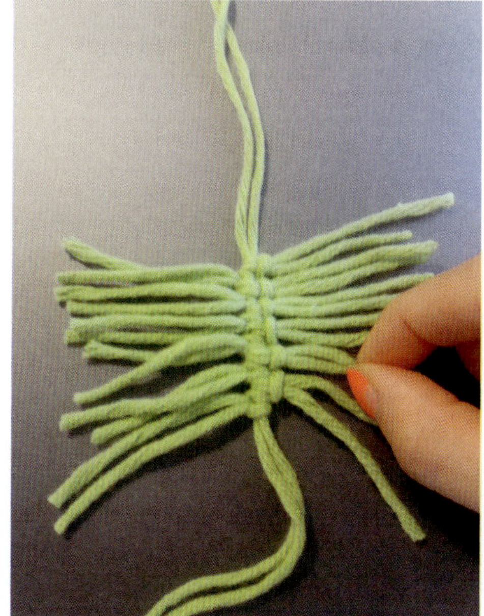

Schritt 5

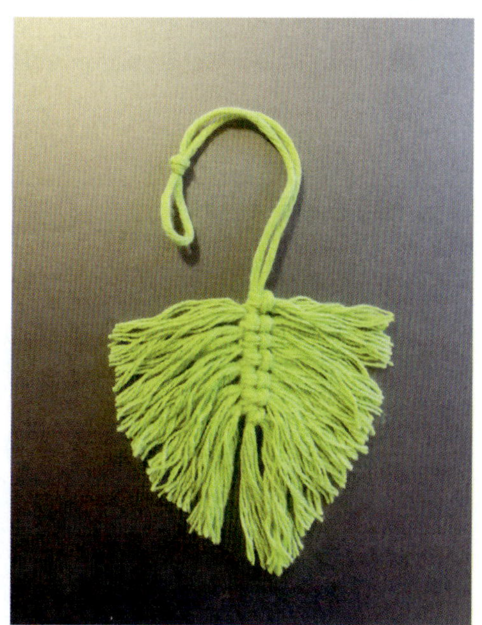

Fertiger Anhänger

14.8.2 Herstellung eines Armbands – arbeitstherapeutisch orientiert

Praxis-Tipp: der Armband-Verschluss

Beachten Sie, vor dem Knoten die Länge des Armbands anhand des Durchmessers des Arms oberhalb des Handgelenks zu bestimmen. Vergessen Sie dabei nicht den Verschluss. Gut eignen sich eine Schlaufe und ein Knoten (Nistelverschluss aus dem Mittelalter) oder eine einfache Schleife, für die Sie genug Faden am Ende des Armbands belassen müssen.

Arbeitsschritte – arbeitstherapeutisch orientiert:

1. Erhalt des Arbeitsauftrags
2. Sichtung des Materials
3. Auswahl des Materials
4. Gestaltung der Skizze inklusive:
   - Farbwahl der Arbeitsfäden
   - Maße
5. Einrichtung des Arbeitsplatzes (AP) zum späteren Knüpfen
6. Bereitlegen der Materialien, Hilfsmittel und Werkzeuge
7. Zuschnitt der Arbeits- und Haltefäden
8. Knüpfen des Armbands

Knoten in der Reihenfolge vom Start zum Abschluss	Anzahl
Kreuzknoten	10
Weberknoten	10
Kreuzknoten	10

9. Arbeitsplatz aufräumen

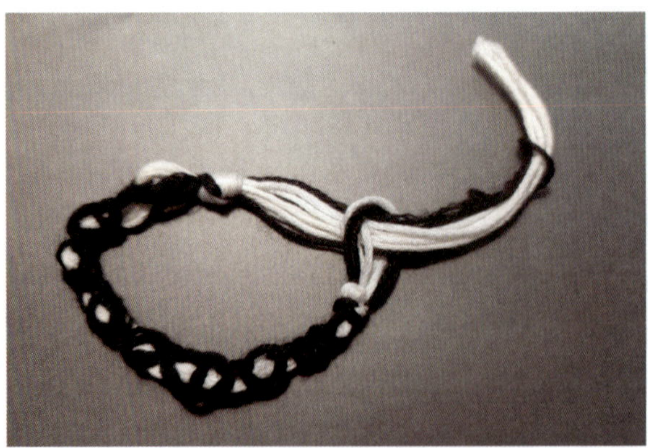

begonnenes Armband aus Weber- und Wellenknoten

14.8.3 Herstellung einer Blumenampel mit einer Länge von ca. 70 cm

Material	Anzahl
Wolle oder Garn, auch Makramee- oder Wurstgarn zu je 4 mm Durchmesser	4 Arbeitsfäden zu je 4 m Länge, Haltefäden von jeweils 1 m Länge
Schere	1 Stck.
Holzring	1 Stck.
Klebesteifen wie z.B. Tesafilm	1, n. B.

Beispiel einer Blumenampel aus Makramee

Arbeitsschritte:

1. Einrichtung des Arbeitsplatzes (AP) zum späteren Knüpfen
2. Bereitlegen der Materialien, Hilfsmittel und Werkzeuge
3. Zuschnitt der Arbeits- und Haltefäden
4. Anbringen der Fäden am Ring, indem der Ring in der Mitte der Fäden platziert wird (man erhält 16 Fäden à 2 Meter)
5. Knüpfen der Blumenampel

Knoten in der Reihenfolge vom Start zum Abschluss	Anzahl
Abbindknoten durch 1 m langen Arbeitsfaden	1
Weberknoten + anschließender Tausch von Arbeits- und Haltefäden, damit die Länge ausreicht	15
Wellenknoten	10
Weberknoten + 20 cm freilassen	2
Zum Herstellen der Schalen- oder Topfhalterung: Nehmen Sie jeweils 2 Fäden aus einer sowie 2 der benachbarten Gruppe: Weberknoten + 10 cm Abstand	
Nehmen Sie erneut jeweils 2 Fäden aus einer sowie 2 der benachbarten Gruppe: Weberknoten + 10 cm Abstand	2
Abbindknoten	1

6. Zuschneiden der Fäden
7. Arbeitsplatz aufräumen

15. EM Seide

Das Weben von Seidentüchern aus den Fäden des Kokons des Seidenspinnerschmetterlings ist ein Handwerk, das in China schon vor Hunderten von Jahren ausgeübt wurde und deren Herstellung über lange Zeit geheim blieb. Seide wirkt edel und verfügt über einen natürlichen Glanz, der die Menschen anspricht, teilweise aber auch etwas altbacken daherkommen kann.
Seidenmalerei wird häufig in psychisch-funktionellen Behandlungen oder auch motorisch-funktionell eingesetzt und ist – wie bei allen Therapien, Therapiemitteln und Medien – individuell auf den Klienten und dessen Zielsetzung adaptierbar.

15.1 Therapierelevanz: Bio-psycho-soziale Effekte auf den Menschen

- Ähnlich wie beim Bildnerischen Gestalten werden bei statischer Haltearbeit grobmotorische Fertigkeiten, insbesondere die Muskeln der Rotatorenmanschette in ihrem Bewegungsausmaß (BWA) gefördert und gekräftigt.
- Beim Halten des Pinsels werden feinmotorische Aspekte wie Fingerkraft und Funktionsgriffe sowie die feinmotorische Performance entsprechend der Motivgestaltung angesprochen.
- Bei feinmotorischen Tätigkeiten wie beispielsweise dem Zeichnen von Motiven mittels Gutta beträgt das BWA i.d.R. 30°. Beim Ausfüllen großer Flächen ist dementsprechend ein größeres BWA erforderlich. Durch das fließende Material ist der Reibungswiderstand gering, sodass das Malen wegen des geringeren Krafteinsatzes auf Seide leichter gelingt als auf Papier oder Pappe. Der Effekt kann zusätzlich durch eine „schräge Ebene“, indem z.B. der Tisch schräg gestellt wird, den Einsatz eines Helparms oder andere Möglichkeiten der Abnahme von Schwerkraft/Armgewicht verstärkt werden.
- Seidenmalerei vereint in vielen Aspekten die Vorteile des Bildnerischen Gestaltens in Punkto psychisch-funktioneller Fertigkeiten wie Frustrationstoleranz,

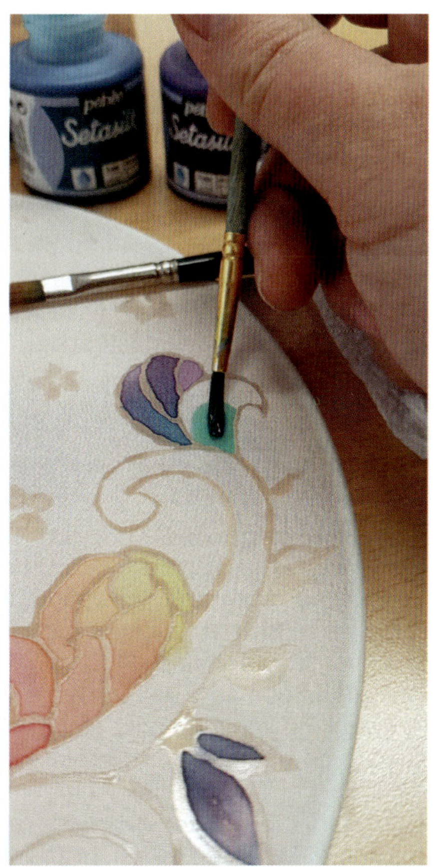

Intensität der Farben

Geduld, affektive Schwingungsfähigkeit und das Wahrnehmen sowie Erleben von Gefühlen und unterscheidet sich dadurch von Handwerken und Therapiemethoden, die eher physisch zur Kräftigung des Körpers beitragen. Das Auftragen von Gutta erfordert Fingerkraft, Kraftdosierung und eine gewisse Belastbarkeit, wobei Pausen möglich sind.

- Graphomotorik, Automatisierung und Sequenzierung von Bewegungsabläufen sind durch den Einsatz von Seide bei hohem Aufforderungscharakter und schnellem Erfolgserlebnis ideal trainierbar.
- Manche Techniken sind im Herstellungsprozess nicht unterbrechbar, ohne dass die optimale Fertigstellung des Objekts gefährdet wird. So muss der Klient bei der Nass-in-Nass- und der Aquarelltechnik seine Pausen angemessen wählen, seine Ausdauer einschätzen und Verantwortung für sich und seine Handlungen übernehmen.
- Ausdruckszentrierte Aspekte kommen ebenfalls zum Tragen, auch wenn das Handwerk im Vordergrund mit kompetenzzentrierten Zielen eingesetzt wird.
- Durch das Arbeiten auf dem fließenden, zarten Stoff wirkt Seidenmalerei entspannend auf das Vegetativum.
- In der Regel gelingt es dem Klienten mittels Seidenmalerei leichter, sich auszudrücken: Die zu gestaltenden Flächen lassen sich mit Seidenfarbe im Vergleich zu Tuschfarbe, Buntstiften o.ä. „schneller" füllen. Zusätzlich verläuft die Farbe auf dem Seidentuch noch etwas weiter und leuchtet ausdrucksstark.
- Der Zeitaufwand kann je nach Technik (von einer Kleinsttechnik wie der Knülltechnik über das Arbeiten mit Pipette als „Farbfenster" bis hin zu komplexen Aquarelltechniken und Motiven mit Gutta-Linien) sehr gering bis sehr hoch ausfallen. Seide ist im Hinblick auf Ziele wie u.a. die Förderung von Ausdauer (psychisch) und Belastbarkeit (physisch) sowie Durchhaltevermögen äußert gut adaptierbar.

15.2 Komplexität der Technik

In Bezug auf die Staffelung der Arbeit bzw. Anforderungen an den Klienten ist Seide ein sehr flexibles und leicht adaptierbares Material. Es können auch Techniken ohne Rahmen angewendet werden, die in der Regel weniger sensomotorisch-perzeptiv sowie feinmotorisch und koordinativ anspruchsvoll sind. Je mehr zeichnerische Aspekte mit Skizze und Gutta sowie Techniken mit entsprechenden Anforderungen an die motorische Geschicklichkeit und das Zeitmanagement zur Anwendung kommen (z.B. Nass-in-Nass-Technik), desto höher sind die Anforderungen an den Klienten. Vereinfachungen lassen sich therapeutisch leicht durch die Wahl der Technik oder Abnahme von Teilschritten – ein immer noch sichtbares Erfolgserlebnis für den Klienten – einbringen. Ein hohes Maß an Komplexität wird meist bei Techniken erzielt, bei denen ein Seidenmalrahmen zum Einsatz kommt. Hier sind kompetenzzentrierte Steigerungen durch z.B. detailreiche Bilder mit Linien aus Gutta oder das Malen von Motiven in Aquarelltechnik möglich.

15.3 Spezielle Fachbegriffe und funktionelle Details der Arbeitsmaterialien

Fachbegriffe	Verwendung und Wirkung
Ponge	Ein Seidentuchstoff, der in verschieden dichten Geweben bzw. Stärken, von 5 bis 11 aufsteigend, verwendet werden kann. Mit zunehmender Gewebedichte verliert er an Glanz.
Crêpe Satin	Ein sehr weicher, dünner, fließender, transparenter Seidenstoff
Chiffon	Ähnlich dem Crêpe Satin oder Ponge 5, ein zarter, schleierartiger, transparenter Stoff, der sich gut für Tücher und Schals eignet
Fixieren	Nach dem Farbauftrag und Trocknen des Tuchs muss die Rückseite des bemalten Gewebes mit einem Bügeleisen auf Stufe „Baumwolle“ 5 Minuten lang gebügelt werden, bevor das Tuch nach dem Waschen erneut zum Glätten gebügelt werden muss.
Gutta	Paste, die zum Herstellen der Konturen verwendet wird. Durch sie werden Farbfelder voneinander abgegrenzt; die Farbe kann diese „Gutta-Grenzen“ nicht verlassen. Gutta wird mit einer Tube aufgetragen und ist in vielen Farben, auch in Transparent, erhältlich.
Konturenfarbe	Es gibt auch Konturenfarbe, die mit einem Pinsel aufgetragen wird. Sie ist viskos, jedoch etwas flüssiger als Gutta aus der Tube.
Effektsalz	Effektsalz ist besonders grobkörnig und speziell für das Aufnehmen von Farbe an der aufgetragenen Stelle nutzbar. Handelsübliches Salz ist meist feinkörnig und darum nicht so saugfähig. Beim Verwenden von Salz entsteht z. B. ein „gesprenkelter“ Effekt auf dem Tuch.

15.4 Werkzeugkunde

Werkzeug	Verwendung
Seidenmalpinsel	Diese Haarpinsel verfügen über sehr viele und längere Haare als reguläre Haarpinsel, um die Farbe optimal aufnehmen, speichern und dosiert abgeben zu können.
Dreizackreiß-zwecken	Spezielle „Reißzwecken“ zum Fixieren des Seidentuchs am Seidenmalrahmen. Durch sie entstehen keine Löcher an der durchstochenen Stelle und das Gewebe kann nicht einreißen.
Sublimatstift	Er eignet sich zum Vorzeichnen der späteren Konturen und ist nach dem Waschen des Tuchs nicht mehr sichtbar.

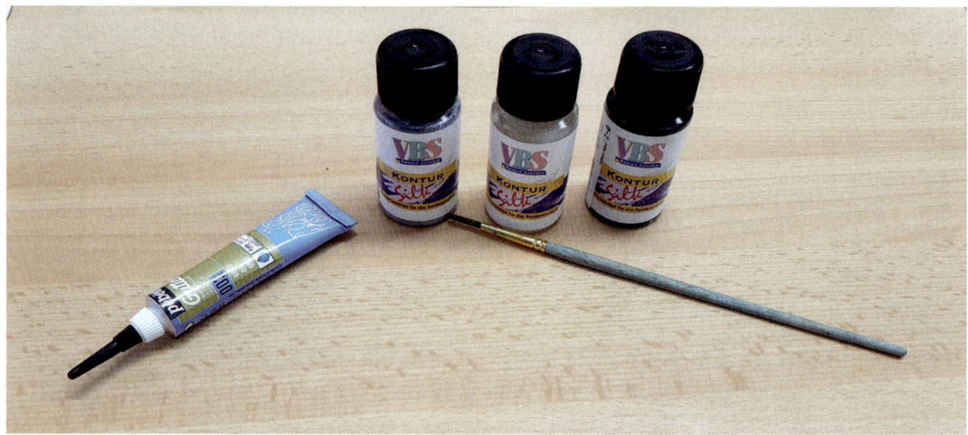

Flüssige Konturenfarbe

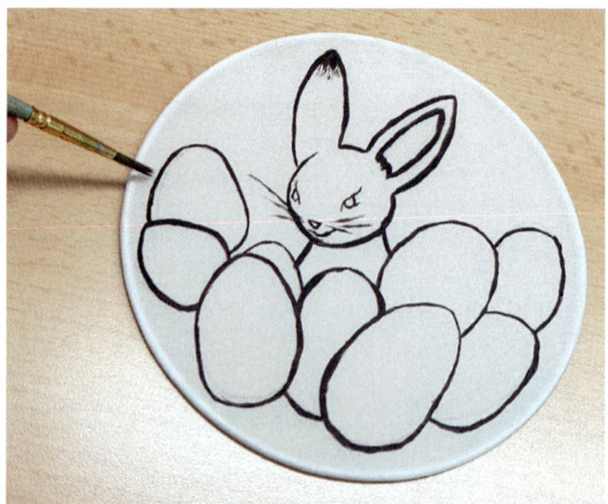
Begrenzungslinien aus flüssiger Konturenfarbe

15.5 Anleitung zur Anwendung der Seidenmalerei

Das Durchführen der Seidenmalerei umfasst verschiedene Abschnitte, die je nach Technik variieren.

Arbeitsschritte zur Durchführung des Seidenmalens:

1. Waschen und Trocknen
2. Platzieren des Seidenmalrahmens auf der Arbeitsfläche (oder Glasplatte – je nach Technik)
3. Spannen des Tuchs mit Dreizackreißzwecken auf den Seidenmalrahmen
4. Rahmen auf Hohlklötzen erhöhen
5. Auftrag von Seidenmalfarbe, Effektsalz, ggf. Gutta entsprechend der jeweiligen Technik (Beim Arbeiten mit Gutta zuerst die Gutta-Linien auftragen und dann die Felder mit Seidenmalfarbe aufmalen)
6. Arbeitsplatz aufräumen
7. Vollständiges Trocknen des Tuchs (i. d. R. 1 Stunde +)
8. Arbeitsplatz Bügelbrett und altes Handtuch aufbauen
9. Fixieren des Farbautrags mit Bügeleisen und Geschirrtuch
10. Waschen des Tuchs zum Ausspülen von Farbresten im Waschbecken
11. Bügeln des Tuchs zum Glätten des Materials

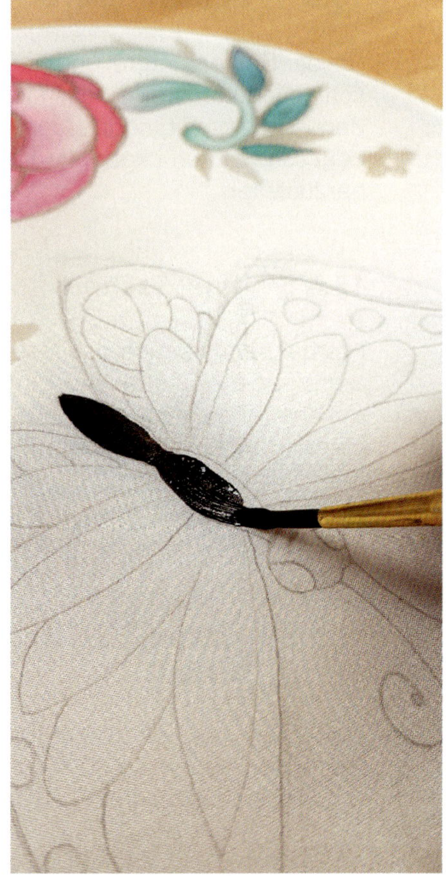
Linien mit flüssigem Gutta

Grundsätze beim Arbeiten mit Seide:

- Tragen Sie die Farben von hell nach dunkel auf, d. h. beginnen Sie mit der hellsten.
- Je kleiner die Nummer des Tuchs, desto weicher, elastischer, glänzender und leichter zu bearbeiten ist es in Punkto Kraftdosierung.
- Bedenken Sie Trockenzeiten des Guttas und der Seidenmalfarbe in der Therapieplanung.
- Beim Auswaschen ist es wichtig, das Gewebe nicht zu wringen oder unnötig zu knüllen, da diese Knittelfalten, wenn das Gewebe „verzogen" wird, dauerhaft bleiben und die Optik einschränken können.

- Tragen Sie Handschuhe, wenn Sie direkt mit der Hand und der Farbe arbeiten. Die Farbe lässt sich schlecht abwaschen, daher diese – falls Hautkontakt besteht – am besten sofort entfernen.
- Lüften Sie den Raum regelmäßig, da die Farbe riecht.
- Tragen Sie einen Kleiderschutz, um eine dauerhafte Verschmutzung der Textilien zu vermeiden.

15.6 Seidenmalerei – Welche Techniken gibt es?

Bei der Seidenmalerei unterscheidet man verschiedene Techniken, die auch unterschiedlich komplex sind. Aktuell erfreuen sich Batik-Techniken in der Mode größerer Beliebtheit, sodass auf diese scheinbar einfache Handwerkstechnik therapeutisch gut zurückgegriffen werden kann, um ein optisch ansprechendes Objekt herzustellen.

15.6.1 Knüll-Technik

Hierbei befindet sich das Seidentuch auf einer Glasplatte. Die Farbe wird auf das Tuch aufgetragen und mit den Händen verteilt bzw. das Tuch zerknüllt. Tragen Sie hierbei Handschuhe. Für den Farbauftrag auf das Tuch können Sie auch Pipetten verwenden.

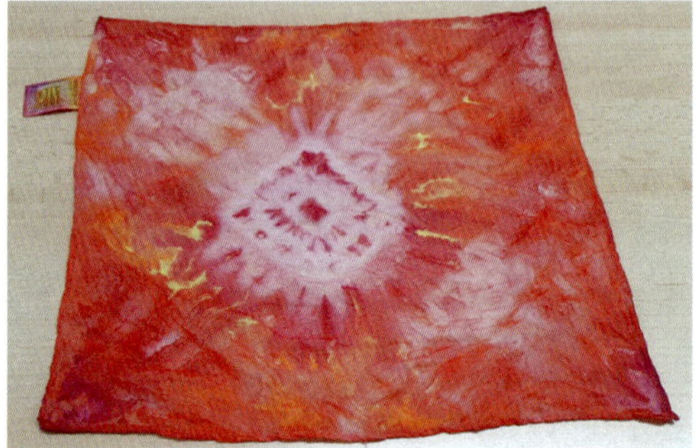

Knüll- und Abbindtechniken wurden bei diesem Seidentuch verwendet.

15.6.2 Abbind- bzw. Batik-Technik

Bevor das Tuch gefärbt wird, binden Sie mit Kunststoffband einige Stücke des Stoffs ab. Die Bereiche, auf denen sich das Band befindet, nehmen keine Farbe auf. Tragen Sie hierbei Handschuhe.

15.6.3 Nass-auf-Nass-Technik

Die Seide ist auf einen Seidenmalrahmen gespannt. Bei der Nass-auf-Nass-Technik wird der Hintergrund mit Wasser angefeuchtet, bevor die Hintergrundfarbe aufgetragen wird. Es entsteht ein gleichmäßiger Aquarell-Effekt. Bei schnellem Auftrag lassen sich mögliche Farb- bzw. Trockenränder verhindern. Lassen Sie den Hintergrund antrocknen, verläuft die Farbe weniger.

15.6.4 Nass-auf-Trocken-Technik

Lassen Sie den Hintergrund – gern auch farbig gestaltet – trocknen und tragen im Anschluss die Seidenmalfarbe auf.

15.6.5 Motivauftrag mittels Gutta-Technik

Um Einzelmotive mit genau begrenzten Konturen aufzutragen, verwenden Sie Gutta zum Konturenziehen. Nach dem Trocknen der Linien kann das Motiv ausgefüllt werden, um ein Auslaufen der Farben aus dem Motiv zu verhindern. Achten Sie darauf, dass die Konturen vollständig geschlossen sind. Erproben Sie punktuell, wie viel Farbe auf einmal aus der Gutta-Tube entweicht.

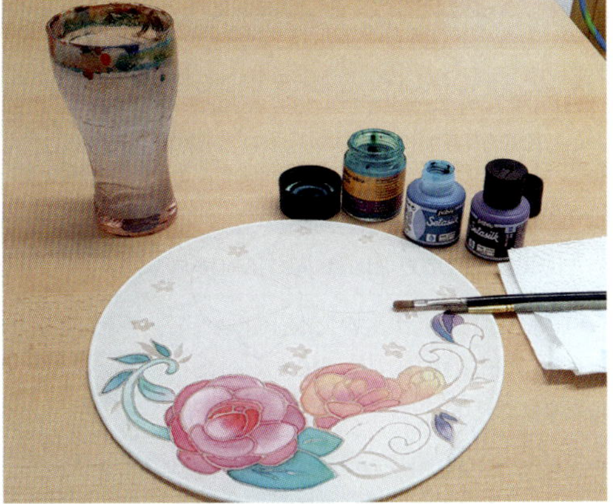

Ein Glas Wasser, ein Seidentuch, Pinsel und Farben – Seide kann auch ohne aufwendige Vorbereitung angewendet werden.

15.6.6 Salztechnik

Bei der Salztechnik kann Gutta verwendet werden. Mit ihm können z. B. grobe Konturen wie ein Baum gezogen werden. Die feinen Effekte der Blätter lassen sich dann durch Salz erzeugen. Entfernen Sie das Salz, sobald der gewünschte Effekt der Farbreduktion erzielt ist. Lassen Sie das Salz zu lang einwirken, kann es sein, dass schließlich „zu viel Farbe fehlt“. Das Salz kann je nach Verfärbungsgrad wiederverwendet werden. Je länger die Einwirkzeit und je feuchter das Tuch, desto stärker ist der Effekt.

15.7 Materialliste: Werkzeuge, Hilfsmittel und Zubehör

Material	Anzahl
Seidenmalpinsel, alternativ Aquarellpinsel, in verschiedenen Größen und Formen	n. B.
Plastikplane zur Abdeckung des Tischs bzw. der Arbeitsfläche	1
Glasplatte oder Plastikunterlage für Knitteltechnik	1
Gutta-Konturenpaste in verschiedenen Farben	n. B.
Seidentuch mit entsprechender Textur	n. B.
Seidenmalfarben	n. B.
Malerpalette zum Auftragen von Öl-, Acryl- oder Gouache-Farbe	1
Adapter/Griffverdickungen für Pinsel und Stifte bei Einschränkungen der Feinmotorik, des Faustschlusses, der Muskelkraft oder Kraftdosierung	1
Bleistift zum Zeichnen einer Skizze bzw. zum Herstellen einer Vorlage zum Durchpauschen	1
Sublimatstift zum Vorzeichnen direkt auf der Seide	1
Rutschfeste Unterlage	1
(Effekt-)Salz für Salz-Technik	1
Behälter zum Reinigen der Pinsel	1
Behälter zum Einfüllen bzw. Mischen der Farben	n. B.
Pipetten zum Aufnehmen der Farben für den Farbauftrag	n. B.
Bügeleisen zum Fixieren der Seidenfarbe nach Fertigstellung des Farbauftrags	1
Seidenmalrahmen	1
Sprühflasche zum Befeuchten und Feuchthalten des Tuchs	1
Einmalhandschuhe für das direkte Verteilen der Farbe mit den Händen	n. B.
Fäden zum Abbinden der Seide zum Erzeugen von „Batik“-Effekten	n. B.
Schere	1

15.8 Planung: Überlegungen vor Beginn der Seidenmalerei

Planungspunkt Form und Gestaltung:
Planen Sie die künstlerische Gestaltung mit ggf. verschiedenen Techniken, Farbwahl und Zweck des Objekts. Es können z.B. Halstücher, Schals oder Dekoobjekte (Fensterbilder) hergestellt werden.

Planungspunkt Skizze:
In der Arbeitstherapie empfiehlt sich eine schematische Skizze mit genau festgelegtem Aussehen.

Planungspunkt Durchführung der Seidenmalerei:
Für die optimale Planung der Durchführung der Seidenmalerei spielt der Zeitfaktor eine entscheidende Rolle. Die einzelnen Techniken unterscheiden sich hinsichtlich der Arbeitsgeschwindigkeit, benötigter Trocknungszeiten und dem zeitlichen Aufwand insgesamt deutlich voneinander:

- Bei der Gutta-Technik werden zuerst die Konturen mittels Gutta aufgetragen. Im Anschluss muss der Gutta trocknen. Der Klient kann erst nach dem vollständigen Trocknen weiterarbeiten. Dies dauert i.d.R. mehrere Stunden. Ideal ist es, das Tuch über Nacht trocknen zu lassen.
- Beim Anwenden der Nass-in-Nass-Technik sind fließende Farbübergänge erwünscht. Dafür muss das mit Wasser angefeuchtete Seidentuch schnell gearbeitet werden können. D.h., ist das Tuch einmal angefeuchtet, muss es vollständig und in einem relativ hohen Arbeitstempo gestaltet werden, sonst entstehen i.d.R. unerwünschte Trockenränder.
- Bei der Salztechnik entzieht das Salz dem Tuch Farbe. Je länger das Salz aufliegt, desto mehr Farbe wird entzogen. Liegt auf kleiner Fläche sehr viel Salz über eine längere Zeitspanne auf, kann die Farbe hier vollständig und in unerwünscht hohem Maße entzogen werden. Wenn mit Salz gearbeitet wird, sollte der Arbeitsplatz nicht verlassen und das Tuch genau beobachtet werden, damit das Salz rechtzeitig – entsprechend dem gewünschten Effekt – entfernt werden kann.

Planungspunkt benötigter Arbeitsplatz (AP):
- Tisch zum Bemalen des Tuchs
- Bügelbrett oder Platz zum Bügeln des Tuchs
- Waschbecken zum Auswaschen des Tuchs

15.9 Arbeitsschritte und Ablauf der Seidenmalerei anhand von Beispielen

Die Aufgabenstellung entscheidet darüber, wie viel kompetenzzentrierte Aspekte oder ausdruckzentrierte Zielsetzungen möglich sind. Das erste Beispiel vereint viele kompetenzzentrierte Aspekte und könnte so ähnlich z. B. in der Arbeitstherapie eingesetzt werden.

15.9.1 Fensterbild mit selbstgewähltem Motiv

Mögliche therapeutische Anleitung:

Stellen Sie ein Fensterbild her. Das Motiv ist rund und ist durch einen Metallrahmen gespannt. Entwerfen Sie ein Motiv und übertragen es durch Durchpauschen mit einem Sublimatstift auf Ihr Seidentuch. Malen Sie die Linien mit Gutta nach und füllen Sie die freien Flächen farbig aus. Das Tuch ist bereits vorbereitet, sodass sofort mit dem Farbauftrag begonnen werden kann.

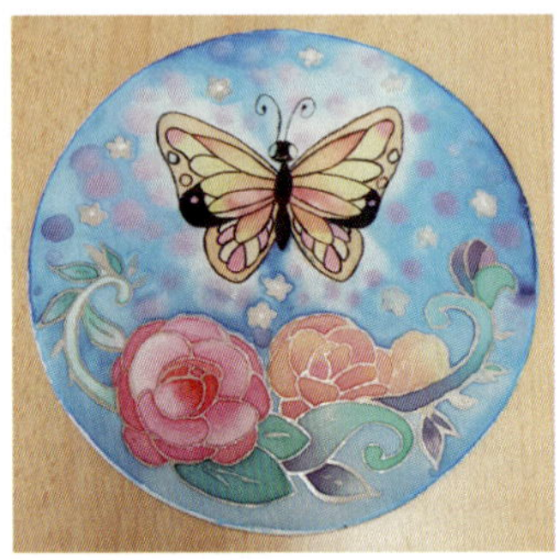

Ein Seidentuch mit integriertem Metallrahmen

Arbeitsschritte:

1. Waschen und Trocknen
2. Platzieren des Seidenmalrahmens auf der Arbeitsfläche (oder Glasplatte – je nach Technik)
3. Spannen des Tuchs mit Dreizackreißzwecken auf den Seidenmalrahmen
4. Rahmen auf Hohlklötzen erhöhen
5. Auftrag von Seidenmalfarbe, Effektsatz, ggf. Gutta entsprechend der jeweiligen Technik (beim Arbeiten mit Gutta zuerst die Gutta-Linien auftragen und dann die Felder mit Seidenmalfarbe aufmalen)
6. Arbeitsplatz aufräumen
7. Vollständiges Trocknen des Tuchs (i.d.R. 1 Stunde +)
8. Arbeitsplatz Bügelbrett und altes Handtuch aufbauen
9. Fixieren des Farbauftrags mit Bügeleisen und Geschirrtuch
10. Waschen des Tuchs zum Ausspülen von Farbresten im Waschbecken
11. Bügeln des Tuchs zum Glätten des Materials

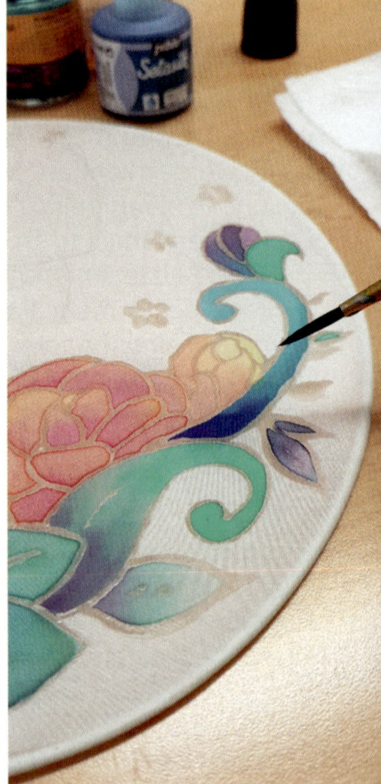

Ein Seidentuch mit integriertem Metallrahmen wird mit Gutta-Linien und Farbauftrag in Aquarelltechnik und entsprechenden Farbverläufen gestaltet.

15.9.2 Tuch mit kindgerechten Motiven

Mögliche therapeutische Anleitung:

Fertigen Sie ein Seidentuch mit kindgerechten Motiven in den Maßen 90 x 90 cm an. Verwenden Sie dabei vier Techniken in einer Vier-Felder-Matrix auf dem Seidentuch mit je einer Technik pro Feld. Um die Vier-Felder-Matrix wird ein Rahmen gezogen. Die Linien ziehen Sie in einer Gutta-Farbe Ihrer Wahl. Jedes Feld hat die Maße 20 x 20 cm. Der Rahmen um die Felder ergibt somit eine Breite von 5 cm. Wählen Sie einen stufenlos verstellbaren Seidenmalrahmen.

Seidenmaltechniken:

- Aquarell-Technik
- Gutta-Technik
- Salz-Technik
- Gutta-Technik und Aquarell-Technik kombiniert (3 Farben ineinander verlaufen lassen)

Herstellungsdauer: 4 Therapieeinheiten à 45 min.
Arbeitsbericht für Schüler: 2 Unterrichtseinheiten à 45 min.
Sozialform: Einzeltherapie in der Gruppe

Skizze des Seidentuchs:

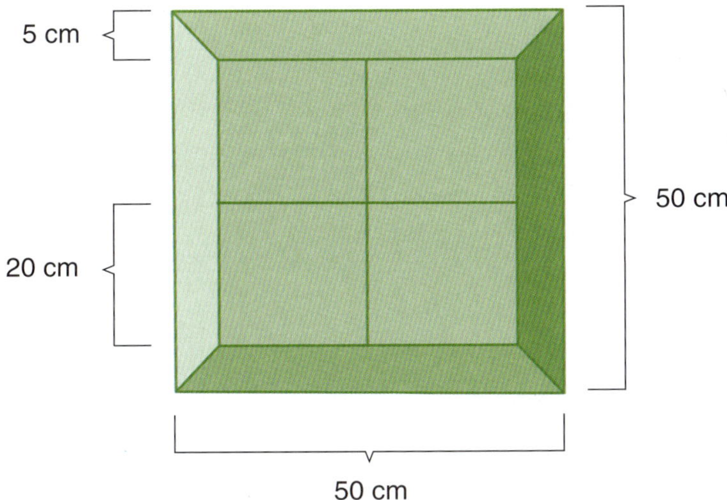

16. Was kann ich als TherapeutIn alles fördern?

Zur Erschließung der Möglichkeiten im Rahmen der Zielfindung nutzen Sie

- den ICD-11 als Klassifizierungssystem der WHO zur Definition der Krankheitsbilder und der sich daraus ergebenden allgemeinen Zielsetzung für den Klienten,
- die ICF (International Classification of Functioning, Disability and Health) als weiteres Klassifizierungssystem der WHO zur individualisierten Zielsetzung unter Berücksichtigung der Lebensumstände und der bio-psycho-sozialen Individualsituation des Klienten sowie zusätzlich
- den Arbeitsfähigkeitenkreis nach Cumming & Cumming (1968).

In der Regel ergibt sich die Zielsetzung des Klienten bereits anhand seiner Wünsche. Und rein ergotherapeutisch betrachtet wird grundsätzlich nichts trainiert, was der Klient sich nicht als Ziel gesetzt hat. Aber seien Sie mit dem weiten Horizont der möglichen Ziele vertraut, denn manchmal weiß der Klient nicht, was alles möglich wäre oder er schließt etwas im Vorhinein aus, weil er denkt, sein Wunsch sei an dieser Stelle unangemessen oder unmöglich. Für diesen Fall können Sie dem Klienten Vorschläge unterbreiten bzw. ihn im Sokratischen Dialog zu Zielen hinführen, die dieser schließlich doch für gut und erstrebenswert zu erreichen hält.

In dem Buch „Einführung in die ICF“ (Schuntermann, 5. Auflage 2020) finden sich neben dem bio-psycho-sozialen Modell der ICF, die als Grundlage allen therapeutischen Handelns gilt, auch zahlreiche Beschreibungen, die dabei helfen, SMARTe Ziele zu formulieren.

Die WHO als Dachverband und obere organisatorische Instanz therapeutischen Handelns definiert Einschränkungen, die trainiert werden können, folgendermaßen:

- impairment (Schädigung) = Mängel oder Abnormitäten der anatomischen, psychischen oder physiologischen Funktionen und Strukturen des Körpers

- disability (Beeinträchtigung) = Funktionsbeeinträchtigung oder -mängel aufgrund von Schädigungen, die typische Alltagssituationen behindern oder unmöglich machen

- handicap (Behinderung) = Nachteile für eine Person aus einer Schädigung oder Beeinträchtigung

An diesen Punkten „impairment, disability, handicap“ können Sie therapeutisch ansetzen: top down oder bottom up, vom Erarbeiten der Handlung bzw. Teilhabe – ggf. mit Adaption am materiellen, personellen Umfeld des Klienten – über das Training der Körperfunktionen bis hin zur Therapie an den Körperstrukturen.

Top down oder bottom up – beides ist gut, wenn es zielführend ist

Top down zu arbeiten gilt aktuell als Goldstandard, jedoch ist bottom up – je nach Klientensitus – auch adäquat. Manchmal muss z. B. eine Epicondylits humeri manuell, direkt am Körper oder eine Blockierung des BWS manualtherapeutisch oder motorisch-funktionell behandelt werden, bevor der Therapeut mit dem Klienten diejenigen Faktoren reguliert, die zu der nicht-zufriedenstellenden Situation des Klienten geführt haben. Sorgen Sie bestmöglich für – wenn auch „kleine" – Erfolgserlebnisse, damit der Klient zum aktiven Teilhaber der Therapie und seines Lebens wird. Es gilt sinngemäß: „Der Klient muss nicht perfekt aufrecht laufen. Hauptsache er kann erst einmal wieder zum Einkaufen gehen oder tanzen." An diesem Punkt kann man ansetzen und weiterarbeiten. Der Therapeut muss den Klienten dort abholen, wo er steht und die Situation aus dessen Sichtweise und Standpunkt heraus betrachten. Anderenfalls wird der Klient nicht mitarbeiten und auch keine Eigentrainings durchführen, wenn diese nicht in sein Leben passen und er keine Hoffnung damit verbindet. Der Klient ist selbstwirksam und motiviert, wenn er sieht und selbst erfährt, dass die Therapie ihm hilft. Regelmäßige Erfolgserlebnisse, die für den Klienten selbst nachvollziehbar sind, sind essentiell. Ein zentraler Aspekt einer erfolgreichen Therapie ist es, den Klienten „mit ins Boot" zu holen. Dies gelingt am besten, wenn sie ressourcenorientiert, klienten- und betätigungszentriert sowie vor allem ganzheitlich mit dem Klienten zusammenarbeiten. Handlungsfähigkeit und Partizipation sind die zentralen Ziele, zu dem Top-down und Bottom-up kombiniert und bedürfnisorientiert beitragen können. Wenn Sie den Klienten nicht körperlich heilen können, machen Sie ihn trotzdem glücklich. Schlussendlich kann der Klient sich – seine Psyche und seinen Körper – nur selbst heilen, aber Sie können Hilfe zur Selbsthilfe anbieten. Die Schritte dazu muss er jedoch selbst gehen. Akzeptieren Sie als Therapeut, auch wenn Sie die Lösung zu kennen glauben, dass es dauert, bis der Klient die erforderlichen Schritte akzeptiert und selbst umsetzt. Haben Sie Geduld und geben Sie die notwendigen Inputs, wenn das „Eisen heiß" ist. Sie sind der Fachmann für die Therapie, der Klient für sich selbst. Bis auf Ausnahmen entscheidet der Klient über Tempo und Realisierung der Ziele in der Partizipation.

Exkurs: Der Wandel vom alten Paradigma des bio-medizinischen Krankheitsmodells zum aktuellen, ganzheitlichen bio-psycho-sozialen Modell

Das bio-medizinische Krankheitsmodell war früher Grundlage jeglichen therapeutischen Handelns und beruht auf der Annahme eines einfachen Ursache-Wirkungs-Zusammenhangs auf rein körperlicher Ebene. Grundannahme ist, dass eine feststellbare Ursache zu einer Schädigung von Zellen, Gewebe oder einer Dysregulation von biochemischen und/oder Stoffwechselprozessen führt. Basierend auf der Symptomatik wird die Diagnose erstellt und eine Behandlungsstrategie abgeleitet.

Obgleich es für die Erklärung psychiatrischer Erkrankungen nicht geeignet ist, wird das bio-medizinische Krankheitsmodell häufig von Klienten übernommen, die die Existenz psychischer Faktoren als Krankheitsverursacher negieren. Eine solche Einstellung kann insbesondere bei Somatisierungsstörungen eine Chronifizierung der Störung bewirken. Die Anwendung des biomedizinischen Krankheitsmodells verhindert, dass psychische und situative Einflüsse auf die Beschwerden des Klienten und ggf. affektive Störungen aufgedeckt, krankheitsbezogene Ängste und Krankheitsverhalten abgebaut und ggf. gezielte psychotherapeutische Maßnahmen eingeleitet werden.

Vom bio-medizinischen zum bio-psycho-sozialen Weltbild:

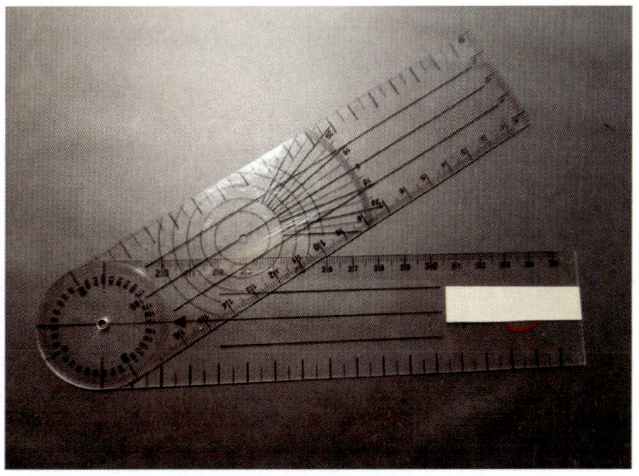

Denken Sie trotz des Top down- Ansatzes an eine genaue Diagnostik der Körperfunktionen und -strukturen.

Diese rein beschreibende bio-medizinische Denkweise wird auf den von René Descartes Mitte des 17. Jahrhunderts begründeten Leib-Seele-Dualismus zurückgeführt. Bio-medizinisch wird der Mensch z.B. als Maschinenmodell oder als Computer mit Hard- und Software ohne Autonomie, eigenen Willen oder Psyche betrachtet – eine sehr reduktionistische Weltanschauung. Der Leib-Seele-Dualismus geht von der systematischen Trennung körperlicher und seelischer Erscheinungen und Vorgänge des Menschen aus. So sah Descartes lebende Organismen wie Pflanzen, Tiere und den Menschen als aus getrennten Teilen konstruierte Maschinen an.

Der Klient bzw. Patient als Objekt von Descartes strikter Trennung von Körper und Geist veranlasste die Ärzte, sich auf die Maschine „Körper" zu konzentrieren. Ähnlich wie die Physiker beim Studium der Materie versuchten Mediziner, den menschlichen Körper zu verstehen, indem sie ihn auf dessen Grundbausteine, also die Zell- und Organebene sowie seine fundamentalen Funktionen reduzierten. In so begründeten Therapien stand nicht der leidende Mensch, sondern die Krankheit als Funktionsstörung im Mittelpunkt.

Das Ganze ist mehr als die Summe seiner Teile. (Sokrates)

Heute, im ganzheitlichen Kontext, sind Körperfunktionen und -strukturen, Aktivitäten, Teilhabe, Umweltfaktoren und z.B. personenbezogene Faktoren gleichwertige

Komponenten von Gesundheit. Aus ihren Wechselwirkungen ergibt sich im besten Falle Funktionsfähigkeit und bei negativem Zusammenwirken Behinderung.

Ausgehend von einem bio-psycho-sozialen Denkmodell überwindet der Therapeut heutzutage das lineare und bio-medizinisch geprägte Krankheitsmodell und legt das Augenmerk auf die funktionale Gesundheit des Menschen sowie das oberste Ziel – die Teilhabe am Leben.

16.1 Praxisprobleme

Immer wieder entstehen aufgrund von Paradigmen und Vorstellungen der Klienten Schwierigkeiten, die sich mit Informationen gleich zu Beginn der Therapie nach der Anamnese im Befund lösen lassen und den Therapieverlauf im Allgemeinen wesentlich verbessern.

16.1.1 Praxisproblem: „Ich habe etwas Chronisches, das geht nicht mehr weg."

Teilweise sind Gegebenheiten chronisch: Ein amputiertes Bein bleibt amputiert, aber der Klient kann trotzdem Mittel und Wege der Teilhabe in Anspruch nehmen und wieder selbstständig und glücklich sein. Auch viele forensische Problemstellungen bleiben mitunter ein Leben lang. Diese teilweise endgültigen Gegebenheiten bilden in diesem Abschnitt jedoch nicht das Praxisproblem.

„Ich habe etwas Chronisches, das geht nicht mehr weg" wird vielmehr von Klienten mit psychischen Problemen (z.B. Depression), physischen Beeinträchtigungen nach einem Akutereignis oder Erkrankungen, z.B. des Skelettsystems (Arthrose, Rückenproblematiken), verwendet. Häufig weisen diese Klienten Schmerzen und eine entsprechende psychische Belastung durch die Erkrankung auf. Sie haben faktisch keine Hoffnung mehr, dass ihre Erkrankung behandelbar ist und alles wieder gut werden kann. Dies ist ein entscheidender Faktor für den Erfolg Ihrer Therapie: Negiert der Klient die Aussicht, dass die Therapie helfen könnte, nützt die beste Therapie nichts. Deswegen erklären Sie dem Klienten – Ausnahmen bestätigen die Regel –, dass der Begriff „chronisch" bei einer Einschränkung der Funktion oder der Körperstrukturen aufgrund von Fehlbelastungen o.ä. nur bedeutet, dass der Zustand länger als 3 bzw. 6 Monate andauert und demzufolge keine Aussage über die Genesungschance getroffen wird. Es handelt sich lediglich um eine zeitliche Einschätzung des vergangenen Zustands, nicht um eine Einschätzung der zukünftigen Situation. Das weiß der Klient oft nicht.

16.1.2 Praxisproblem: „Ich habe keinen Knorpel mehr für's Joggen und brauche darum ein neues Knie"

Schmerz ≠ Struktureinschränkung
Schmerz = Funktionseinschränkung
Struktureinschränkung =/ Funktionseinschränkung

Erklären Sie dem Klienten, dass Schmerz und Funktionseinschränkung zusammenhängen und sich gegenseitig bedingen, Schmerz und Struktureinschränkung jedoch nicht. Auch Funktionseinschränkung und Struktureinschränkung korrelieren nur eingeschränkt. So kann ein kaputtes Gelenk ohne Knorpel seine Funktion bei wenig Schmerz noch ganz gut erfüllen.

Generell hilft, eine adäquate Schmerztherapie durchzuführen sowie eine operative Entscheidung ggf. erst einmal zu verschieben und nur bei Bedarf vornehmen zu lassen, um den Klienten mit körperlicher und psychischer Einschränkung zufrieden zu stellen. Kann der Klient bei einer Einschränkung des Knies oder der Hüfte ohne Knorpel mit einer Schmerztablette aktuell noch 5 km joggen – lieber die Tablette als ein neues Knie. Der Preis, der zu zahlen ist, heiligt die Mittel.

Bei medizinischer Indikation kann eine Operation oft auch noch zu einem späteren Zeitpunkt genauso erfolgreich durchgeführt werden. Immer – außer im Akutfall bei Lähmungen und Sensibilitätsausfall – sollte 6 bis 2 Monate vor einer OP trainiert bzw. eine Therapie zur Vorbereitung der Strukturen und Verkürzung des anschließenden Heilungsprozesses durchgeführt werden. In diversen Fällen wie z.B. bei Ganglien im Handgelenksbereich, Schulter-, Rücken- oder Knieproblemen ohne Akutereignis bzw. Trauma in Folge eines Unfalls ist wegen des positiven Befindens und Partizipationszustandes dann keine OP mehr nötig. Wo jedoch eine invasive oder medikamentöse Behandlung wie Chemotherapie oder eine Therapie mit anderen Medikamenten medizinisch notwendig ist, sollte der Therapeut nicht intervenieren.

≠ Schmerz und Struktureinschränkung korrelieren nicht
= Schmerz und Funktionseinschränkung korrelieren
=/ Struktureinschränkung und Funktionseinschränkung korrelieren oft nur bedingt

Epilog

In den letzten Jahrzehnten hat sich viel verändert. Der technische Fortschritt und auch das biologisch geprägte Weltbild wandeln sich zu einem bio-psycho-sozial ganzheitlichen Paradigma. Vieles ist in den letzten Jahrzehnten leichter geworden. Auch gibt es in vielen Ländern mehr Wohlstand – jedoch hat man im Allgemeinen das Gefühl, dass die Menschen nicht glücklicher, dafür aber zunehmend gelangweilt sind.

Nach wie vor passieren Unfälle und Verletzungen. Zur Herstellung und Wiederherstellung von Selbstständigkeit und Lebensqualität der KlientInnen leistet die Ergotherapie ihren Beitrag. Im Allgemeinen rücken Betätigung und Klientenzentriertheit immer weiter in das Blickfeld der sich wandelnden Gesellschaft. Die Menschen sind offen für handwerkliche Tätigkeiten und werden gestalterisch und handwerklich tätig – gern unter dem Label DIY. Ich bin mir sicher, dass sich Akademisierung, Handwerk und die weiteren ergotherapeutischen Maßnahmen zum Wohle der KlientInnen in der praktischen therapeutischen Tätigkeit vereinen lassen.

Erkundigen Sie sich bei Ihren KlientInnen zu DIY oder Ähnlichem. Ich denke, alle Beteiligten werden begeistert sein, und ich freue mich, wenn dieses Buch mit Theorie und Praxis zum Handwerk in der Ergotherapie einen Teil dazu beitragen kann.

Weiterhin bedanke ich mich bei allen, die mich beim Verfassen dieses Buches unterstützt haben.

Glossar

Abwehrmechanismen wie z. B. Verdrängung, Regression oder Reaktanz: Psychische Prozesse, die auftreten, wenn sich eine Person hinsichtlich ihrer Psyche („Ich" oder „Über-Ich") gefährdet sieht und häufig sozial unangemessen reagiert. Ein Abwehrmechanismus kann kurzfristig ein wichtiger Schutz der Person sein, z. B. indem diese Dinge zunächst verdrängt, um sie sodann Stück für Stück zu verarbeiten. Er ist ein wichtiger Überlebensmechanismus, der jedoch i.d.R. nicht dauerhaft aufrechterhalten werden sollte. Schwierigkeiten lassen sich nicht so verarbeiten, dass der Mensch glücklich und zufrieden ist. Meist schwelen verdrängte Gefühle unverarbeitet im „Keller der Seele" vor sich hin und können in unangemessenem, situationsfremdem Verhalten Ausdruck finden, was wiederum zu neuen Problemen führen kann.

Aktivität: Bewegung oder psychischer Vorgang, der isoliert für sich keinem direkten Ziel dient bzw. keinen erfahrbaren Sinn hat. Nur in Kombination mit einem „Sinn und Zweck" bzw. einem Ziel wird eine Aktivität zur Handlung. Aktivität + Sinn = Handlung; Handlung + Umweltbezug = Partizipation

Antonovsky, Aaron: Der Medizinsoziologe erforschte das Kohärenzgefühl und die Salutogenese, die Fertigkeit des Menschen, mit für ihn schlimmen, auch existenzbedrohenden Situationen umzugehen. Teilweise wird dieses Gefühl mit Selbstwirksamkeitserwartung und Resilienz gleichgesetzt. Antonovsky stellte fest, dass einige Frauen, die im Konzentrationslager gewesen waren, ihr ganzes Leben darunter litten, andere hingegen nicht daran zerbrachen, sondern nach einer vermutlichen Copingzeit ein glückliches, erfülltes Leben führten. Er führte dies auf ein stark ausgeprägtes Kohärenzgefühl dieser Frauen zurück, welches bei den „traumatisierten" Frauen nur gering ausgeprägt war. Auch weitere Begriffe aus der Psychologie und Medizinsoziologie wie das Gesundheits-Krankheitskontinuum stammen von ihm.

Arbeitstherapie (AT): Ein Behandlungsverfahren in der Ergotherapie, das dem Erhalt oder der Wiederherstellung der beruflichen Leistungsfähigkeit und Arbeitsfertigkeiten dient. Der Klient muss im Rahmen der beruflichen Rehabilitation zwei Stunden pro Tag belastbar sein. Anderenfalls geht der Arbeitstherapie klassische „Beschäftigungstherapie" zur Anbahnung allgemeiner Belastbarkeit und Ich-Stärke voraus.

Ausdruckszentrierte Methode (AZM): Im Rahmen der „Psychosozialen Behandlungsverfahren" dient die AZM der Förderung psychischer bzw. emotionaler Funktionen. Durch die AZM kann der Klient Gefühle erfahren, entdecken, sie zum Ausdruck bringen und sich somit emotional weiterentwickeln.

Bedside-Learning: Hierbei handelt es sich um ein aus der Medizin bekanntes Verfahren, bei dem der Behandler „an der Bettkante" des Klienten lernt, wie im konkreten Fall optimal behandelt wird.

Bedside-Learning ist ähnlich wie „Problemorientiertes Lernen“ (POL) eine didaktische Möglichkeit, kristallines Wissen durch Analyse eines praktischen Fallbeispiels und anhand von Fragestellungen, die sich aus dem Fall ergeben, zu erlangen. Das Wissen wird von dem speziellen Fall auf das Allgemeine übertragen – z. B. vom speziellen Krankheitsbild eines Klienten mit dessen Symptomen auf das allgemeine „Standardgeschehen“ der Erkrankung. Das Verfahren gibt dem Lernenden die Möglichkeit, neugierig immer neue Fragen zu erschließen, zu recherchieren, zu vergleichen sowie Transferleistungen von Fall X zu Fall Y zu erbringen mit dem Ziel, Wissen zu erlangen, das kognitiv schnell und flexibel einsetzbar ist.

Behandlungsverfahren (BV) der Ergotherapie: Bei den fünf BV handelt es sich um übergeordnete Behandlungsverfahren in der Ergotherapie, die auf der Therapieverordnung stehen und mit den Krankenkassen abrechenbar sind. Alle Konzepte, Maßnahmen und Methoden lassen sich in diese fünf Verfahrenskategorien einordnen. So wird auf der ergotherapeutischen Verordnung immer das BV und nicht direkt die Intervention, z. B. Bobath-Konzept, angegeben. Dies gibt dem Ergotherapeuten die therapeutische Freiheit, Maßnahmen aus verschiedenen Therapiekonzepten im Sinne des Klienten zu kombinieren.

Beschäftigungstherapie (BT): Als Teil der Arbeitstherapie bezeichnet „Beschäftigungstherapie“ eine arbeitstherapeutische Intervention für Klienten, die noch nicht zwei Stunden am Stück arbeitstherapeutisch belastbar sind. Die Beschäftigungstherapie gibt dem Klienten die Möglichkeit, seine bio-psychisch-sozialen Fertigkeiten so weit auszubauen, dass er an der Arbeitstherapie zur Förderung der beruflichen Teilhabe teilnehmen kann.

Betätigung (Partizipation): Eine Handlung, die Sinn für den Ausübenden ergibt und ihn mit der Umwelt verbindet. Handlung + Umweltbezug = Betätigung (Partizipation).

Bewältigungsmechanismus: Kognitive Denkmuster, um eine – im „primären Coping“ als problematisch beurteilte – Situation positiv zu verändern. Denkmuster zum Finden einer Lösung. Oft verfügen Menschen über ein breites Repertoire an Bewältigungsmechanismen, die – je nach Situs – effektiv oder wenig zielführend sind. Ziel in der Therapie kann es auch sein, das Portfolio an Bewältigungsstrategien zu erweitern und im „geschützten Rahmen“ verschiedene Mechanismen anzuwenden sowie deren Wirksamkeit u. a. durch direktes Feedback und/oder therapeutische Reflexion zu erfahren.

Bio-psycho-sozial: Ganzheitliche Sichtweise oder Konzept, in dem alle Faktoren, nicht nur körperliche und psychische, sondern auch soziale Komponenten inklusive materieller und personeller Umweltfaktoren gesehen und in die Behandlung miteinbezogen werden. Das bio-psycho-soziale Paradigma gilt als Weltbild, das der ICF und ICD zugrunde liegt und somit im Gegensatz zum rein biologischen

Paradigma vergangener Tage als „Goldstandard" in Therapie und Behandlung angesehen wird.

Clinical Reasoning: Sinnhafte Therapieplanung anhand von Regelkreisläufen und festgelegten Rahmenbedingungen bzw. Checkpunkten, die vom Therapeuten im Rahmen der Therapieplanung und -durchführung in entsprechenden zeitlichen Abschnitten bearbeitet und durchgeführt werden müssen. Zu den Kernpunkten der Regelkreislaufsysteme zum Clinical Reasoning gehören die klienteninvolvierte Zielfestlegung inklusive Wertigkeit, Wichtigkeit, Zufriedenheit und aktuellem Performance-Zustand des Klienten, die Barrieren- und Problemanalyse mit Hypothesenbildung sowie die Auswahl von Therapiekonzepten und -Methoden.

CO-OP (Cognitive Orientation to daily Occupational Performance): Therapiekonzept, das einen kognitiven Ansatz zur Lösung von Handlungsproblemen bietet. Hier werden Fragestellungen und geleitetes Entdecken als Mittel genutzt, damit der Klient selbst feststellt, welche Bewegungen er z. B. durchführen muss, um sich die Schuhe zuzubinden oder einkaufen zu gehen.

Coping nach Lazarus: Das Coping, aus dem Englischen für „Bewältigen", besteht aus einem primären, anfänglichen und einem sekundären, nachfolgenden Coping. Zu den Copingstrategien zählen verschiedene Strategien und Theorien wie die Attributionstheorie im Verbund mit der Disengagement-Theorie, Aktionshemmung und Reaktanz. Eine handlungsorientierte Strategie kann das Handeln des Betroffenen unter Anpassung seiner Umgebung bzw. seines sozialen Umfelds sein.

Copingkreislauf nach Lazarus: Ablauf der Verarbeitung von Problemen durch die Person selbst. Der Copingkreislauf besteht als Regelkreislauf aus verschiedenen Teilschritten: Primäres Coping mit der Einschätzung, ob ein Problem vorliegt, sekundäres Coping mit dem Lösungsweg für das Problem inklusive den Positionen „Auswahl der Copingstrategie", „Zielsetzung", „Anwendung der entsprechenden Strategie und Analyse der aktuellen Situation". Wenn nach Durchlaufen dieser Positionen kein Problem mehr vorliegt, ist das Coping (also die Problembewältigung) gelungen und beendet. Ist das Problem (teilweise) noch weiterhin vorhanden, beginnt der Coping-Kreislauf von vorn.

Copingstrategie: Bewältigungsstrategie, um Krisen überwinden zu können. Sie kann rein kognitiv orientiert, aber auch handlungsorientiert sein.

Didaktik: Das Vermitteln von Wissen durch einen Lehrenden an den Lernenden. Für die Wissensvermittlung kann der Vermittelnde den Zugang über verschiedene Sinnesmodalitäten nutzen.

Empathie: Einfühlungsvermögen; die Fertigkeit, den Menschen mit seinen Beweggründen zu verstehen und sich in ihn hineinzuversetzen, mit ihm zu fühlen, aber nicht mitzuleiden.

Ergotherapeutisches Medium (EM): Ein Medium ist ein „Vermittler“, etwas „Mittleres“, zwischen zwei Personen oder Institutionen. Ein ergotherapeutisches Medium verbindet Klient und Therapeut in ihrer Arbeit. Durch und über das Medium können sie miteinander kommunizieren und therapeutisch arbeiten – der Klient in der Rolle des Empfängers. Durch das Medium muss der Therapeut dem Klienten nichts ausschließlich theoretisch erklären, sondern er eröffnet dem Klienten die Möglichkeit, selbst Lösungswege zu entdecken und zu trainieren. Medien können therapeutisch eingesetztes Handwerk, therapeutische Übungen mit Gegenständen oder Spielen oder auch ADLs im Rahmen des ADL-Trainings sein.

Ergotherapie (griechisch: Ergon = Handeln): Sie ist ein Heilmittel bzw. eine Therapieform, die als Handlungswissenschaft soziologische, biologische und psychische Fächer verbindet und deren Ziel die größtmögliche Selbstständigkeit und Lebensqualität des Klienten ist. Hierzu stehen der Ergotherapie verschiedene Behandlungsverfahren in jedem dem Klienten dienlichen Setting zur Verführung. Zur Zielerreichung arbeitet die Ergotherapie meist über ein „Medium“ als Mittel. Letzteres kann alles sein – inklusive Handwerk und Alltagshandlungen –, um dem Klienten bio-psycho-soziale Partizipation in den Lebensbereichen Selbstversorgung, Produktivität inklusive Arbeit sowie Freizeit im psychosozialen und interaktionellen Lebensbereich zu ermöglichen. Behandlungsverfahren (BV) sind sensomotorisch-perzeptive Verfahren mit neurophysiologischen und -psychologischen Schwerpunkten, psychisch-funktionelle Behandlungsverfahren, ebenfalls Hirnleistungstraining als separat zu verordnendes BV. Motorisch-funktionelle Behandlungsverfahren werden eher in der Behandlung von orthopädischen Klienten mit muskuloskelettalen Beschwerden eingesetzt. ADL-Trainings und adaptive BV – auch mit Hilfsmittelberatung, -erprobung und -versorgung – fließen in alle BV mit ein, entsprechend der Bedürfnisse und Ziele der Klienten jeden Alters.

Farbgestalterische Handwerkstechniken: Hierbei handelt es sich um Handwerkstechniken, bei denen Farben als therapeutisches Medium eine zentrale Rolle spielen und ein Farbauftrag, z.B. mit Pinsel, Spachtel oder Hand, erfolgt. Farbgestalterische Techniken können kompetenzzentriert, interaktionell, wahrnehmungszentriert, häufig aber auch psychisch-funktionell in der ausdruckzentrierten Methode Anwendung finden.

Gegenübertragung: Das Subjekt (z.B. der Klient) überträgt eigene Gefühle, Einstellungen und Volition auf ein Objekt (z.B. den Therapeuten). Es nimmt oft aufkommende, eigene Gefühle nicht bei sich selbst wahr, sondern „überträgt“ sie auf das Objekt. So nimmt das Subjekt an, das Objekt denke dieses oder jenes; dabei sind es projizierte eigene Gefühle, die in der eigenen Person verdrängt werden. Manchmal findet aber auch keine klassische Übertragung im Sinne eines Verdrängungsverhaltens statt, sondern das Subjekt zieht Rückschlüsse auf die Intentionen des Objekts. Dann liegt keine Übertragung vor. Beispielsweise können Gefühle auf eine vorgesetzte Person, die an eine vergangene, ungeliebte Person erinnert, z.B. einen ungerechten Lehrer, übertragen werden. Folglich wird der neue Vorgesetzte wie der alte Lehrer behandelt, ggf. werden alte Ressentiments ihm ggü. ausgelassen, die damals nicht gezeigt werden konnten. Verhält sich der Vorgesetzte der übertragenen Rolle entsprechend und damit ganz anders, als es seinem eigentlichen Habitus entspricht, findet eine Gegenübertragung oder Re-Projektion statt.

Halo-Effekt: Aus der Psychologie stammender Effekt der Personenwahrnehmung. Der Halo-Effekt gehört zu den klassischen Wahrnehmungsfehlern, der verursacht, dass eine Eigenschaft der Person alle anderen „wie ein Heiligenschein überstrahlt" und somit die Wahrnehmung auf zu wenige Perzeptionseindrücke beschränkt.

Handlung: Eine Handlung besteht aus meist mehreren Aktivitäten, also Teilschritten bzw. Einzelbewegungen. Eine Handlung hat im Gegensatz zur reinen Aktivität für den Klienten einen Sinn und ein Ziel („Kaffee machen" im Vergleich zur Bizepsaktivität ohne Gegenstände).

Handwerksmittel: Werkzeuge und Gegenstände, die der Zielerreichung dienen bzw. zur Fertigstellung des Objekts. Hierzu gehören nicht die klassischen Werkzeuge, sondern eher akzessorische Mittel wie z.B. Fixiermittel, Reißzwecken, Klebeband oder Mittel zum Messen wie Lineal oder Gliedermaßstab.

Insight: Einsicht oder Erkenntnis (engl.); kognitiver Prozess; meist eher plötzliches Auftauchen einer Lösungsmöglichkeit oder Erkenntnis, die der Betreffende vorher nicht hatte bzw. nicht verstehen konnte.

Interaktionelle Methode (IZM): In den psychisch-funktionellen Behandlungsverfahren werden sozio-emotionale Fähig- und Fertigkeiten nicht nur allein mit dem Klienten, sondern auch in unterschiedlichen Settings und Sozialformen (parallele Partner-, Kleingruppen- oder Gruppenarbeit) erarbeitet, damit der Klient erfolgreich an seiner sozialen Umwelt partizipieren kann.

Introspektion: Psychologischer Vorgang; das „Nach-innen-Schauen" des Klienten bzw. das Betrachten seines eigenen Seelen- und Gefühlslebens, das durch therapeutische Vorgänge entwickelt und gefördert werden kann.

Kleinsttechnik: Hierbei handelt es sich um Handwerkstechniken, die besonders wenig Herstellungs- bzw. Handlungsschritte, Werkzeugeinsatz, Zeitumfang und Handwerksmittel zur Fertigstellung eines Objekts benötigen. Dadurch ist die bio-psycho-soziale Anforderung an den Klienten niedrig. Er kann dort abgeholt werden, wo er ist, auch bei noch gering ausgeprägten Kompetenzen. Kleinsttechniken können therapeutisch bezüglich der Zielsetzung adaptiert sowie die Anforderungen dem Zustand des Klienten entsprechend gesteigert werden. Ein Vorteil sind schnelle Erfolgserlebnisse sowie eine hohe Attraktivität der Materialien sowie des Endobjekts. Dieses sieht i.d.R. viel wertiger und aufwändiger aus, als es dem tatsächlichen Prozess und Handlungsaufwand entspricht. Kleinsttechniken eignen sich für die Serienproduktion, sind aber bei geringerer Belastbarkeit auch nach einem fertigen Objekt abschließbar.

Klientenzentrierung: Der Klient steht mit seinen Therapiezielen, Werten, Interessen und Hobbys im Zentrum der Therapie, welche auf dessen Lebensqualität inklusive größtmöglicher Partizipation (Teilhabe, selbstwirksame und möglichst selbstständige Lebensgestaltung) ausgerichtet ist. Der Therapeut ist Fachmann für die Therapie bzw. die therapeutischen Angelegenheiten und der Klient ist Fachmann für sich selbst.

Kommunikation: Verbale und nonverbale Kommunikation beinhaltet Prozesse zum Austausch von sachlichen, interpersonellen, selbstoffenbarenden, appellierenden Inhalten und Informationen. Kommunikation findet zwischen Sender und Empfänger im Regelkreislauf reziprok statt und bedingt sich bis auf wenige Ausnahmen meist gegenseitig.

Kompetenzzentrierte Methode (KZM): Besonders im Rahmen der Arbeitstherapie wird die kompetenzzentrierte Methode eingesetzt, damit der Klient seine Performanceleistung einschätzen, trainieren, fördern und optimieren kann. Besonders in der beruflichen Rehabilitation sind eine Leistungserprobung, Einschätzung und das Training der Arbeitsfähigkeiten sowie der entsprechenden physischen Fertigkeiten zur Integration in den Arbeitsmarkt von wesentlicher Bedeutung. So hat die KZM weniger im Bereich der psychisch-funktionellen oder auch senso-motorisch perzeptiven Behandlungsverfahren ihr Haupteinsatzgebiet. Es geht weniger darum, eine ADL-Handlung oder ähnliches zu trainieren, sondern vielmehr eine Fähigkeit, z. B. Sorgfalt oder eine körperliche Belastbarkeit von 2,5 Stunden, in einem Bürosetting herzustellen, die auch in anderen Lebensbereichen und Situationen genutzt werden kann.

Konsonanz: Psychologischer Vorgang; der Gleichklang, die Übereinstimmung von verschiedenen Faktoren wie z. B. bei einem gesagten Satz, in dem Aussage, Prosodie und Gefühlsausdruck dasselbe meinen und nicht widersprüchlich sind.

Medium: Ein Medium ist ein zwischen Klient und Therapeut geschaltetes „Drittes", ein „Vermittler" wie z. B. das Handwerk an sich, ein therapeutisches Spiel, Rollenspiel oder ein Anlass. Allein im Medium liegt die Bedeutung für den Anwender. Es kann zur Zielerreichung nicht beliebig durch ein anderes ersetzt werden.

Methodik und Methode: Es handelt sich um die Kunst des planvollen Vorgehens. Die Methode beschreibt den Weg inklusive der Mittel und Techniken, die zum Ziel führen.

Mittel: Mittel sind Gegenstände oder Verhaltensweisen, die dazu genutzt werden, um ein Ziel zu erreichen („Mittel zum Zweck") und haben im Gegensatz zum

Medium geringe psychische Bedeutung für den Klienten. Mittel können beliebig ausgetauscht werden, solange das Ziel erreicht wird.

Modell: Auf einer Theorie basierendes Erklärungsschema, das jedoch nicht wissenschaftlich bewiesen sein muss.

Oberflächenbearbeitende Handwerkstechniken: Bei diesen Techniken wird Material von einer Rohmasse, z.B. einem Stein oder einem Rohholz, abgetragen, um daraus das fertige Objekt herzustellen.

Plastinierende Handwerkstechniken: Es handelt sich um Handwerkstechniken, bei denen aus einer Rohmasse etwas geformt bzw. plastiniert wird wie z.B. Gegenstände und Figuren aus Ton. Plastinierende Techniken unterscheiden sich in der Herstellung wesentlich von abtragenden Techniken, bei denen aus einer Rohmasse, z.B. einem Speckstein, Material abgetragen wird, um einen Gegenstand daraus zu schaffen.

POL (Problemorientiertes Lernen): Diese Art des Lernens unterscheidet sich vom Frontalunterricht, indem der Dozent vorträgt und die Zuhörer das Wissen auditiv oder motorisch durch Mitschreiben aufnehmen. Beim POL kann im Einzel- oder Gruppensetting ein direkter „Fall“ bzw. ein konkretes Problem oder eine Fragestellung genutzt werden, um theoretisches Wissen praktisch anzuwenden sowie auf Fragen Antworten geben und Lösungen finden zu können. Bei einem Fallbeispiel („Patient xy kann seinen Rucksack nicht zumachen“) ist dies ein effektiver Weg, um kognitive Transferleistung zu bahnen, Wissen aus verschiedenen Bereichen neu zu kombinieren und zu verknüpfen und reines „Bücherwissen“ praktisch nutzbar zu machen.

Primäranalyse: In der Primäranalyse, z.B. im Coping oder in anderen Regelkreisläufen, wird eingeschätzt: Liegt ein Problem vor oder gibt es keins? Liegt kein Problem vor, kann das Coping abgeschlossen oder im Regelkreislauf die entsprechende Folge umgesetzt werden.

Psychosozial: Es handelt sich beim Begriff „psychosozial“ um Prozesse und Funktionen, die durch gesellschaftliche Einflüsse beeinflusst und geprägt werden. Oft wird der Begriff synonym mit „sozio-emotional“ verwendet.

Qualitätsmanagement (QM): Ein QM dient der gleichbleibend hohen Qualität der jeweiligen Arbeit und besteht i.d.R. aus Regelkreisläufen, die durchgeführt werden. QM beinhaltet das Management (das Bewerkstelligen, Regeln, Schaffen von Voraussetzungen), um Struktur- und Prozessqualität für einen quantitativ und qualitativ guten Output (Ergebnis) herzustellen. QM ist ein Verfahren aus der Wirtschaft.

Reaktanz: Psychischer Vorgang; ein Gefühl des Widerwillens und der Wut als Reaktion auf Ereignisse, ggf. auch Erkrankungen und Situationen, die dem Menschen zuerst negativ erscheinen. Meist zeigt sich Reaktanz ähnlich einer kindlichen Trotzreaktion.

Reflexion („Spiegeln“): In der Reflexion, die entweder „zwischendurch“ oder zum Ende im Rahmen einer festgelegten Zeit stattfindet, werden Dinge und Situationen zwischen Therapeut und Klient besprochen, die die Umsetzung in der Therapie betreffen. Es gibt eine ergebnis-, prozessorientierte und autopsychische Reflexion, die – je nach Zielsetzung unterschiedlich gewichtet – durchgeführt wird. Die Reflexion dient dem Lernen, Begreifen und Erfahrbarmachen therapeutischer Inhalte, also der Dinge, die unternommen werden, damit der Klient sein Ziel erreichen kann. Die Reflexion macht deutlich, wie der Stand der Therapie ist, was dem Klienten hilft und was nicht.

Regelkreisläufe: Kreisläufe mit immer gleichen Stellschrauben, die das weitere Vorgehen beeinflussen; im Sinne einer „Wenn-Dann“-Formel und zur erfolgreichen Durchführung, Aufrechterhaltung und Wiederherstellung von Wirtschafts-, Therapie- und auch innerkörperlichen Abläufen.

Re-Individualisierung: Die Ich-Fertigkeiten werden wiederhergestellt, sodass der Mensch sich als Ganzes wahrnimmt inklusive bio-psychischer Aspekte und Ich-Stärke. Ggf. muss eine Re-Individualisierung vor der Resozialisierung erfolgen.

Resozialisierung: Ist der Klient mit sich „im Reinen“, ist es wichtig, dass er in seiner Umwelt alleine und mit anderen gut zurechtkommt. Bei der Resozialisierung findet die Integration des Individuums in sein soziales Umfeld statt, damit der Klient teilhaben kann und somit Partizipation möglich wird.

Rhythmisierung: Unter Rhythmisierung kann man das Vorhandensein von wiederkehrenden Abläufen im Denken, Bewegen und Handeln im Allgemeinen verstehen. Die Rhythmisierung erfolgt durch Wiederholungen von Handlungs- und Bewegungsabläufen und kann somit auch zur Stabilisierung und Erweiterung von bio-psycho-sozialen Abläufen erfolgen. Besonders motorische Rhythmisierung ist mit dem Kleinhirn bzw. den Kleinhirnbahnen, den Extrapyramidalen Bahnen und den Gramma-Neuronen des Rückenmarks vergesellschaftet.

Rogers, Carl: Begründer des „aktiven Zuhörens“ als klientenzentrierte, nondirektive Kommunikationsform nach den Grundsätzen der wertschätzenden, empathischen und kongruenten bzw. echten Grundhaltung gegenüber dem Klienten.

Schulz v. Thun, Friedemann: Ein deutscher Psychologe, der wesentliche Prozesse der zwischenmenschlichen Kommunikation erläutert hat. Dazu gehören z. B. die vier Botschaften einer Information, das Kommunikationsquadrat und das Modell des „Inneren Teams“.

Sekundäranalyse: Eine Sekundäranalyse ist ein Verfahren, bei dem bereits in der Primäranalyse quantitativ oder qualitativ gefilterte Daten erneut verwendet werden. Besonders in Medizin und Therapie ist für eine optimale Planung der Therapie inklusive Auswahl der Therapiemethoden wichtig, nicht nur Rohdaten zu nutzen, sondern bereits auf „aufgearbeitete" Studienergebnisse, Fallstudien oder ähnliches (als Primärliteratur) zurückzugreifen, um effektiv zu arbeiten. Sekundäranalyse bzw. Nutzung von Sekundärliteratur dient einem möglichst breiten Überblick über z.B. aktuelle und erfolgreiche Konzepte, Medikamente sowie Methoden und Techniken, um nicht jedes Mal und ohne Evidenz eine Therapie oder Behandlung neu zu erfinden, ohne zu wissen, ob und wie sie hilft.

Selbstwirksamkeitserwartung: Sie ist eng mit dem Kohärenzgefühl vergesellschaftet, jenem Gefühl, dass Dinge und Situationen machbar, verstehbar und sinnhaft sind, sich zum Guten wenden und bestehende Probleme gelöst werden.

SMART: Die Abkürzung SMART wurde ursprünglich von einem Rennfahrer erfunden und erfolgreich in der Wirtschaft umgesetzt. Seit ca. Mitte der 2000er Jahre wird die SMART-Regel auch in der Therapie zur Therapieplanung und -durchführung eingesetzt. SMART besitzt eine doppelte Bedeutung: Zum einen bedeutet sie aus dem Englischen ins Deutsche übersetzt „schlau", anderseits handelt es sich um ein Wortkonstrukt aus den Anfangsbuchstaben „S" für spezifisch, „M" für messbar, „A" für attraktiv bzw. achievable (engl. „erreichbar"), „R" für reliable (engl. „verlässlich") und „T" für Time (engl. „Zeit"), d.h. zeitlich möglich.

Sokratischer Dialog: Ein Gespräch zwischen Therapeut und Klient, in dem der Klient eine Lösung finden oder eine Situation besprechen will, der Therapeut dabei auf die Fragen aber nicht direkt mit einer handlungsorientierten Lösung antwortet, sondern die Frage an den Klienten zurückgibt, dessen Meinung und Ideen hören will. Der Klient entdeckt die Lösung somit selbst. Dies führt zum besseren Verständnis der Bewältigungsstrategie oder der Lösung, kann besser gemerkt und später wieder abgerufen werden. Außerdem steht der Therapeut nicht als „Allwissender" da. Es kommt nicht zu uneffektiven Bewältigungsstrategien, Wahrnehmungsfehlern wie dem Haloeffekt oder Reaktanz gegenüber dem Therapeuten.

Supervisior: Ein Supervisior, oft ein Psychologe, führt mit dem Therapeuten, Arzt oder anderen Menschen, die mit Klienten arbeiten, Gespräche, damit die Fachpersonen über sich und ihr Handeln reflektieren, Situationen analysieren und Probleme besprechen können, um zielführend eine Lösung zu finden. Die Lösung wird ähnlich eines klassischen Coping-Kreislaufs nach Lazarus entwickelt und kann durch kognitives oder handlungsorientiertes Coping gefunden werden. Manchmal liegt die Lösung auch einfach nur in der Akzeptanz der Situation. Supervision dient auch der psychischen, psychosozialen Entlastung des Therapeuten („sich Dinge von der Seele reden").

Theorie: Eine Theorie ist eine von Menschen erdachte Erklärung für Ereignisse und Phänomene, die nicht bewiesen sind; eine Annahme, Idee bzw. ein möglicher Erklärungsansatz.

Therapeutisches Dreieck: Die Ecken des Dreiecks zeigen die gegenseitige Wirkung und Bedingung von ergotherapeutischem Mittel, Klient und Therapeut. Alle drei Faktoren beeinflussen sich gegenseitig.

Tool: Praktisches oder gedankliches „Werkzeug", um ein Problem zu lösen.

Transfer in den Alltag: Das in der Therapie Erarbeitete, z.B. die entsprechende Fertigkeit, psychosoziale Kompetenz oder der entsprechende Bewegungsablauf, kann in den Alltag auf die entsprechende Situation außerhalb der Therapie übertragen werden, sodass der Klient das „Erlernte" aktiv und sinnvoll einsetzen kann, um seinen Alltag erfolgreich zu gestalten.

Triage: Meist Dreiteilung bzw. Sortierung der vorliegenden Probleme der Klienten nach Dringlichkeit in der Behandlung. Die Triage entscheidet dann über Schwere des Problems und stuft die zeitliche Dringlichkeit und Intensität der Behandlung ein. In der klassischen Notfallmedizin liegt meist eine Dreiteilung vor, die auch farblich deutlich gemacht wird (grün – kann sich selbst fortbewegen, wenig akut durch OP etc. behandlungsbedürftig: orange – akute Schmerzen, sensorische Ausfälle, Vitalfunktionen stabil, muss intensiv und schnell medizinisch untersucht werden; rot – akute, meist lebensbedrohliche Situation, die regelmäßig direkt intensiv-medizinisch, ggf. invasiv und medikamentös behandelt werden muss).

Übertragung: Ein psychischer Vorgang, bei dem eine Person, z.B. der Klient, Gefühle und Rollen auf sein Gegenüber überträgt, sich ebenso in eine Rolle begibt und entsprechend verhält. Zum Beispiel kann ein Klient eine „Mutter-Rolle" auf den Therapeuten übertragen, sich als „Kind" in der Interaktion wahrnehmen und entsprechend agieren (z.B. mit Regression reagieren, alte Gefühle an die Mutter/Bezugsperson auf den Therapeuten übertragen, sodass dieser angemessen reagieren muss – nicht mit Gegenübertragung, bei welcher der Therapeut die Rolle annimmt und affektiv reagiert).

Wahrnehmungszentrierte Methode (WZM): Die Wahrnehmungszentrierte Methode dient dazu, die perzeptiven Anteile des Klienten zu fördern. Sinneseindrücke werden therapeutisch aufbereitet und dem Klienten bereitgestellt, sodass er seinen mentalen Fokus, seine Konzentration auf die Erfahrung der einzelnen Sinnesqualitäten richten kann. Durch die bewusste Auseinandersetzung wie z.B. das bewusste Fühlen von haptischen Unterschieden kann das Nervensystem die Reize adäquat aufnehmen, verarbeiten und damit auch eine angemessene Reizantwort liefern. Aspekte der Gestaltpsychologie, besonders das „Gesetz der guten Gestalt", spielen eine Rolle. Die WZM wird häufig in den psycho-sozialen und sensomotorisch-perzeptiven Behandlungsverfahren eingesetzt.

Watzlawick, Paul: Paul Watzlawick war konstruktivistischer Psychologe, der u.a. die „Axiome der Kommunikation“ veröffentlichte. Er wird auch als „Kommunikationspapst“ bezeichnet, weil er populärliterarisch und gleichzeitig fachlich den Menschen die Kommunikation als Prozess zwischen Mensch und Umwelt nähergebracht hat.

Zirkuläre Fragetechnik nach Virginia Satir: Bei dieser Fragetechnik wird das Gegenüber nicht direkt nach Emotionen, Beweggründen oder Ursachen des Verhaltens oder Denkens gefragt. Es werden vielmehr Vermutungen zur Ursache geäußert. Virginia Satir hat diese Fragetechnik mit ihrer Arbeit in der Systemischen Familientherapie geprägt. Die systemische Therapie kann auch zwischen anderen Personenkonstrukten stattfinden: Ziel ist eine Erweiterung des Gedankenhorizonts. Der Klient findet neue mögliche Erklärungsansätze und lebt nicht nur in seinen eigenen, meist negativen und der Realität widersprechenden Annahmen über die Beweggründe des Gegenübers. Auch vermittelt diese Technik Einblicke, warum ein Mensch „böse“ handelt, indem die sozio-emotionalen, physischen und historischen Aspekte inklusive der Lebensumstände durch Fragen (auch nach möglichen Gefühlen und Handlungsursachen) gedeutet werden.

Literatur

- Erickson, Milton H. ([10]2009): Die Lehrgeschichten von Milton H. Erickson. Salzhausen: Iskopress
- Gerrig, Richard J.; Zimbardo, Philip G. ([21]2018): Psychologie mit E-Learning „MyLab | Psychologie“. Frankfurt: Pearson
- Satir, Virginia et al. ([4]1995): Das Satir-Modell – Familientherapie und ihre Erweiterung. Paderborn: Junfermann
- Schulz von Thun, Friedemann ([48]2010:) Miteinander reden 1: Störungen und Klärungen: Allgemeine Psychologie der Kommunikation. Hamburg: Rowohlt
- Seligman, Martin ([2]2012): Flourish – Wie Menschen aufblühen. Die Positive Psychologie des gelingenden Lebens. München: Kösel
- Watzlawick, Paul ([2]2016): Man kann nicht nicht kommunizieren. Göttingen: Hogrefe
- Watzlawick, Paul (2021): Wie wirklich ist die Wirklichkeit? München: Piper
- Watzlawick, Paul ([2]2021): Anleitung zum Unglücklichsein. München: Piper

Verwendete Literatur

- Rickert, Regula ([3]2009): Lehrbuch der Kunst-Therapie. Ahlerstedt: Param
- Schottenloher, Gertraud ([7]1989): Kunst- und Gestaltungstherapie: eine praktische Einführung. München: Kösel